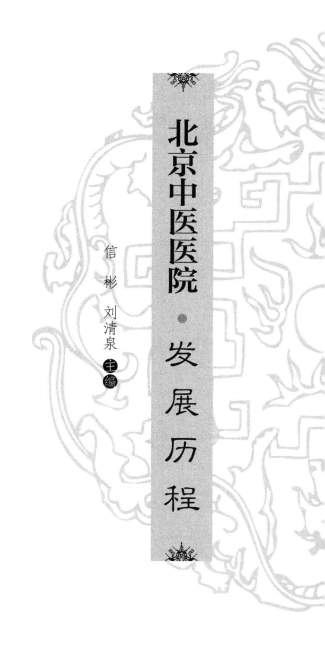

北京中医医院 · 发展历程

信 彬　刘清泉　主编

北京科学技术出版社

图书在版编目（CIP）数据

北京中医医院发展历程/信彬，刘清泉主编. —北京：北京科学技术出版社，2016.5

ISBN 978 – 7 – 5304 – 8231 – 5

Ⅰ. ①北⋯ Ⅱ. ①信⋯ ②刘⋯ Ⅲ. ①中医医院 – 历史 – 北京市 Ⅳ. ①R199.2

中国版本图书馆 CIP 数据核字（2016）第 053354 号

北京中医医院发展历程

主　　编：信　彬　刘清泉
策划编辑：赵　晶　白世敬
责任编辑：杨朝晖　张晓雪
责任校对：贾　荣
责任印制：李　茗
封面设计：蒋宏工作室
出 版 人：曾庆宇
出版发行：北京科学技术出版社有限公司
社　　址：北京西直门南大街 16 号
邮政编码：100035
电话传真：0086 – 10 – 66135495（总编室）
　　　　　0086 – 10 – 66113227（发行部）　0086 – 10 – 66161952（发行部传真）
电子信箱：bjkj@ bjkjpress. com
网　　址：www. bkydw. cn
经　　销：新华书店
印　　刷：保定市中画美凯印刷有限公司
开　　本：710mm×1000mm　　1/16
字　　数：378 千
印　　张：27
版　　次：2016 年 5 月第 1 版
印　　次：2016 年 5 月第 1 次印刷
ISBN 978 – 7 – 5304 – 8231 – 5/R · 2036

定　　价：120.00 元

北京中医医院院徽

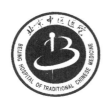

主题造型为"Beijing"的首写字母"B"的变形，神似一个透视的葫芦，既有"悬壶济世"之意，体现了中医中药之特色；同时，"B"也体现了"北京"的含义。

"B"变形后神似数字100，体现了医院百分之百的服务。"B"的竖笔用银针来体现，一方面象征中国传统医学，另一方面也是"jing"的首字母"j"的变形，与"B"呼应，构成医院"北京"的地域含义。竖画加上药葫芦的下半部又恰似一个"中"字，强化了标识的中医特色。

"北京中医医院"六个字为郭沫若先生亲笔手写，彰显了医院厚重的历史感和人文内涵。用象征生命的绿色作为标识色，体现了医院的活力和生命力以及崇尚健康、敬畏生命的情愫。

北京中医医院院训

仁、术、勤、和

　　"仁"：是仁慈、大爱、德行，把"仁"放在院训的首位，彰显医院医务工作者崇尚"救死扶伤、大爱无疆"的医院文化和道德追求。

　　"术"：是医术、学术、技术，标志着医院医务工作者对医术精益求精、对学术力求科学严谨的职业精神。

　　"勤"：是勤奋、努力、奉献，凸显了医院医务工作者爱岗敬业、勤学苦练、热忱为患者服务的风貌。

　　"和"：是和谐、和睦、和顺，既体现了中医"天人合一"的思想，也体现了构建和谐医院的理念和追求。

北京中医医院院歌

悬壶济世　救死扶伤

——北京中医医院院歌

1 = C　2/4（集体词，林国光曲）

‖: i i i i·5 | 3 3.2 | i0 6 6 6i | 2.3 i6 | 5.6 5 0 |
皇城边，　宽街　旁，栽下杏树一　行　行。

6 6 | 6.3 2 | 1.2 | 60 | 3 3 3 5 |ⁱ 3 6 | 2.3 2 - | 3 3
好医德，高风　尚，换来满意送健康。　　名医
　　　　　　　　　　　　　　　　　　　　银针

3 3 | 6 5 | 1.6 | i i | 35 | 73 | 76 | 5 - | 6 - | i i
荟　　萃，　百姓颂　　　扬，　　悬壶
起　　落，　四海名　　　扬，　　悬壶

4 3 | 2 2 | 23 | 5 - | 5 2 | 43 | 5.6 | 1 - | 1 - ‖ 7.3
济世　救死扶　伤，救死　扶　伤。　　百草
济世　救死扶　伤，救死　扶　伤。

2 17 | 6 - | 6 - | 3.3 | 3 65 | 5 1 1 - | 3 i | i 6i |
为　您　驱散病　痛，　百花　在我

2.3 | 5 - | 6 3 | 23 1 | 2 - | 2 23 | 5 5 | 5 3 | 5 5 | 5 - |
手 中 绽开芳　香。　啊！中医　啊中医，

6.6 | 6 5 | i 2 | 43 | 2 - | 2 23 | 5 5 | 5 3 | 5 5 | 5 - | 5 5 | 43 |
开拓 创新自强不　息。　啊！中医　啊中医，开拓创新

2 2 | 6.7 | 1 - | 1 - :‖
自强　不　息。

编写委员会

序 言

北京中医医院始建于 1956 年，百姓亲切地称之为"宽街中医院"。建院之初，北京中医医院汇集了京城及华北地区众多名医名家 70 余人，流派纷呈，百家争鸣，分为御医派、师承派与学院派。北京中医医院成为学术传人荟萃、拥有中医专长专技、中药特色制剂众多的国内最早的中医医院之一。经过 60 年的发展，医院拥有国医大师、国家非物质文化遗产针灸项目代表性传承人贺普仁教授以及首都国医名师 7 人，国家级名老中医 30 人，市级名老中医 19 人；拥有赵炳南皮肤病研究中心、消化中心、肿瘤医疗中心及针灸中心 4 个临床诊疗中心；拥有中医皮科特色诊疗中心、中医心血管科特色诊疗中心、中医脾胃病特色诊疗中心、针灸特色诊疗中心、中医儿科特色诊疗中心、中医妇科特色诊疗中心及中医治未病中心 7 个北京市中医特色诊疗中心；拥有国家中医药管理局重点专科 13 个、卫生部国家级重点专科 8 个、北京市中医管理局重点专科 5 个；拥有临床科室 32 个，设有 70 多个中医专病专台，对多种疾病的中医诊疗水平居国内外领先。

时光飞逝，经过半个多世纪的传承创新，几代人孜孜不倦的努力，医院走过风雨，历经沧桑，如今已发展成为一所集医疗、教学、科研于一体的综合性三级甲等中医医院。在医院建院 60 周年之际，特编辑出版《北京中医医院发展历程》一书，意在回顾医院建设发展 60 年风雨兼程的历史的同时，能够清醒地认识到医院所面临的机遇和挑战。我们将坚持以崭新的理念及创新的思维，不断地深化医疗改革、丰富和发展中医药理论体系、提高中医临床诊疗水平，保持中医特色，完善医院"名老中医经验传承"工作，优化学术梯队，努力使其成为行业首善、国内一流、有国际影响力的国家级中医临床诊疗中心，实现"宽街人"

的中医梦。

北京中医医院的共同愿景期望您的积极参与，让我们共同携手，绘制北京中医医院的美好蓝图！

北京中医医院院长

前　言

　　光阴荏苒，北京中医医院走过 60 年的风雨历程，经过 60 年的艰苦创业与辛勤耕耘，换来了今天的事业辉煌。在庆祝医院建院 60 周年之际，我们组织编写了《北京中医医院发展历程》一书。本书主要包括：医院行政、党建工作的发展综述，院景规划，各临床科室及职能处室发展大事记，医院自 1956 年建院以来的发展大事记等内容，并在文后附上了医院发展的重要数据汇编。由于时间跨度大，难免在内容上有所疏漏和欠缺，恳请读者谅解。在此，我们特向参与本书编写且付出辛勤劳动的领导和编写人员表示深深的敬意！

　　岁月如歌。让我们重温历史，展望未来，开创医院发展新局面，凝聚宽街魂，实现中医梦。

　　在北京中医医院建院 60 周年之际，谨以此书献给为北京中医医院发展贡献力量的所有职工，献给关心及支持中医事业发展的各级领导和同仁！

北京中医医院党委书记

目 录

第一章

医院发展历程综述

第一节　行政工作（一）
——底蕴深厚，注重传承

一、医院前身

北京市第五医院是一所始建于 1952 年的综合医院，拥有内、外、妇、儿等科室，职工 100 余人。1956 年为发展中医事业，落实党的中西医共同发展政策，在北京市第五医院基础上留用管理人员和部分西医师，并入中医联合诊所等机构，组建了北京市中医医院。

新中国成立初期，北京市个体行医的中医师们响应国家号召，联合起来发展中医事业。他们打破门户之见，纷纷联合组建起了中医联合诊所，如宋祚民创办了德胜门联合诊所、王鸿士创建了北京地区联合诊所、陈中瑞参与建立了白纸坊联合诊所等。1951～1956 年卫生部发布了一系列有关加强中医管理、鼓励中医发展的政策，中医联合诊所像雨后春笋般遍及京城。1953～1956 年多家联合诊所又联合组建起了较具规模的北京市公共卫生局中医门诊部、第二中医联合门诊部（骑河楼）、第三中医门诊部（北仓门）等。各中医门诊部分别拥有北京地区著名的中医师十几至几十名，1956 年北京市中医医院建立后，第一、第二联合门诊部和一些主要的联合诊所先后并入北京市中医医院。

北京中医医院坐落于古皇城东北角外侧宽街路口，此地点元朝时曾建"大都蓬莱坊"，后定为官属天师庵，明朝时为官属天师庵草厂，清朝初期为康熙第 24 子胤祕的亲王府，同治年改为荣安固伦公主府邸，后因转赐荣寿公主亦称大公主府。荣寿公主被慈禧太后收养后封为荣寿和硕公主，此宅亦称为和硕公主府。民间传说由于长公主（和硕公主）体弱多病久治不愈，皇帝下旨选风水宝地建府将养，经反复勘测认为皇城东北处乃紫气东来之福地，故下令建府赐名固伦荣寿公主府。此府第富丽堂皇、美轮美奂，公主入住后静心调养，病体渐愈。清末民国时期此房产几经转手，直至 1952 年北京市第五医院在此建院，1956 年成为北京市中医医院，1970 年改名为北京中医医院。1986 年医院为扩建发展将部分原房迁至密云县白河郊野公园。

二、医院成立

（一）党的中医政策

党和国家一贯重视中医学这一祖国传统文化瑰宝的继承、培育和发展。国内战争时期中医亦为打破反动派的封锁、保障解放区和根据地人民的健康做出了不可磨灭的贡献，为新中国的建立立下了功勋。新中国成立后党颁布了一系列发展中医事业及培养中医人才的政策、条例、法规。1950 年第一届全国卫生大会提出了中医西医团结合作保障中国人民健康的问题，1951 年发布了《中医诊所管理暂行条例》，1954 年提出"贯彻对待中医的正确政策"（《人民日报》社论），1955 年提出"积极地推动西医学习中医"（《人民日报》社论）、"开展祖国医学的研究"（《光明日报》社论），1955 年提出了"目前中医工作的主要任务"（《健康报》社论），1956 年提出了"积极培养中医，壮大卫生队伍"（《人民日报》社论）、"大量吸收中医参加医院工作"（《健康报》社论）。这些方针政策，为中医事业的发展、中医医院的建立提供了依据和保障。1958 年毛泽东同志亲笔为中医事业题词"中国医药学是一个伟大的宝库，应当努力发掘，加以提高"。北京中医医院正是在此政策鼓励下应运而生。

（二）政府的批示

1955 年 3 月北京市第五医院、北京市卫生局"为了贯彻党的中医政策，满足病人需求，弘扬祖国文化遗产，系统总结研究，整理中医的学术和经验，更好的发挥中医高级知识分子的作用，指导全市中医业务……"共同向北京市人民政府提出了组建北京市中医医院的请示，并于 1955 年 4 月 2 日得到批准。

（三）名医荟萃

北京中医医院的建立使北京地区中医医生告别了散在行医的单一诊

疗方式，拥有了自己的综合性医院，因此受到了广大中医和人民群众的热烈欢迎。1956年医院建院即有当时已享有盛誉的名医赵炳南、张菊人、宗维新、祁振华、王乐亭、杨艺农、萨仁山、刘奉五、姚正平、马瑞臣、王志敏等为患者提供诊疗服务。1957、1958年又陆续调入了关幼波、王鸿士、房芝萱、魏舒和、丁化民、贺普仁、王玉章、房世洪、成业田、李鼎铭、方瑞丰、王建勋、宛海洪、秦厚生、王洪术、李省吾、秦重三、唐仲三、谢善卿、周相臣、王光宗、王有功、李富德等一大批中医药名家，使北京中医医院成为全国拥有名医最多的医院，并为医院集百家之长发展壮大打下了坚实的基础。正如李鹏同志为医院所提："中医荟萃，盛誉不衰"。

（四）老中医献方、献物建院

北京中医医院的建立受到了广大中医界的热烈欢迎和大力支持，许多老中医纷纷将自己多年积累的经验方和祖传秘方以及一些医疗或制药用具无偿地拿了出来，捐献给医院以帮助医院建设。如赵炳南不但将百余种宝贵验方一次献出，还将自己多年行医所置备的用具以及制药工具连同以备不时之需的珍稀药材（麝香、鹿茸等）等全部家当献给了医院。根据赵老所献药方制备的百余种皮外科用药如黑布药膏、红纱条等，疗效显著、价格低廉、无毒副作用，深受广大患者欢迎，为北京中医医院医疗特色的形成打下了坚实的基础。

（五）最初组建医院格局

1956年5月3日北京市中医医院正式对外开诊，此时医院共有职工367人，其中中医医生60人、西医医生10人、中药人员17人、护理人员97人、其他卫生技术人员33人、行政及工勤人员150人。医院设有内科、外科、妇科、儿科、针灸科、正骨科、按摩科、痔瘘科等临床科室，以及化验室、X线室等医技科室，并设有内、外、正骨、痔瘘等科病房，共计150张病床，全院总面积19552m^2。

三、医院发展

（一）名医荟萃，秉承前贤

提到京城的中医发展史就不能不提到御医这一京城独有的特色。我国自封建社会初期，宫廷即置有医药机构，也就有了专为皇亲国戚、达官显贵服务的御医。御医的来源主要为御医子弟或各地官员保举的理论扎实、经验丰富的饱学之士。他们经太医院院使、院判考试通过后，顺序递补进入"外教习厅"，3年后经礼部主考通过后录用方为医师。能当选御医者，必是医理扎实、实践经验丰富、文学修养极佳，能在辨证论治中理法井然、方药稳妥，尤其是对慢性病的调理考虑周详者。清朝灭亡后，有的御医离开太医院后个人开业行医，有的设馆授徒为中医界培养出一大批中医人才，使他们成为京城20世纪20～40年代的中医骨干和名家。北京中医医院建院时就接纳了其中一批优秀者，其中著名的有周慕新、刘奉五、郗霈龄、吴静芳、于书庄、吉良臣、王鸿士、王为兰、王建勋、房芝萱、房世洪等。他们以精湛的医术、严谨的学风而闻名，且又为北京中医医院带出了更多的人才。

提起新中国成立前后的北京中医，老北京人都知道有施今墨、孔伯华、萧龙友、汪逢春四大名医。他们不但医术高超治病救人，而且尤为重视中医教育、人才培养。他们不但亲自带徒，而且更加重视院校的正规化教育，施老就曾提出："中医之生命不在于外人，不在于官府，而在学术也。学术成否，当然在乎学校也"。他们不遗余力地促进中医教育的发展，先后组建了北平医药学校（后改名为北平国医学院）和华北国医学院。施老亲任校长授课施教，为中医事业的发展培养了大批人才、做出了巨大贡献。北京中医医院也从中获益匪浅，建院初期到院工作的较有名望的四大名医弟子就有白啸山、李鼎铭、秦厚生、丁化民、王鸿士、宋祚民、王志敏、施如喻、魏舒和、王大经等，四大名医的衣钵在北京中医医院均得到了继承。

中医之根在民间。古老的北京由于有太医院和作为国都的特殊历史地位，全国各地有能之士不断汇集于此，故而名医荟萃、医家辈出、流派纷呈。他们有的秉承家学，有的拜师学艺，更有些是由儒转医自学成才。清末民初西医在京尚未发展，而秉承五千年历史文化、拥有2000余名医生的中医仍为京城百姓的医疗主流。独特完整的医学理论、丰富广博的实践积累、济世救民的理想抱负，造就了一批批名医，形成了北京的医疗特色和优势。北京中医医院建立之初就博采各家之长，将一大批散在于民间的各派名医汇集到医院大旗下，形成了北京中医医院的特色。这些名医有张菊人、宗维新、关幼波、王嘉麟、柴松岩、宗修英、孙伯扬、糜伟真、姚正平、陈彤云、许公岩、巫君玉、曹希平、王德、宛海洪、卢冶忱、申之塘、张子珍等。

中医外科与皮科原属一科，20世纪30年代北京地区皮外科享有盛誉的为三大派即太医院房氏家族、名医丁氏子弟和名医段氏，三派鼎足而立，各有千秋，后逐步形成哈、赵、房、段四大家。北京中医医院建立后赵炳南和房家的房芝萱、房士鸿就到院组建了医院的外科，后于1972年又组建了皮科，为北京中医医院培养了一大批皮外科人才。1988年经上级批准成立了北京市赵炳南皮肤病医疗研究中心。哈玉民1951年筹建北京市中医进修学校并出任校长，并于1958年并入北京中医医院，其妻陈彤云和弟子张作舟一并到北京中医医院工作。段馥亭20世纪50年代受聘到中国中医研究院工作。

20世纪50年代以前，中医不单设儿科和妇科，但却有大、小方脉之分。所谓大方脉是指成人男女内科，小方脉就是指小儿科。一般精通大方脉的医生才有把握治疗小儿病，故有"宁治十男，不治一妇，宁治十妇，不治一儿"之说。当时北京善治小儿疾患的著名中医有王鹏飞、赵心波、周慕新、祁振华、杨艺农等，人称"小儿王""小儿杨"等。治疗妇科病的名医则有刘奉五、李鼎铭等。北京中医医院一建立就将组建发展儿科、妇科作为工作重点之一，聘请了祁振华为第一任儿科主任，周慕新、杨艺农、冯泉福、王应麟（王鹏飞之子）、温振英等均先后参加了组建工作；聘请了刘奉五为妇科副主任与王志敏、李鼎铭、柴松岩等共同组建了中医妇科。

清末时期，北京除太医院有驷院绰班处外，民间尚无专门的正骨按摩诊所。当时把从事正骨按摩的人称为"绰班"（蒙语译音）。其多为武馆或镖局里的正骨师，也有部分懂正骨按摩术的剃头师傅。民国以后，才逐渐出现正骨按摩的诊所。二十世纪三四十年代京城较为有名的正骨按摩师有刘道信、萨仁山、王凤舞、成业田等。北京中医医院建立时就聘请萨老为骨科主任，王鸿术（王凤舞之子）、成业田等先后到院加入骨科工作。

针灸术是我国历史悠久的中医治疗方法之一，由于治疗时须裸露身体，拘于封建礼教故发展缓慢，特别是清朝1882年太医院废止针灸科更对针灸术的发展造成了困难。但由于针灸经济、方便、有效，深受劳动人民欢迎，故其在民间流传，并形成多种流派。新中国成立初期京城有名的善用针灸的中医有张文祥、高凤桐、牛泽华、王乐亭、贺惠吾、夏寿人、贺普仁等。他们有的善补，有的善泻，有的善用金针，有的善用火针，各有所长，医术精湛。北京中医医院的建立使他们的精湛医术得到了充分的发挥、宝贵的经验得到了继承。

为将老中医多年的治疗经验总结整理继承下来，建院后医院多次选派有一定实践经验、年富力强的中青年医师给老专家做助手、做徒弟。经老专家们的言传身教和助手徒弟们的认真整理，医院编辑出版了数十部老中医经验集和专科专著，并设计了电脑诊疗程序。1980年医院申报硕士研究生培训资格，被批准后又陆续招收了80名研究生。这使北京中医医院老中医的宝贵经验财富得到了较为完整的继承。

（二）准确定位，承载重任

医院始建于1956年，是北京市唯一的一所市属综合性、现代化三级甲等中医医院，承担着北京市中医医疗、教学、科研、预防等任务。医院下设北京市中医研究所、北京市中药研究所、北京市国际针灸培训中心、北京市赵炳南皮肤病医疗研究中心。北京中医医院是首都医科大学中医药临床医学院、北京中医药大学教学医院、北京市中医住院医师（全科医生）规范化培训基地。医院狠抓学科建设和专科建设，积极开展创名院、建名科、树名医活动。目前医院拥有国家中医药管理局重点学科8个、北京市重点学科5个；国家临床重点专科8个、国家中医药管理局重点专科13个；拥有赵炳南皮肤病医疗研究中心、脾胃病中心、肿瘤医疗中心及针灸中心4个临床诊疗中心；中医皮肤科、中医心血管科、中医脾胃病、针灸、中医儿科、中医妇科及中医治未病7个北京市中医特色诊疗中心；拥有中医急诊临床基地、治未病基地、中医药适宜技术推广基地、中医药标准研究推广基地4个国家级中医基地；拥有16个北京中医药薪火传承名医研究室和工作站。同时，北京中医医院也是全国中医医院信息化示范单位，北京市A类费用免审医疗保险定点医院。医院拥有临床科室32个，设有肝炎、风湿病、银屑病、红斑狼疮、湿疹、疮疡、周围血管病、乳腺病、乳腺癌、肺癌、干燥综合征、骨质疏松症、不孕症、胃食管反流病、便秘等70多个中医专台，对多种疾病的中医诊疗水平居国内外领先地位。

医院占地面积2.7万 m^2，总建筑面积5.3万 m^2，编制床位565张，日平均门诊量8000余人次，中医专病门诊70余个，开展中医诊疗技术项目85项，配备大型医疗设备近30种。现有职工1559人（含合同制），其中国医大师1人、首都国医名师8人、国家级名老中医30人、市级名老中医19人、全国优秀中医临床人才8人、享受国务院特殊津贴24人、北京市新世纪百千万工程市级人选3人、北京市卫生系统"十百千"人才16人、"215"人才14人、北京市中医药人才（"125"计划）44人。

医院设立有7个医技科室：检验科、放射科、核医学科、超声诊断科、病理科、医工部、供应室；配备大型医疗设备近30种：如3.0T磁共振、CT、ECT、DSA血管机、大型全自动化分析仪、彩色多普勒超声诊断仪等现代化医疗设备。中药房除近600种常备中药饮片外，还有诸多来源于名老中医及专家的验方、秘方和科研成果的院内制剂。现有批准文号的院内制剂192种，其中中药制剂164种，有丸、散、膏、丹、纱条、酊剂、油剂等近20种剂型，临床常用制剂70余种。

医院承担着本科生、硕士生、博士生的教学任务，现有中医专科教研室18个，学科硕士培养点8个；有博士生导师9人、硕士生导师45人，教授、副教授共42人。医院以科技为先导，共获科研成果奖220项，其中省部级以上科研奖99项。

医院下属的北京市国际针灸培训中心开设了中医、针灸、按摩等学习班，为世界各地培训了数千名中医师和针灸师，80多个国家和地区的近50000余人到医院参观、学习、交流。近年来，该中心承担了国家技术援外项目，举办了多期国际中医保健、传统医学管理研修班，同时不断派出专家学者赴世界各地考察、讲学、进修、会诊和学术交流，扩大了中医药在国际的影响力，加深了与各国人民之间的友谊。医院认真落实科学发展观，始终坚持公益方向，不断提高服务能力。医院在防治非典、抗震救灾和抗击甲型流感、援疆、援藏等公益事业中，做出了突出贡献，连续获"首都精神文明单位"称号，先后获得全国医药卫生系统"先进集体""人民满意医院"等一系列荣誉称号。医院2010年获中国医院协会颁发的"全国医院文化建设优秀成果奖"。

北京中医医院底蕴深厚、名医辈出，深受百姓喜爱，已成为区域中医药服务的中坚、青年中医师成名的摇篮！

第二节　行政工作（二）
——谋划发展，绘制蓝图

随着人们健康需求的增加，医疗市场日趋规范，公立医院改革任务艰巨，竞争更加激烈，这给医院的发展带来前所未有的机遇与挑战。因此，必须抓住这难得的机遇，在上级领导的支持下，扩大医院规模，提高医院的核心竞争力，振奋精神、锐意进取、开拓创新、求真务实、奋发图强，推进医院全面发展。

一、中长期规划

未来北京中医医院计划主体迁至垡头院区，并将其建成为集中医临床、教学、科研、中药研发为一体的中医临床基地和中医特色鲜明的三级甲等中医医院。

二、院区建设规划

（一）垡头院区建设

垡头院区计划占地近 10 万 m^2，建筑面积约 23 万 m^2，将设立 1000 张病床，日门诊量能容纳 12000 人次，可为朝阳区和临近的东城区南片、通州区、大兴区、顺义区等 200 万人服务。

（二）宽街院区建设

垡头院区建成后，东城宽街老院区将保留部分师承、教学、科研工作，逐步转型成中医特色更加突出、以门诊为主的专科医院。医院通过建立国际医疗部及海外协作医疗部，为国际友人及特殊人群提供门诊、急诊、病房一体化的医疗保健服务，同时还可提供具有中医药特色的预防、养生保健、高端医疗服务及部分重大疾病和慢性病的治疗服务。目前医院已经完善了师承楼（明医馆）建设，下一步将加快制剂楼、手术医技楼、煎药室加层改造等重点项目，以缓解宽街院区医疗病房紧张的局面。

三、重点业务建设

（一）重点学科建设

目前，医院拥有国家中医药管理局重点学科 8 个、北京市重点学科 5 个。国家中医药管理局重点学科包括中医皮肤病学、中医脾胃病学、针灸学、中医肿瘤病学、中医心病学、中医疮疡病学、中医急诊学、临床中药学；北京市重点学科包括中医皮肤病学、中医疮疡病学、针灸学、中医肿瘤病学、中医心病学。在医院发展战略规划和重点学科建设发展规划的基础上，其依托国家中医药管理局、北京市中医管理局、北京市医院管理局，分层、分类、分级做好各临床专业学科的建设规划，形成中医临床二级、三级学科发展规划的完整体系，争取申报教育部国家重点学科和北京市教育委员会重点学科。

在学科建设过程中，医院依据学科发展规划，确立国家中医药管理局重点学科、优势培育学科、特色学科的建设地位和资源配置需求，加强重点学科对其他学科的辐射和带动作用，加强临床各科室之间的科研合作和交叉，相互促进，共同发展。

（二）重点专科建设

目前，医院拥有国家临床重点专科 8 个、国家中医药管理局重点专科 13 个、北京市中医管理局重点专科 5 个。国家临床重点专科包括皮肤科、脾胃病科、针灸科、肿瘤科、心血管科、疮疡外科、急诊学、护理学科；国家中医药管理局重点专科包括皮肤科、脾胃病科、针灸科、肿瘤科、心血管科、疮疡外科、急诊学、护理学科、临床中药学、妇科、骨伤科、身心医学科、肾病科；北京市中医管理局重点专科包括儿科、康复科、肛肠科、风湿科、呼吸科。

在"十二五"重点专科建设的基础上，从优势病种入手，以提高疗效为目的，充分发挥中医药特色优势，将北京中医医院名老中医学术思想与临床经验相融合，突出北京中医医院独特中医药方法和中医诊疗技术的创新、提升和应用，注重优势病种诊疗方案的总结、分析、评估与优化，确立重点病种的中医临床路径；加强重点专科的人才培养、学术创新、技术创新和科学研究，进一步提升专科内涵建设；使北京中医医院重点专科成为国内外领先的临床和科研基地，并发挥辐射作用，积极带动全国相关专科发展，提高中医医院的整体专科临床疗效与学术地位。

（三）诊疗中心建设

按照《北京市中医特色诊疗中心建设标准（试行）》和《北京市临床中心建设标准（试行）》，北京中医医院从基础条件、特色服务、名医传承、人才培养、专科协作、公共服务、学术水平、组织管理、经费支持等方面不断完善中心建设，始终以发挥中医特色优势为导向，坚持中西医并重，将其建设成中医特色突出、科室结构合理、学术水平较高、功能完善的中医特色诊疗中心和临床中心。诊疗中心的建设与重点专科、重点学科相互契合，相互补充，相互促进，形成北京中医医院临床诊疗服务的特色品牌，带动辐射周边及外埠中医特色诊疗优势的发展，起到引领作用和龙头示范作用。同时以诊疗中心、重点专科、重点学科为支柱搭建平台，在北京中医医院多年积淀的特色服务基础上探索新的服务模式：联合多专科、多中心，探索建立融医疗、养生、康复、预防保健于一体的服务模式；融合多种治疗手段的中医综合治疗模式；多专科、多学科联合打造的多专业一体化诊疗服务模式。充分发挥中医诊疗优势，真正做到医院围着患者转，进一步满足百姓健康的新需求。在此基础上，医院将陆续申报"北京市中西医结合心血管病救治中心""关幼波肝病诊疗中心""北京市中医感染与危重病诊疗中心""北京中医药情报信息研究中心"4个中心。

（四）名医传承建设

北京中医医院现有国医大师1人，首都国医名师8人，国家级名老中医30人，市级名老中医19人；全国名老中医药专家传承工作室17个，北京中医药"薪火传承3＋3"室站建设项目16个。目前培养第五批国家级继承人21人，第四批北京市级继承人7人，三批全国优秀中医临床人才培养对象8人，三批北京市中医药人才（"125"计划）44人。为切实做好名老中医药专家学术思想传承工作，探索和建立中医药学术传承和推广应用的有效方法和创新模式，北京中医医院未来3年将在现有17个全国名老中医药专家传承工作室基础上，申报5～10个新项目，进一步挖掘"明医馆"价值，实现名老中医工作室、站的品牌化。未来3年北京中医医院将结合名老中医临床经验和学术思想，重点选择名老中医平时擅长治疗的常见病、疑难病进行系统的"同病异治，异病同治"总结研究，形成相应的临床诊疗方案和方法，推广应用于临床。未来3年总体传承队伍人数计划扩大至500人以上。

四、北京中医科学院

北京中医科学院将继承与创新相结合，突出中医理论，以临床实践为基础，以科研为先导，以重点疾病为突破，以提高中医临床疗效为目标，整合北京市中医临床和科研资源，围绕 4 个研究所，完善 5 个临床研究中心，提供 8 个公共平台，形成 6 大支撑体系，以创新机制为保障，建设高水平的临床科研平台，满足北京地区不断增长的中医药健康和医疗服务需求。北京中医科学院的建立将综合提高北京中医药的科研创新能力，对北京地区的中医临床能力、科研产出、公益服务起到巨大的推动作用，从而实现"继承创新，整合资源，特色鲜明，跨越发展"的宗旨。

五、医院拓展规划

（一）北京中医医院顺义医院

自 2013 年 11 月"北京中医医院顺义医院"正式挂牌以来，医院抓紧打造"北京中医医院顺义医联体"；配合北京市卫生局开展马坡新院址迁建方案设计工作；同时，临床、科研方面也全面开花，取得喜人成绩；此外，医院重新制定了新的三年发展规划。医院将进一步加强内涵建设与能力建设，实施医院发展八大战略：充分发挥中医药特色优势；着力培养中医药技术和管理型人才；以专科建设为抓手，引领带动学科建设发展；以医疗工作为轴心，联动科研、教学两翼齐飞；建立完善的信息化管理平台；大力开展中医药文化宣传工作；打造北京中医医院顺义医院品牌效应；加快建立中医医联体服务模式。

（二）北京中医医院延庆医院

延庆是实施北京及张家口地区医疗服务对接的战略关键。在北京中医医院延庆医联体建设中，将以北京中医医院为龙头，延庆医院为核心，以基层为支撑，通过一体化合作、联合建设、紧密合作积极开创一条适合城区各级医疗结构协同发展、以三级医院带动二级医院发展的新路子，为人民群众提供更加安全、便捷、优质、高效的医疗服务，让患者从医疗联合体中得到更多的实惠，实现新型城市医疗服务体系的科学构建。作为一种全新医疗合作模式的探索，北京中医医院延庆医联体将充分发挥北京中医医院作为三甲医院在管理、技术和服务等方面的优势，把优质医疗资源输向基层，服务基层。

六、医疗改革规划

（一）医药分开

按照 2013 年数据计算，如果取消药品加成收入，药品加成收入将减少，即使医师服务费增加，净增加值仍为负。预计实行医改后，北京中医医院患者挂号的医师结构发生变化，知名专家、主任医师、副主任医师的挂号比例下降，普通医师挂号比例上升，所以医师服务费会下降，北京中医医院的亏损还将加大。为此建议增加中医辨证施治费和饮片调剂费。

（二）东城中医医疗联盟

截至 2013 年底，全国各地已有 33 家医院加入北京中医医院医疗联盟。在对口支援、协作以及托管等多种模式成功运作的基础上，北京中医医院把握现有形势，提出兼并北京市隆福医院，形成中西医结合老年医院；托管东四妇产医院、北京市鼓楼中医医院；与北京第六医院进行合作；以及将皇城根遗址公园建设为中医药文化园的设想，该设想将最终形成以北京中医医院为中心，东起北京市第六医院，西到北京市鼓楼中医医院，南及北京市隆福医院，北至东四妇产医院，以皇城根遗址贯穿其中的中医药文化园区。

（三）顺义中医医疗联盟

作为顺义区域内的中医医联体，顺义中医医疗联盟由三级、二级中医医院和部分一级医院、社区卫生服务中心、乡镇卫生院及下属的卫生站、村医务室联合组成。根据体制情况及基层医疗机构的不同特点，医疗联盟采用一体化合作（分院区）、联合建设（托管）、紧密合作（联合体共同管理的社区卫生服务中心）三种形式开展医联体建设试点。本医疗联盟主要服务于顺义区及周边地区患者，特别是医联体覆盖区域内的患者。

（四）京津冀中医医疗联盟

为进一步贯彻落实中央关于京津冀协同发展精神，北京中医医院积极发挥引领作用，建设国家中医医疗中心，以承德市中医医院、张家口市中医院、保定市中医院为核心建立区域中医医疗中心，带动初级中医医疗机构，共同组建"北京中医医院京津冀中医医疗联盟"，努力实现京津冀地区中医医疗资源均质化及医疗服务创新和分级就医模式，提升各级中医医疗机构服务能力，为百姓提供更优质的医疗服务。

第三节　党建工作

一、历届党委的组成

北京市中医医院始建于 1956 年 3 月，建院时尚未建立党组织，党员在东城区过组织生活。1958 年 3 月，医院建立了党总支，总支书记由时任院长的葛英武同志兼任。1961 年 11 月，经上级批准，医院由党总支改为党委，也就是中共北京市中医医院第一届委员会，由葛英武同志任党委书记。自第六届党委书记周浴斌卸任以后，先后有陈誩、信彬任北京中医医院党委书记，未再进行党委改选。

表 1-1　北京中医医院历届党委会成员

届别（时间）	党委书记（任职时间）	党委副书记（任职时间）	党委委员
第一届党委会 1961 年 11 月～1971 年 7 月 15 日	葛英武（1961 年 11 月～1971 年 7 月 15 日）	1964 年 5 月，补任赵怀恩为党委副书记。1965 年 10 月，补任刘增为党委副书记	张敬发、潘开佩、张岫岚、赵怀恩、王洗、沈玉峰

续表

届别（时间）	党委书记（任职时间）	党委副书记（任职时间）	党委委员
第二届党委会 1971 年 7 月 15 日 ~ 1975 年 11 月 28 日	陈培迟（1971 年 7 月 15 日 ~1973 年 8 月 15 日） 葛英武（1973 年 8 月 15 日 ~ 1975 年 11 月 28 日）	葛英武 1974 年 5 月 27 日，任命田世雅为党委副书记。1974 年 10 月 17 日，任命张敬发为党委副书记	石芷岩、李富华、赵怀恩、王敬、李绍海、张岫岚、危北海、刘增、赵荣莱
第三届党委会 1975 年 11 月 28 日 ~ 1981 年 9 月 7 日	葛英武（1973 年 8 月 15 日 ~1975 年 1 月 21 日） 张敬发（1977 年 1 月 21 日 ~1981 年 9 月 7 日）	张敬发、李绍海、田世雅、姜超	危北海、赵克、赵怀恩、王敬、张岫岚、王有功、赵荣莱、于国江、任军、刘金梅、魏玉珍、刘增
第四届党委会 1981 年 9 月 7 日 ~ 1990 年 12 月 11 日	张敬发（1981 年 9 月 7 日 ~1984 年 5 月 30 日） 魏天选（1984 年 5 月 30 日 ~1990 年 12 月 11 日）	李绍海、姜超、冯军	王敬、危北海、白云瑞、赵荣莱、刘增
第五届党委会 1990 年 12 月 11 日 ~ 2000 年 12 月 24 日	孙汛 （1986 ~ 1995 年） 谢阳谷 （1995 ~ 2000 年）	班树金	王莒生、谢阳谷、张志礼、丁瑞、赵恒耀
第六届党委会 2000 年 12 月 24 日 ~ 2006 年	周浴斌（2000 年 3 月 24 日 ~ 2005 年 11 月 23 日）	闫玮	王莒生、叶培明、陈誩、赵恒耀、张静梅、金玫、吕培文

院党委是医院的政治核心，主要职责是：确保党的路线、方针、政策的贯彻执行；搞好党的思想、组织和作风建设，充分发挥基层党组织的战斗堡垒作用和党员的先锋模范作用；抓好医院的思想政治工作和精神文明建设；坚持党管干部的原则，按照干部管理权限，研究决定干部

的选拔、任用和管理；领导纪检、监察工作，搞好党风廉政建设；领导工会、共青团等群众组织积极开展群众工作；支持行政领导正确行使职权；搞好党委领导班子的自身建设，按照组织原则及时向上级党组织请示报告工作；坚持党管人才原则，培养选拔使用人才；做好离退休人员工作。

二、党支部建设

北京中医医院建院初期，医院只有 23 名党员，建立了一个独立党支部，归东四区委（后改为东城区委）领导。1958 年 3 月医院成立党总支，设立 3 个党支部。1961 年 11 月医院党总支改为党委，设立 4 个党支部。1964 年 4 月医院调整加强党支部建设，根据工作需要，设立 10 个党支部。1966～1976 年"文化大革命"期间，党组织受到严重影响，情况不详。粉碎"四人帮"后，党组织逐步恢复，支部建设不断加强，组织发展工作也逐步走上正轨。1990 年进行党员重新登记以后，为了进一步加强党组织对科室工作的领导，以科室为单位建立了 22 个党支部，支部书记都是兼职的。支部工作与科室建设紧密结合，在实际工作中发挥了重要作用。

随着改革开放的不断深入，中央提出要加强和改善党的领导，院党委在认真总结支部工作的基础上，针对部分兼职支部书记行政和医疗工作繁忙，兼顾支部工作有一定困难的情况，于 1995 年再一次对支部设置进行调整。对党员人数较少的小科，按照工作性质划分几个联合支部，设专职支部书记。党员人数适中、工作性质相对独立的科室设兼职支部书记，党支部由 22 个减少到现在的 15 个，支部数量减少了，但凝聚力进一步加强了，更能充分发挥党支部的战斗堡垒作用。在支部管理上实行量化管理，调动了支部的积极性，使党支部的活动生动活泼、有声有色。2001 年，党委换届以后，对党支部也进行了调整和改选。根据新时期思想政治工作的情况，结合医院的实际情况加强了对支部书记的培训和对支部工作的量化考核，使党支部工作扎扎实实，真正成为坚强的战斗堡垒。2005 年开展支部量化考核工作以来，坚持按季度对支部工作进行考核，使党支部工作进一步规范化、科学化、制度化。此项工作获得北京市卫生局党委好评，并在市卫生局系统得到推广。2009 年和 2014 年顺利完成支部的换届选举。2014 年首次在教育党支部开展了"公推直选"的换届选举工作，获得北京市中医管理局党委的肯定。

曾担任过党支部书记的人员名单：苏林、徐奇、白云瑞、刘琨、刘宇、赵克、崔凤兰、周相臣、赵彬、于书庄、魏玉珍、薛秀平、郝树梅、张庆华、沈玉峰、程蕴、员成波、高育华、叶苍苍、蒋玉玲、余兴文、杨俊敏、赵洪儒、吴良贵、包宗扬、高惠珠、鲍世宽、杜仲英、夏令炎、王春兰、李永宽、叶培明、闫玮、陈惠珍、刘书云、王有功、季放、王焕民、饶燮卿、张文京、白焰、闫宝岐、侯世鸣、石同淑、王冀明、张鸿魁、王国伟、李泽生、刘树春、王素珍、赵玉兰、傅作英、董淑贞、王乃鸣、彭志华、郎立波、王天、张丽茹、韩文儒、周建平、高红燕、段京直、陈勇、王敬、昝万清、任军、张利光、许越之、刘美荣、吴开轩、陶毅、丁江峰、吴建文、杨利娜、李基林、孙会民、杨谦、杨力、唐武军、张智武、王红梅、暴莉莉、赵兢、宣雅波、温荣民、陆媛媛。

三、党员队伍建设

随着医院的不断发展扩大，党组织也有较大的发展。建院初期，北京中医医院只有 23 名党员。1959 年 7 月，著名老中医、儿科主任祁振华同志光荣入党，这是建院以来发展的第 1 名中医党员，在全院引起较大的反响，促进了党组织的发展工作。1961 年经上级批准，医院党总支改为党委，形成了医院的政治核心，吸引了一批批优秀医务工作者加入到党组织中来，使党的队伍不断发展壮大。目前，北京中医医院共有党员 753 人，其中在职党员 461 人，离退休党员 250 人，学生党员 42 人。在职党员中，45 岁以下的 327 人，占 70.9%，比 2009 年增长了 51.4%，大专以上学历 413 人，占 89.6%，党员队伍的年龄及知识结构有了很大程度的改善，整体素质不断提高。

四、干部队伍建设

毛主席说过："路线确定以后，干部就是决定的因素。"院党委高度重视干部的培养、选拔、使用、考核、民主测评和管理工作，认真学习中央颁布的《党政领导干部选拔任用工作条例》，先后制定了《中层后备干部管理办法》《北京中医医院中层干部选拔任用考核管理制度》，不断加强后备干部和中层干部的管理理论学习和挂职、轮转等实际锻炼，通过提拔使用、公开竞聘、公推直选等形式做好中层干部的选用，并坚持进行任前廉政谈话。到目前为止，全院共有院级领导 10 人，中层干部 112 人。

五、人才队伍建设

（一）人才工作总体情况

近年来，北京中医医院坚持党管人才的原则，统一认识，转变观念，积极探索人才培养的新模式，拓宽干部选拔培养的新途径，完善人才使用、培养、激励的制度和运行机制，大力引进高层次人才，全面实施多种培养措施，并取得了明显成效。

随着北京中医医院对人才工作力度的不断加大，经过几年的不懈努力，目前医院专业技术人员队伍规模不断扩大，结构更趋合理，管理干部整体素质不断提高。截至 2012 年，北京中医医院有正式职工共 1283 人，其中专业技术人员 1024 人，占全体职工的 79.8%，具有正高级专业技术资格 80 人，副高级专业技术资格 135 人，中级专业技术职务 375 人，分别占专业技术人员的 7.8%、13.18% 和 36.62%。截至 2011 年底，北京中医医院有博士生导师 5 人；享受国务院特殊津贴 2 人；硕士及以上学位人员 189 人，占专业技术队伍的 18.5%，其中博士后出站 6 人、博士学位 37 人、硕士学位 146 人，同比 2010 年底分别提高了 33%、76.2% 和 23.5%。

近年来，为了实现医院的跨越发展，医院在加快领军型人才培养的同时，创造条件，大力引进高层次人才。比如，医院引进了针灸专业博士后刘存志，同时专门组建了针灸重点实验室，聘刘存志为研究室主任。刘存志同志先后获得教育部新世纪优秀人才、北京市科技新星等 5 项人才项目资助，在研 2 项省部级课题，共获资助经费 153 万元。而且，他还获得了全国优秀科技工作者、全国卫生系统青年岗位能手、北京市优秀青年知识分子等光荣称号。2010 年医院又从地坛医院引进了感染科主任医师、医学博士王玉光担任北京中医医院肺病研究室主任。高层次人才的引进，为提升医院的整体实力，引领医院的学科发展，发挥了非常重要的作用。

近年来，院党委多次派出行政管理人员出国参会进修，以拓宽管理行政人员视野，以便更好地带领全院发展。2013 年 11 月北京中医医院王大仟等 6 名同志赴新加坡进行学习和交流。受美国梅奥医学中心的邀请，北京中医医院王洪等 5 人于 2013 年 11 月 3 日至 7 日赴美国参加梅奥国际医学峰会。

（二）北京市委组织部项目

2001 年以来北京中医医院共有 32 个科研项目受到北京市委组织部优秀人才培养资助，共接受资助经费 138 万元，其中有 15 个科研项目已经结题。该项目极大地提高了北京中医医院参与人才的综合素质和业务能力，提升了其学术地位和影响力。参与课题项目人员中，3 人被提拔为院级领导干部，13 人被提拔为中层干部；8 人承担国家自然基金项目，17 人承担省部级科研项目，7 人担任专业学术委员会副主委以上的职务。

北京中医医院"新名中医培养战略工程"研究课题于 2007 年 9 月获得市委组织部资助立项，资助经费为 30 万元，院内匹配 70 万元。该课题旨在探索培养新名中医的模式与方法，培养高起点中医临床人才，回顾总结近 40 年名老中医成才有效途径。其创新点在于改变了以往"一对一"的师带徒模式，以团队带团队的形式，通过授课、出门诊、疑难病例讨论及参加老专家工作室、名老中医经验的传承工作等平台提高团队整体的理论与学术水平，达到师生共同成长的效果；通过学习现代医学新进展、培训中医临床技能，依据需要什么学什么的方式，培养现代复合型全科中医临床人才，以名医带动名科建设，从而达到名科培养更多的名医的效果。

（三）"215"高层次卫生技术人才队伍建设工程

北京中医医院遵行《北京市卫生系统高层次卫生技术人才队伍建设实施方案（试行）》，积极实施北京市卫生系统"215"高层次卫生技术人才队伍建设工程。至今，全院共入选"215"人才14人，其中学术带头人6人，学科骨干8人。这些医疗专业性人才在北京中医医院学科发展、人才培养、团队建设、科学研究等方面发挥着核心作用。

（四）北京市"十百千"人才工程

自2001年卫生局开展"十百千"卫生人才培养专项经费资助工作以来，北京中医医院至今共培养资助十层次3人，百层次13人，单位匹配同等数额的资助经费。该项目的开展为北京中医医院的青年卫生人才的成长搭建了一个良好的平台。通过"十百千"人才工程，北京中医医院新培养了一批学科带头人、学术带头人和学术骨干人选，进一步提升北京中医医院的业务水平和科研能力，从而带动整个医院工作能力的提高和人才队伍的建设。

（五）国家"百千万"人才工程

根据北京市中医管理局《关于开展2004年国家百千万人才工程人选推荐工作的通知》的要求，北京中医医院积极推荐国家"百千万"人才工程人选。2004年以来，有李萍、张声生、王笑民、陈誩等4位专家入选。

（六）高层次海外人才引进

为进一步加强国家级重点专科和学科建设，满足科研工作的迫切需要，北京中医医院于2013年推荐瑞典乌普萨拉大学生物化学与微生物学系的李晋萍教授申报第十批北京市海外高层次人才短期项目，以提高医院的整体基础研究水平。北京中医医院肿瘤科、中心实验室与李晋萍教授于2011年12月建立合作，两年来通过学术讲座、技术支持、实验室科研人员互访，双方共同承担了3项国家级科研项目，有效地推动了医院中心实验室的研究，起到了在多方面引领先进水平的效果。为支持针灸重点学科在"针灸特色的中风病综合防治研究"方向的可持续研究，北京中医医院拟聘外籍神经病学卒中方向医学博士 Ines Eisner - Janowicz，作为针灸中心外籍专家及特邀研究员，参与科室今后的中风病临床研究工作。

（七）"四类人才"队伍的建设与培养

2014 年，为着力加强医院的核心竞争力，北京中医医院进行了首届"杏林名师""杏林名医""首席专家""杏林优才"评选工作，共评选出"四类人才"47 人。北京中医医院计划每年投入 500 万元资金用于支持"四类人才"的培养。这是一支以国医大师、首都国医名师和国家级名老中医为核心的医院高层次人才队伍，涵盖了医院老中青三代技术骨干，代表了医院最高的学术水平。

六、精神文明建设与文化建设

北京中医医院建院以来，始终把加强精神文明建设和职业道德建设放在首位，坚持"以病人为中心，争创一流服务"的办院思想，紧密结合医院的中心工作，开展多种形式的思想教育活动和丰富多彩的医院文化活动，提高广大职工的政治素质，增强医院的凝聚力，使医院上下团结一致、协调发展、生气勃勃、蒸蒸日上。

北京中医医院将自上而下提炼的院训（仁、术、勤、和）作为全院职工的核心价值观。与我国仁、和、精、诚的中医药文化核心价值体系相吻合，与"爱国、厚德、创新、包容"的北京精神相得益彰。2013 年北京中医医院开展医院文化建设情况测评工作，1300 多名职工参加，结果显示职工百分之百了解或会唱院歌，知晓医院核心价值观。在持续的学习培训、行为养成教育下，广大职工用行动践行核心价值观。在援疆、援藏、援内蒙古、援非洲、援郊区、抗震救灾、抗击 H7N1、H7N9 等面前，中医人在医院核心价值观的感召下，挺身而出，舍小家顾大家，勇担社会责任，积极投身到危急险重的任务中去，为百姓健康服务。2012 年北京中医医院荣获"全国城乡医院对口支援工作先进集体称号"。

近年来，北京中医医院不断推出先进典型，先后有首届"十大健康卫士"王莒生，第三届首都健康卫士、为群众健康服务的党员之星王麟鹏，全国优秀科技工作者刘存志，全国中医药系统创先争优先进个人、第四届首都健康卫士刘红旭，第二届首都群众喜爱的中青年名中医王玉光、曲剑华、杨国旺，第二届首都优秀中青年中医师张捷，"北京市优秀护士"赵国敏、何红，孝星李奕等。在全院大力弘扬先进典型爱岗敬业、开拓进取的工作热情，不畏艰苦、勇于奉献的高尚品德，用先进典型的事迹激发和感召广大干部和党员群众。

在 2003 年完成院徽、院训、院歌基础上，2011 年完成了院史馆建设，绘制了历经百年的医院名医传承谱，增强了全体医务人员的归属感和自豪感。2015 年在新建"明医馆"中，开辟了"医院文化展示中心"向患者开放，图文并茂地展示医院文化建设成果。

北京中医医院一贯重视文化传播和健康宣教，2013 年媒体宣传较 2010 年成倍增长。北京中医医院 2010 年创刊《院报》，2011 年创刊《电子报》；2012 年创建医院官方微博、名老中医微博群；2015 年创建医院官方微信。3 年间，北京中医医院先后出版《薪火传承》《名老中医经验集》《书画集》《国医大师贺普仁》《精诚大医赵炳南》，以及"中医科学养生系列丛书"等十余部文化创意图书。此外，北京中医医院还制作完成《王麟鹏的头等大事》《神针克心魔》等多部专题片。

近年来，北京中医医院始终坚持文体活动中突出传统文化特色，开展了一系列文体活动，如在医院重大活动中表演百人太极拳。精心策划编排的中华太极舞蹈——《舞韵太极》，寓意着中医、太极同根同源、世代传承。举办大型文艺演出，将中国戏剧、中华武术、中国书法等结合起来，增强广大员工的积极性和参与度，突出传统文化的展示和传承。开展红色歌曲歌咏比赛，既熏陶了思想，又丰富了职工生活。编排体现中医养生理念的集锦养生操，且在 2011 年参加首都职工工间操电视创意大赛决赛，获得了最佳编排奖。2015 年北京中医医院又开展了心理疏导班、健身大步走、太极拳和书法比赛等活动。而且医院每年都为职工进行健康体检、发放公园年票和电影卡，疏解职工压力，增强健康意识，增强了医院的凝聚力和职工的幸福感。

在环境建设中，北京中医医院注重体现医院宗旨、突出中医药文化特色。楼宇外观以及宣传栏、中医文化墙等参照中国古典建筑特点设计。内部环境改造突出人性化、中医化的特点。北京中医医院先后建设中医药文化园、中医文化墙、杏林春满等文化景观，在院内见缝插针种植草药，在候诊区域播放中医科普讲座，统一标识，更新路标。投资100多万元改造卫生间，打造"标准化、人性化、中医化"的星级卫生间。

七、援建工作

2003年春，一场SARS疫情突袭京城大地，威胁着人民的健康，打乱了人民的正常生活，也打乱了医院的正常工作秩序。对于医务人员来说，这是一场没有硝烟的特殊战斗，面对的是凶残"SARS"病毒，是真正的危险与死亡的考验。院里的共产党员冲锋在前，舍小家顾大家，不顾个人安危，积极报名参加医疗队，到抗击"SARS"一线去。"我是党员，我先上"，时任院长的王莒生带头冲上去了。党委委员冲上去了，急诊科主任冲上去了，护士长冲上去了。在共产党员模范作用的带动下，医院先后派出了百余人支援抗击"SARS"定点医院，圆满完成了抗击"非典"工作任务。在此次任务中，有2名同志被评为北京市优秀共产党员；有1个党支部被评为北京市先进党支部；有8名同志被评为局级优秀共产党员；有16名同志被评为院级优秀共产党员；有4个支部被评为院级先进党支部；有4名同志被评为院级优秀党务工作者；还有30余名同志在抗击"SARS"一线，向党组织递交了入党申请书。

近年来，医院坚持在培养对象中外派援建人员，在外派援建人员中发现培养人才。先后派遣援疆干部10人，援藏干部5人，"人才京郊行"专业技术干部7人，援助埃塞俄比亚1人。2008年以来，向汶川、青海玉树、甘肃舟曲等重大自然灾害灾区派遣了5批10名专业技术骨干。在这些援建人员中涌现出了夏淑文等典型优秀人才。

八、统战工作

我国有 8 个民主党派，这 8 个民主党派的成员北京中医医院都有。其人数最多并建有支部的是中国农工民主党。农工民主党北京中医医院支部是 1985 年建立的，第一任支部主任是吉良晨。到目前为止，各民主党派的人数是：农工党 30 人；民进党 5 人；民革党 4 人；民建党 2 人；民盟 1 人；九三学社 4 人；致公党 6 人；台盟 1 人（已故）。医院无党派高级知识分子有 103 人。全国人大代表、老院长李乾构是民进中央委员、民进北京市委常委，是北京中医医院层次最高的统战对象。民主党派的朋友们为医院的发展和建设做出了很大贡献。

九、获得荣誉

北京中医医院建院以来于多个领域获多项殊荣。

2008 年在北京市卫生系统、北京市中医管理局奥运会、残奥会总结表彰大会上，北京中医医院均获得了"先进集体"光荣称号；且北京中医医院奥运门诊被评为"北京奥运会、残奥会先进集体"。

2009 年北京中医医院被国家中医药管理局评为"全国中医医院中医药文化建设试点单位"，并在首都卫生系统医院文化建设评比中被推荐为"全国百家医院文化建设先进单位"；荣获北京市卫生局国庆活动"最佳服务保障奖"。

2010 年被中国卫生思想政治工作促进会授予"卫生文化建设先进单位"称号。针灸中心荣获北京市人民政府"北京市模范集体"称号。

2011 年北京中医医院报送的《中医文化传承史》项目获得"首都医药卫生文化建设十大创新成果奖"；医院获得全国妇联"巾帼文明岗"称号；荣获全国普法教育先进单位称号。

2012 年医院荣获"全国城乡医院对口支援工作先进单位"称号；被新浪健康网评为"2012 年网友最信任的十大公立医院"。

2013 年北京中医医院被媒体评为"健康宣教十佳医院"；所编写的《核心价值观读本》被中国企业文化研究会医药卫生委员会授予"医院文化载体建设富有特色典型"；被北京市中医管理局评为"首都中医药

信息宣传工作先进单位";针灸科病房获得"全国青年文明号"光荣称号;院工会被北京市政法卫生文化工会评为"北京市职工之家示范单位";针灸中心被评为"全国工人先锋号";急诊科护理团队被评为"北京市三八红旗集体"。

医院连续 15 年获"首都卫生系统精神文明单位"称号。

第二章

临床科室发展大事记

第一节　护肾使者

—— 肾病科发展历程

一、背景

肾病科成立于20世纪50年代末，曾在著名老中医姚正平的带领下取得过不菲业绩，在全国中医肾病界负有盛名，辉煌时病房曾有60余张床。在西医肾病专业不发达的当时，北京中医医院肾病科因疗效突出而门庭若市，名声远扬。但随着姚老的离世，肾病科在20世纪70年代末逐渐萎缩，至1991年肾病科只有3张床，6名医生。从1992年起，在院领导大力支持下，在全国名老中医张炳厚的指导下，在科主任张胜容的直接领导下，全科继承与发扬老一辈肾病专家的宝贵经验，团结奋进，培养出一批能够将临床、科研、教学有机地结合在一起的肾病专业的骨干力量。目前肾病科拥有医护人员41人，国家级名老中医及博士、博士后导师1名，硕士生导师1名；有博士及博士后5名，硕士11名，正主任医师4名，副主任医师7名。肾病科2005年成为北京市中医管理局重点中医肾病专科；2007年成为国家中医药管理局"十一五"重点中医肾病专科建设单位；2011年通过验收；2008年成为国家GCP基地。2011年设立国家级名老中医张炳厚工作室。2012年肾病科成为北京市住院医师规范化培训基地之一。

历任肾病科主任：

1962～1976年，姚正平、郁仁存任肾病科主任。

1992～1995年，张炳厚任大内科主任兼肾病科主任（张胜容任肾病科副主任）。

1995～2015年，张胜容任肾病科主任（2003～2009年常峥任肾病科副主任）。

2010年至今，赵文景任肾病科副主任，2015年开始主持肾病科工作。

2014 年至今，刘宝利任肾病科副主任。

历任肾病科护士长：

1962 ~ 1976 年，潘仪、崔运华、赵玉兰先后任肾病科护士长。

1984 ~ 1995 年，刘志荣任肾病科护士长。

1995 ~ 1996 年，王燕平任肾病科护士长。

1996 ~ 2007 年，金虹任肾病科护士长。

2007 ~ 2014 年，岳岩任肾病科护士长。

2015 年至今，李倩任肾病科护士长。

二、现状

（一）医疗工作

肾病科是以中医治疗为主，中西医结合治疗为辅，借助现代化诊疗技术治疗肾病的科室；分为门诊、病房和血液透析中心三部分。病房设有抢救室、结肠透析室、药浴室、GCP 办公室，年收治患者 900 多人次。血液净化中心能开展血液透析、血液滤过、血液灌流、CRRT、腹膜透析等项目。门诊有 7 个诊室，设有慢性肾衰竭、糖尿病肾病、肾病综合征、泌尿系统感染等多个专病专台，年门诊量 10 万余人次。肾病科治疗的主要病种有：急慢性肾炎、泌尿系感染、肾病综合征、急慢性肾衰竭、糖尿病肾病、狼疮性肾炎、痛风性肾病等，且其治疗均具有明显的效果。

2007 年在国家中医药管理局"十一五"重点专科建设过程中，肾病科制订了一套有中医特色的中西医结合治疗慢性肾衰竭、糖尿病肾病、IgA 肾病、原发性肾病综合征、慢性尿路感染、过敏性紫癜性肾炎、痛风性肾病等疾病的诊疗方案，并逐年持续改进、修订这些方案，使其更贴近临床实际，更便于操作使用。按照国家中医药管理局的要求已将其中 5 个病种纳入临床路径管理。

在科主任的带领下，针对慢性肾衰竭，全科开展了中药口服、中药结肠透析、中药药浴三位一体的中医非透析疗法，使肾功能好转或稳定的患者的数量大大增加，延长了慢性肾衰竭患者进入透析的时间。运用中医非透析疗法治疗慢性肾衰竭，时间最长者坚持了16年。在糖尿病肾病治疗上，挖掘整理传统中医治疗经验，总结出治疗糖尿病肾病的有效方法——益气养阴活血化浊法，并对张胜容的经验方——保肾方系列进行了动物试验及临床研究，摸索出了一套糖尿病肾病的治疗规律，提高了患者的好转及稳定率。2008年张胜容带领研究生开展了单纯中药治疗再发性尿路感染的临床观察与研究，入组60例患者，其中半年发作次数在4次以上者占63%；经过6个月的治疗，60%的患者痊愈，有效率73%，随访半年，复发率减低了95%。

2012年张胜容主任带领研究生对表现为肾病综合征、经西医反复诊疗病情不缓解的Ⅰ～Ⅱ期特发性膜性肾病患者改用中医药治疗，对31例患者进行了为期3个月的临床观察，并对疗效进行分析。通过治疗，患者浮肿、腰酸、乏力、口干咽燥等症状得到明显改善，24小时尿蛋白定量明显减少，血浆白蛋白有一定程度的升高，血脂降低，肾功能稳定，31例患者显效者占9.68%，有效者67.74%。可见中医药辨证治疗Ⅰ～Ⅱ期特发性膜性肾病，无论是在症状方面还是在实验室指标上，均有明显疗效。并且疗效随着时间的推移而愈发明显，在接下来1年的随访治疗中，其中7例患者尿蛋白阴转，血白蛋白恢复正常，其他患者病情也都有不同程度的好转。

为了体现和突出中医特色，肾病科开展了一系列中医外治疗法，包括：1999年开展了中药全身浸浴项目，累计治疗患者16000人次；2004年开展中药腿浴项目，累计治疗患者50000人次，2011年开展全结肠中药灌洗项目，累计治疗患者3000人次；2013年开展中药超声透入项目，累计治疗患者3000人次。另外我们还开展了中药穴位贴敷、中药离子导入、中药熏蒸、中药灌肠、针灸、拔罐等一系列中医特色项目，治疗慢性肾脏病及其并发症，如各种水肿、皮肤瘙痒、神经痛、关节痛等，深受患者欢迎。

（二）人才培养

肾病科有一整套人才培养和人才梯队建设体系。全国名老中医、博士及博士后导师张炳厚教授在第2、3、4批国家名老中医师带徒项目中共带教本科室学员5名，外埠及本市获国家中医药管理局优秀中医临床人才项目资助的优秀人才28名，院内外医生20余名。2012年赵文景、段昱方在跟随张炳厚教授师承学习后分别被授予博士学位、硕士学位。2014年赵文景成为张炳厚教授首位博士后学员。

张胜容教授近十年来培养硕士研究生13名，其中4名为肾病科医生。2008～2010年张胜容教授担任北京市优秀人才项目——北京新名医战略工程指导教师，指导过本院10余名新名医学员。而且，他在2012年担任宁夏优秀中医药人才导师；在2013年担任丰台社区医生优秀人才导师；在2014年担任山西省优秀中医药人才导师。2008年首都医科大学肾病学系成立，张胜容成为首届肾病学系委员之一。2013年赵文景主任医师担任山东省章丘市中医医院、河北省献县中医院师承指导老师。常峥主任医师担任北京延庆中医院、四川什邡中医院、内蒙古赤峰中蒙医院师承指导老师。

近五年来张胜容、常峥、赵文景、刘宝利、段昱方、赵凯声、蔡朕、郑桂敏、孟元等承担了肾病科临床授课带教工作，每年带教培养首都医科大学中医药学院、北京中医药大学、北京市中医住院医师规范化培训基地学生上百人。

肾病科自1990年张胜容到北京大学第一医院肾内科及肾病研究所进修以来，24年共有16名医生、5名护士及2名技师分别去北大医院肾内科及血透室、协和医院肾内科、中日友好医院肾内科及血透室、安贞医院肾内科、朝阳医院血透室、友谊医院血透室进修，学习肾内科知识、肾脏病理及血液净化。2010年李楠、2012年蔡朕分别在海淀医院学习深静脉置管术、腹膜透析置管术和动静脉内瘘成形术，现在已能独立完成上述操作与手术。

通过不断学习、交流与教学实践，我科医护人员不断成长进步，形成了良好的学习氛围，科室整体的医疗水平不断提高。全科不论是门诊量还是出院人次都逐年提高，外埠患者就诊率达 25% 左右，正主任医师的外埠患者就诊率达 50%。

（三）科研工作

1. 中标课题

①1997.7～1998.7 张胜容承担北京市科技干部局项目"益肾延衰方治疗早期慢性肾功能衰竭的研究"，获资助 1 万。②2005.7～2007.7 张胜容承担首都医学发展科研基金项目"益气养阴化浊通络法对早期糖尿病肾病 ECM 降解系统稳态的影响"，获资助 6 万。③2006.6～2009.5 张胜容承担首医基础－临床项目"益气养阴活血通络法改善糖尿病肾病肾功能的机理研究"，获资助 6 万。④2007.7～2012.7 肾病科获国家中医药管理局重点专科建设项目资助，获建设资金 50 万。⑤2007.9～2012.9 常峥承担北京中医药发展基金项目"张炳厚治疗慢性肾脏病学术思想经验传承研究"，获资助 6 万。⑥2010.9～2014.9 张胜容承担首都医学发展科研基金联合攻关项目"慢性肾衰竭社区中成药治疗方案的规范化研究"，获资助 45 万。⑦2011.9～2014.9 张胜容承担国家中医药管理局建设项目"张炳厚全国名老中医药专家传承工作室建设"，获资助 50 万。⑧2011.12～2013.12 张胜容承担北京市科学技术委员会横向课题项目"灸药结合防治血液透析过程中低血压（厥脱证）的多中心临床研究"，获资助 2 万。⑨2012.9～2014.9 张胜容承担国家中医药管理局横向课题项目"国家中医药管理局'三个一批'诊疗项目多中心临床研究－超声电导肾仪的开发和临床应用"，获资助 5.5 万。⑩2012.10～2013.10 张胜容承担澳大利亚全球合作项目横向课题项目"ACTIVE D 研究（延长血液透析时间对患者生存质量的影响）"，获资助 6 万。⑪2013.5～2015.5 刘宝利承担博士后基金资助项目"姜黄素通过 Wnt/β－catenin 信号稳定瘦素诱导肥胖肾损伤"，获资助经费 5 万。⑫2015.5～2016.5 赵文景承担北京市教育委员会科研基地建设——科技创新平台"北京高校特色教育资源库建设项目（中医药

文化教育专题）"，获资助经费 10 万。

2. 发表论文

我科近十年在核心期刊累计发表论文 60 余篇。

3. 出版图书

①2002.9 张胜容任副主编在航空工业出版社出版教材《医学英语教程》。②2007.8 张炳厚任主编在中国中医药出版社出版《神医怪杰张炳厚的临床经验》。③2008.9 张胜容任主编在科学技术文献出版社出版《名中医肾病科绝技良方》。④2014.1 赵文景任主编在中医古籍出版社出版《当代中医专科专病治验精华——疼痛专科卷》。

4. 获得奖励

2006.2 张胜容主持参加的横向课题 "IgA 肾病中医证治规律研研究"，荣获中华中医药学会科学技术奖二等奖。

（四）对口支援

2000.3～2000.11 肾病科张胜容、常峥、任金刚、孟嫣、孙明霞参加对口支援内蒙古赤峰市中蒙医院肾病科工作，帮助该院建立肾病科及血透室。目前该院肾病科已成为国家中医药管理局重点专科。

2011.9～2011.11 刘宝利被医院派到内蒙古东乌旗医院内科参加对口援建工作。

2013.3～2013.10 侯春花、李蕴、樊华、陈静、张婀凤、孟元、段昱方、赵静、刘晓翔、赵凯声、王晖、郑桂敏参加援建内蒙古奈曼旗中蒙医院血透室。

此外，赵文景、赵凯声、段昱方、刘晓翔、王晖、刘宝利等还分别参加过门头沟中医医院、延庆中医医院、顺义中医医院的对口援建工作。

（五）学术交流

张胜容曾于 2000.11～2000.12、2001.11～2001.12 两次随国务院侨务办公室中医专家访问团赴印度尼西亚、新加坡、越南、老挝、柬埔寨、缅甸进行中医学术交流。她还于 2005 年在香港参加国际肾脏病研讨会；2006 年在北京参加国际肾脏病研讨会；2008 年在加拿大参加中西医结合肾脏病研讨会；2009 年在台湾参加海峡两岸肾脏病研讨会；2010 年在香港参加中医药交流会。还曾于 2008、2011 年在全国中医肾脏病年会上做学术报告；2009、2012 年在全国中西医结合肾脏病年会上做学术报告。

肾病科为推进中医、中西医结合在肾脏病治疗领域中的应用及全国名老中医张炳厚学术经验的传承，分别于 2012 年 7 月举办国家级继续教育项目"经方临床应用进展暨张炳厚学术经验传承研讨班"；2012 年 12 月举办北京市级继续教育项目"名老中医张炳厚经验研讨会及循证医学在临床科研中的应用学习班"；2013 年 12 月举办国家级继续教育项目"西学中班"。2014 年 6 月肾病科参与举办第四届国际经方学术会议第五届全国经方论坛暨经方应用高级研修班经方治疗肾病分论坛，张炳厚、张胜容、赵文景、刘宝利分别在上述学习班中授课、主持。

三、未来发展规划

（一）指导思想

以构建一流的中医肾病学科为目标，以立足中医、中西医结合有效防治肾脏病为己任，努力成为我国中医肾脏病事业发展的重要力量。

（二）工作目标

立足中医，注重中医与西医相结合、预防与治疗相结合、临床与基础相结合，在中医肾病领域实现医疗、教学、研究一体化。培育造就出一批具有一定影响力的学科带头人、优秀的中医肾病骨干，形成结构合理、思想文化先进、富有创新精神和能力、中西医兼备的学术团队。

（三）工作计划及保障措施

优化医疗服务流程，建设科学管理平台，规范各项规章制度，严抓医疗质量、医疗安全，加强学科规划、建设和人才培养，真正做到内强素质、外树形象，使肾病科再上新水平、再登新台阶。重点抓好以下几方面的工作。

1. 优质服务

肾病科仍将坚持"以患者为中心，为患者提供满意的医疗服务"的宗旨，向患者提供心理、预防、治疗、保健等全方位综合服务，尊重患者的权利，给予患者更多的人文关怀。努力为医院及科室创造良好的社会效益、经济效益。

2. 科学管理

肾病科将进一步加强科学管理，培养科室每位成员的主人翁意识。按照医院的总体部署，踏踏实实做好本职工作，努力完成医院下达的各项任务。重视发挥中医特色，拓展服务范围，向服务要效益，向新技术要效益，开源节流，促进医院的可持续发展。

3. 提高医疗水平

医疗水平的不断提高是科室生存之本，肾病科将继续努力提高全科的整体医疗技术水平。通过举办国家级、市级继续教育项目，不断提高肾病科的学术地位；通过开展专题讲座、主任查房、院内外专家会诊、疑难病例讨论，及参加学术交流等形式，不断提高肾病科的诊断治疗水平。充分发挥科室成员的特长，制定计划，要求科室成员轮流进行有特色、有重点的专题讲座，内容涉及专科常见病、疑难病诊治、危重症的抢救、学科新进展等方面的知识，不断提高自身业务水平及素质，掌握国际国内的先进理论及技术，使全科整体医疗水平得以提高。在护理工作上，要树立新的护理理念，严格执行各项护理操作技术，并继续开展优质护理工作，提高护理质量。继续完成国家中医药管理局中医肾病重点专科的建设工作。争取在今后几年内建设一个大型血液净化中心，以适应肾病科发展需要。

4. 科研工作

科研水平是科室学术地位的体现，肾病科的科研意识亟待进一步提高。肾病科要求高级职称人员每人每年至少撰写 1 篇有水平的论文在核心期刊上发表，争取发表 SCI 文章，继续完成在研的科研项目。单独或联合申报具有全国影响力的科研项目，以科研带动临床，临床推动科研。申请筹建肾病实验室，继续做好基础科研工作，争取在近几年内中标国家级课题，取得零的突破。

5. 人才培养

继续挖掘整理我科全国名老中医张炳厚教授学术经验。利用全国名老中医张炳厚名医工作室平台，建立张炳厚临床诊治数据库，深入挖掘名老中医学术思想，总结名老中医临床经验，发表学术论文及学术专著。

依靠学科带头人张胜容教授师承平台，着力培养后备人才，系统总结张胜容主任诊疗经验。根据现有医师的专业特长、个人兴趣及发展方向，细分肾病专业发展方向，人尽其能。把科内不同层次医师，送到本市或者兄弟省市肾病重点专科深造，培养不同层次、不同专业方向的具有中医功底及西医肾病知识的人才梯队。并努力构筑有利于青年医师成长发展的平台，以培养优秀中医人才为目标，培养出中西兼备、富有创造性的中医人才。

6. 信息平台建设

利用首都地域优势，宣传北京中医医院我科中医底蕴与中医诊疗特色，如专科专病、名医、名药以及开展的新项目、新业务等，提高医院、科室整体知名度和部分专家名医及专科专病的知名度。利用传统媒体及新媒体平台不断介绍、宣传肾病科团队。通过建立患者随访制度、健康讲堂、义诊、继续教育项目，与基层医院网络携手工程、培训外院进修医师，承办北京及全国中医肾病专业会议，提高科室的知名度。

（张胜容）

第二节 用中医保护呼吸
——呼吸科发展历程

北京中医医院呼吸科前身为建于 1957 年的呼吸病组和肝病组，当时为国内最早建立的中医专科。经几十年的学科、专科建设，呼吸科不断提升其整体医疗服务水平，在呼吸道病毒性感染、难治性肺部细菌感染、慢性咳嗽、弥漫性肺间质疾病等疾病的诊治方面形成了较为系统的学术思想，疗效较为突出。感冒清热冲剂、清肺丸、止嗽化痰定喘丸、养阴益气合剂、金花清感颗粒等呼吸科院内制剂在北京地区享有盛誉。

呼吸科目前是首都医科大学呼吸学系成员单位，是北京市中医管理局重点专科建设单位，是北京市中医住院医师规范化培训基地必转专科。呼吸科拥有一支精通呼吸学科专业的医疗团队，现有医护人员 32 人，其中主任医师 5 人、副主任医师 4 人、主治医师 6 人、博士学位以上 4 人、硕士 6 人，年门诊量达 11 万人次，病床床位 33 张，年出院患者达到 900 人左右，居北京地区前列。近年来承担国家科技攻关支撑计划、省部级及局级课题 6 项，曾获中华中医药学会和华夏医学奖奖励，获得首都甲型 H1N1 流感科研突出贡献奖。

一、呼吸科国家级名老中医及其主要学术思想简介

在北京中医医院建院之初，呼吸病组为北京中医医院最早建立的专病学组。近 60 年来，出现了许公岩、曹希平、巫君玉、林杰豪、王莒生等名老中医，他们也是呼吸科学术和学科代表人物。

许公岩（1903~1994），国家级名老中医。河南开封人。治学严谨，熟读经典，其方领张锡纯《医学衷中参西录》之真谛，案推叶天士《临证指南医案》之妙诀。对呼吸系统疾病，特别是以咳、痰、喘为主的肺病的辨证论治有独到的见解，用药精当，疗效卓著。精于临床湿证的辨证论治，并创制"苍麻汤"。该方为治疗湿证的代表方剂。许

老不仅善治湿证，更创造性地将升降理论应用于呼吸病的治疗，疗效卓著。其传人为佟秀民。

曹希平（1930～1993），国家级名老中医。山西平顺人。曹希平曾任北京中医医院院长、中华全国中医学会（中国中医药学会）理事、中国民间中医药研究开发协会理事、北京中医药学会常务理事和副秘书长，1990年被确定为北京市名老中医学术经验重点继承对象。曹希平从事中医临床和教学40余年，积累了丰富的实践经验，善治多种内科杂症，对支气管炎、哮喘、肺源性心脏病、男性病、肝病、血液病等的治疗尤有独到之处。先后撰写10余篇专业论文，编写有约80万字的各种讲义、教材。其传人为范惠清等。

巫君玉（1929～1999），国家级名老中医。江苏无锡人。师从陆治中、杨亭学习中医，17岁行医。1958年建立北京市综合医院中第一所中医病房，1981年调任北京市鼓楼中医医院院长，开展中医急诊治疗，创建中医病历格式，1987年任北京市第七届政协委员，1990年被批准为全国第一批500名老中医之一。长于中医温病，善治急性热病，对风温肺热的诊治有着丰富的经验；善用经方，主张师古而不泥古，兼取各流派之长。

林杰豪，国家级名老中医。1962年毕业于广州中医药大学，从事医疗、教学、科研工作至今将近40年。擅长诊治风温肺热病、顽咳、哮证、喘证等呼吸系统疾病，参与编著学术著作2部。同仁堂感冒清热颗粒组方即为林老所创。

王莒生，国家级名老中医。山东人。王莒生曾任北京中医医院院长。临床善于治疗顽咳、肺痿、喘病等多种难治疾病。治疗咳喘病强调祛风宣降法应贯穿咳喘病治疗的始终，同时坚持从五脏论治；对肺间质疾病主张从虚、痰、瘀三方面入手，取得较好疗效。

二、科室发展的三个阶段及学科带头人简介

（一）传承发展期

20世纪90年代初期，呼吸科与风湿科建立内二科病房。吕凤来担任呼吸科主任。吕凤来主任毕业于北京第二医学院中医系，师从名老中医巫君玉，临床擅长治疗呼吸系统疾病及内科杂病。其医理独到，辨证准确；方简力专，效果显著，每剂处方药物均在 5～10 味，充分体现了中医简、便、效、廉的特点。呼吸科门诊病房主要诊治慢性支气管炎、肺气肿、肺源性心脏病、肺炎、支气管哮喘等呼吸科常见病、多发病，充分发挥中医药在解决咳喘病方面的优势，接诊了大量的患者。止嗽化痰定喘丸、清肺丸即成熟于这一阶段。

（二）成长壮大期

2000 年开始，呼吸科独立设置病房并扩大了门诊诊区，苑惠清担任科室主任。苑惠清师从于全国著名老中医曹希平、危北海教授，曾担任中华医学会中西医结合呼吸病专业委员会委员、北京中医药学会呼吸病专业委员会委员、东城区医学会医疗事故技术鉴定专家库成员。参与严重急性呼吸综合征（SARS）救治工作，成立了全国第一家集临床、科研、科普教育、预防为一体的 SARS 患者康复之家，被医院评为"抗击非典先进职工"，被北京市评为"北京市统战局防治非典型肺炎工作先进个人"。苑惠清教授擅长用中药活血解毒法治疗慢性阻塞性肺疾病急性期，用益气和血法治疗慢性阻塞性肺疾病稳定期，疗效显著；用中药续贯疗法治疗支气管哮喘及支气管扩张；用内服外透法治疗肺间质性疾病。

在这一阶段，呼吸科诊治病种有了重大变化，呼吸危重症逐渐增多，重症感染、呼吸衰竭、肺源性心脏病、心力衰竭等逐渐成为病房的主要病种。科室引入了支气管镜检查、肺功能检查等多项检测设备，并重点开展了以无创机械通气为主的呼吸急危重症的抢救，呼吸科整体的医疗救治能力得到较大提升。科室努力发掘中医特色，重点发展了"冬病夏治"穴位贴敷的特色治疗，并申请了北京市院内制剂批号，成功获得了申请批号。目前温阳化痰穴贴已经成为北京市中医管理局重点推广的特色中医治疗项目。

（三）与时俱进期

2012 年，王玉光担任呼吸科主任兼肺病研究室主任。科室凝炼本学科中医特色，以呼吸道病毒性感染、难治性肺部细菌感染、弥漫性肺间质疾病为优势病种，形成了较为系统的学术思想，疗效较为突出。2013 年成为北京市中医管理局重点专科。

三、科室医疗、教学、科研现状

（一）医疗服务能力

呼吸科与时俱进，实现了呼吸病、危重症、睡眠医学的捆绑式治疗，目前拥有肺功能、呼出 NO 测定、无创及有创呼吸机、睡眠呼吸监测、支气管镜、胸腔镜、高分辨螺旋 CT 等大型医疗设备，相继成立了呼吸重症抢救室和睡眠呼吸监测病房。呼吸重症抢救室设立 5 张监护床位，重点开展呼吸衰竭、重症感染等呼吸危重症相关的机械通气治疗。呼吸科确立了慢性咳嗽（顽咳）、病毒及耐药菌肺部感染（风温肺热病）、弥漫性肺间质疾病（肺痹）优势病种，开展新项目，学习新技术，逐渐完善了与优势病种相关的现代医学诊断学手段和方法，呼吸科整体医疗服务能力逐年提升。

在紧跟现代呼吸病学进展的同时，科室高度重视传承许公岩、曹希平、巫君玉、林杰豪、王莒生等国家级名老中医的经验，不断完善、优化中西医结合诊疗方案，制定了优势病种疗效评价体系，彰显了中医药的优势和特色。

近年来，呼吸科的学科、专科建设已经初见成效，呼吸疑难重症比例及包括香港等地在内的外埠患者数量不断在增加。

（二）科研取得突破性进展

近 3 年来呼吸科牵头承担国家科技部"十二五"攻关课题 1 项，省部级课题 1 项，局级课题 2 项，院内课题 2 项，总经费达 400 万元。科室牵头开展药物临床试验 1 项，参加药物试验 3 项。近年来，呼吸科获得中华中医药学会、华夏医学奖、北京市科技进步奖等奖励 3 项。目前我科在全国学会担任常务理事 2 人、理事 4 人，北京中西医结合学会副主任委员 1 人。

（三）教学

呼吸科目前承担首都医科大学中医药学院本科及研究生教学任务。承担首都医科大学和北京中医药大学的中医和中西医结合博士、硕士研究生培养任务。

四、科室未来发展规划

争取早日成为国家级重点专科、学科，实现呼吸科中西医结合呼吸学科、专科的跨越式发展。

建立北京中西医结合呼吸疑难病诊治中心，发挥北京地区与呼吸及感染性疾病相关的中西医学术资源丰富的独特优势，建设中医呼吸热病临床、科研、教育一体化平台，争取在 5 年内使中医呼吸热病学科在临床、科研和教学方面达到国内一流水平。

建立北京中医呼吸热病基础研究所，加强基础研究，在优势病种临床诊治工作基础上，传承发扬燕京学派诊治中医呼吸热病学术思想。

（王玉光　周继朴）

第三节　为心路点盏明灯
——心血管科发展历程

心血管科是北京中医医院较早建立的专业科室之一。北京中医医院 1956 年建院时成立内科，1957 年至 1960 年内科先后组建了肝病学组、肾病组、高血压组、肿瘤组、血液组、呼吸组、消化组、关节炎组，其中高血压组后改为心血管病组；1978 年建立内三病房，即心血管病房；1992 年心血管科成为独立的一级科室，1995 年再次组建大内科，2004 年心血管科重新成为独立的医技科室。

一、科室历史背景

1960 年高血压学组建立，随后改为心血管病学组；1961 年随着首届西学中班学员的到来，1952 年毕业于上海同济大学医学院、国内首批全脱产 3 年西学中班毕业并祖承中医的许心如医生开始负责心血管病组的工作，中西医结合治疗心血管病工作逐渐开展起来，并开始开展心血管领域的科研工作。1962 年，国内首批中医高等院校毕业生、北京中医学院魏执真医生进入心血管科。1978 年医院新病房大楼启用，内三病房即心血管病房正式建立，内三病房共拥有病床 35 张；且还成立了心脏监护中心、冠心病监护病房（CCU），许心如担任大内科主任兼任心血管科主任，赵玉兰任护士长。

20 世纪 60 年代心血管科组建之初，许心如教授作为学术带头人，率先开展了中医、中西医结合治疗心血管病的科学研究工作。许心如主任率先提出益气养阴活血法治疗冠心病心绞痛，并于 1976 年在中华医学杂志发表了国内较早的临床研究及远期随访；且在国内首创泻肺利水法治疗心力衰竭。先后与许信国、黄丽娟主任等开发、研制了二参通脉和三参通脉口服液，与韦懿馨、夏军主任等研制开发了心衰合剂与强心栓。

20 世纪 80 年代心血管科由魏执真和韦懿先后担任内科副主任，并参与心血管科的管理工作，20 世纪 90 年代初魏执真教授担任了首任独立心血管科主任。在此期间魏执真主任提出用凉血清心法治疗快速性心律失常，组方为调脉饮。

1994 年黄丽娟主任任大内科主任兼心血管科主任，金玫任心血管科副主任，王红任护士长。此后 10 年间，心血管科在黄丽娟主任、夏军主任及金玫主任带领下逐步开展了急性心肌梗死的溶栓治疗、临时及永久起搏器的安装以及冠状动脉造影等现代诊疗技术。同时也逐步开展了多个院内制剂的研究，包括醒脑延寿片治疗高血压、三黄消脂片治疗高血脂、益气生津散治疗糖尿病的研究。2000 年黄丽娟主任退休，金玫主任领导心血管科，易京红担任副主任，赵爱纯担任护士长。在此期间，心血管科在多年的临床实践中发现糖尿病与冠心病关系密切，魏执真、夏军、易京红等多名心血管专业医生开始关注糖尿病领域的进展。

2004 年，刘红旭主任通过竞聘担任独立的心血管科主任，王振裕担任副主任，同时纳入了糖尿病学组、血液病学组及老年病学组。此后，心血管科进行了扩建，监护室扩展为 9 张病床的监护病房，病房扩大为 48 张病床。心血管科在引进现代医学技术手段方面，全面引进介入心脏病学的治疗手段，并在 2007 年成为北京市首批具有介入心脏病诊疗资质的医院，也是北京市唯一一家市属具有冠心病介入资质的三级甲等中医医院。在传承中医特色方面，先后建立了许心如、魏执真、黄丽娟、柯薇君 4 名全国名老中医的国家级名医工作室及北京市中医药薪火传承项目的 1 个名医工作室、2 个名医继承站。心血管科逐步成为既具有现代医学技术手段，又具有传统医学特色，可以为患者提供双重保护的心血管专业科室。在学术研究领域，刘红旭主任作为组织者，先后组织了北京地区中医医院急性心肌梗死住院治疗状况 10 年的注册调查及全国 26 家三级甲等中医医院急性心肌梗死住院治疗状况的临床流行病学调查，在国内中医临床流行病学研究领域居于领先地位。其相关研究在北京中医医院首次获得省部级科技进步一等奖（李时珍医药创新奖）。同时，刘红旭主任提出益气逐瘀法治疗冠心病，并潜心研究以益气逐瘀法组方的院内制剂参元丹治疗不稳定心绞痛 20 余年，先后获 2 项国家自然基金支持，也是北京中医医院建院 50 年首次获得国家自然基金资助。2005 年以来，心血管科先后成为北京市中医心血管病重点学科、北京市中医心血管病重点专科及国家中医药管理局中医心血管病重点学科、国家中医药管理局中医心血管病重点专科、卫生部国家中医心血管病重点专科。

二、学科发展现状

（一）目前心血管科工作基础

心血管科是卫生部国家临床重点专科、国家中医药管理局重点专科及重点学科、北京市中医管理局心血管重点学科、北京市中医心血管病特色诊疗中心（重点专科），同时也是国家教育部重点学科首都医科大学心脏病学系的组成单位。心血管科拥有许心如、魏执真、黄丽娟3名国家级名老中医及国家中医药管理局名医工作室，其中许心如教授还被评为首都国医名师。心血管科还拥有夏军、金玫、刘红旭等在全国具有重要影响力的中医、中西医结合心血管病知名专家。

目前，心血管科由心内科诊室、名老中医继承诊室、心血管病房、CCU、心功能室、心导管室、心血管病研究室、临床流行病学研究室、重点学科实验室、教学科研工作室等10个功能结构单位组成。心血管科还与北京地区8个二三级区县中医、中西医结合医院建立了心血管病中医、中西医结合诊疗救治协作平台。

心血管科拥有许心如、魏执真、黄丽娟3个国家中医药管理局名老中医工作室，北京市中医药"薪火传承3＋3"项目：许心如名医工作室，魏执真、黄丽娟名医继承站，以及北京市名老中医夏军名医工作室；拥有三参通脉口服液、参元益气活血胶囊、调脉饮口服液、益气生津袋泡茶、醒脑延寿片、清脑平肝片、清血消脂片、益气生脉合剂等多个医院内制剂。

在临床上以强化中医思维理念、发挥中医特色优势、提高中医临床疗效为宗旨，以继承全国名老中医学术思想与临床经验为主要手段，围绕胸痹心痛、心力衰竭、眩晕、心悸等优势病种，建成并不断优化具有本专科特色的诊疗方案；设立专台门诊，建立专病－专家－专台－专药的中医特色诊疗体系，同时逐步建立优势病种的临床路径。

在开展中医特色诊疗的基础上，心血管科近年来引进并开展多项心血管病诊疗新技术，包括超声心动图速度向量成像（VVI）、血管内超声技术（IVUS）、冠脉血流储备分数技术（FFR）、冠脉内激光相干成像（OCT）、冠状动脉旋磨技术（PRCA）、三维标测房颤射频消融术、先天性心脏病－动脉导管未闭（PDA）封堵术、埋藏式体内除颤器（ICD）、三腔再同步起搏除颤器（CRTD）、非体外循环冠状动脉搭桥手术、非体外循环小切口冠状动脉搭桥手术、冠状动脉搭桥加经皮冠状动脉介入治疗（Mix 手术，CABG + PCI）等，每年的介入诊疗数量近千例，在北京地区三甲中医医院中名列前茅，取得了良好的社会效益及经济效益，促进了心血管科的进一步建设与发展。

目前，科室拥有床位 48 张，其中 CCU 病床 9 张。2013 年度，心血管科门诊量接近 20 万人次，收治住院患者 1500 人次以上，其中疑难病例占收治患者的 70% 以上，危重症占收治患者的 40% 以上。针对疑难病种及危重症制定的中西医结合诊疗方案，临床取得良好的效果，经治疗患者的综合好转率在 90% 以上。目前本科医疗工作量在北京地区中医医院名列前茅。

（二）心血管科专业主攻方向及研究基础

1. 专科临床优势病种的诊疗特色（临床方向）

心血管科历经 50 余年不懈继承与创新，形成了独具特色的中医心病诊疗与规范化体系。在卫生部国家中医心血管病重点专科、国家中医药管理局中医心血管病重点学科、重点专科及北京市中医管理局心血管重点学科、重点专科建设期间，心血管科进一步深入挖掘名老中医学术思想，在以中医诊疗为主导的基础上积极引进现代医学诊疗技术，目前总结形成了胸痹心痛（冠心病心绞痛）、心力衰竭和眩晕（高血压病）等优势病种，大大提升了中医心血管常见病和疑难病的诊治水平，可以为患者提供具有中医特色的优质医疗服务。

（1）益气逐瘀法治疗不稳定型心绞痛的中医特色。冠心病心绞痛是影响人类生活质量、威胁人类生命健康的重要疾病之一，属于中医的胸痹心痛病范畴。中医药对于心绞痛的治疗，特别是在症状改善和生活质量提高等方面，具有独特优势和显著疗效。在北京中医医院心血管科不断发展的 50 余年期间，形成了对冠心病心绞痛富有特色的学术理念和诊疗经验，临床疗效卓著。

许心如教授是国内较早提出益气养阴、活血通脉法治疗冠心病心绞痛的学者。她结合自身多年临床经验，组方三参通脉口服液治疗本病。经过 20 余年的临床和基础研究，目前三参通脉口服液已成为北京中医医院院内制剂。许心如教授也因此于 1996 年获得北京市科学技术委员会科学技术进步三等奖。魏执真教授认为心气阴虚、郁瘀阻脉和心脾不足、痰湿阻脉是冠心病心绞痛的主要证型，自拟通脉理气汤和疏化活血汤应用于临床，效果良好。黄丽娟教授认为随着我国生活水平的不断提高，情志不遂致肝郁气滞和生活饮食不节导致的脾虚痰浊瘀血互结是当前多数中壮年人冠心病心绞痛发病之关键，提出当从调理肝脾、解郁化痰、祛瘀通脉止痛治之的治疗理念。

目前国内中医药治疗冠心病心绞痛的研究和已经开发的新药绝大多数针对稳定型心绞痛，本科多年来一直致力于中医药治疗不稳定型心绞痛的临床与基础研究。1995 年刘红旭教授率先在国内报告了冠心病不稳定型心绞痛患者血浆一氧化氮水平及中药治疗影响，在广泛继承名老中医学术思想的基础上，认为气虚血瘀证是目前冠心病不稳定型心绞痛最主要的证候分型，应以益气逐瘀法治疗冠心病不稳定型心绞痛，组方参元益气活血胶囊（简称"参元丹"）。目前参元丹已成为北京中医医院院内制剂，并获得北京市药监局批准文号 99 京卫字 ［056］ 第 F203号。研究发现，参元丹在缓解胸痛方面与通心络、合心爽疗效相当；在治疗不稳定型心绞痛患者全身症状方面较合心爽更具优势。参元丹的相关研究获得多项北京市自然基金的支持，并获得了 2005 年度中华中医药学会科技进步奖。

在深入发挥中医诊疗特色的同时，心血管科积极引进现代医学诊疗技术。在学科带头人刘红旭主任带领下，北京中医医院心血管科于 2000 年在中医系统较早地开展了心脏病的介入诊疗，是目前北京市属唯一一家具有冠心病、心律失常介入治疗资质的三级甲等中医医院。目前科室除可以完成经桡、经股动脉冠状动脉介入检查与治疗外，已经开展 IVUS、FFR、OCT、PRCA 等多种冠状动脉诊疗技术，每年完成冠状动脉造影检查、球囊扩张和支架植入等介入诊疗近千例，介入工作量在北京中医医疗领域中名列前茅。近年来，心血管科引进人才，正在积极开展冠状动脉外科治疗，已经能够完成冠状动脉搭桥手术（CABG）、非体外循环小切口搭桥手术以及冠状动脉搭桥＋PCI的冠状动脉杂交手术（Hybrid Coronary Revascularization，HCR）。在有效运用现代医学诊疗技术的同时，心血管科充分发挥中医特色，采用多种中医治法，改善介入治疗患者的生活质量及远期疗效，大大提高了中医医院在心血管疾病诊疗方面的竞争力。

在冠心病研究领域，心血管科已经有多个国家自然基金、北京市自然基金、北京市科学技术委员会、北京市教育委员会、首都医学发展科研基金联合攻关项目等的支持。近期，"参元益气活血胶囊的成药性研究"获北京市科委基金资助126.84万元，形成该领域的可持续发展。

（2）PCI围手术期心肌损伤的中医药保护。近年来，冠状动脉介入治疗（PCI）已经成为冠心病的重要治疗方法，2013年我国PCI数量突破50万。但尚有一些与PCI手术相关的问题需要解决，如：无复流与慢血流、缺血再灌注损伤、支架内再狭窄、晚期血栓形成、围手术期心肌损伤等，因此，PCI及PCI术后人群尚存在较大的治疗空间。尽管无复流、再灌注损伤、再狭窄、支架内血栓等介入治疗相关并发症已经有较多的中西医研究，但是对在介入治疗过程中更普遍存在的围手术期心肌损伤的中医药研究尚少。我们的研究发现，活血化瘀、益气逐瘀的中医药制剂在围手术期心肌保护方面具有良好的前景，并已经形成科室诊疗常规，且相关研究获得多项国家自然基金的支持。

我们较为系统的观察了参元益气活血胶囊及多种丹参类制剂（丹参粉针、丹参酮注射液、丹红注射液）对不稳定型心绞痛择期PCI围手术期的心肌保护作用。多项临床研究结果显示，参元益气活血胶囊及丹参类中药制剂可以降低择期PCI围手术期血清肌酸激酶（CK）、肌酸激酶同工酶（CK－MB）的升高，具有一定的围手术期心肌保护作用。75例不稳定型心绞痛（UA）及非ST段抬高型心肌梗死（NSTEMI）患者随机分组在他汀类药物的基础上加用或不用丹参粉针剂；结果显示，择期PCI治疗同时给予丹参粉针后心肌酶水平较非丹参组降低。160例UA及NSTEMI患者随机分为常规治疗组、丹参粉针组、丹参酮组，PCI

动脉穿刺成功后球囊扩张前给予相应的药物静脉滴注，结果显示丹参酮组术后血清中 CK－MB 水平较术前有所降低。首都医学发展科研基金联合攻关项目的 88 例患者显示，丹红注射液对 PCI 围手术期肌钙蛋白（TnT）的升高具有保护作用，超声 VVI 技术显示其具有心肌保护作用。国家自然科学基金应用 FFR 技术研究显示，丹红注射液具有改善围手术期微循环、保护心肌的作用。最新的国家自然基金项目随机、双盲、安慰剂对照研究的初步结果显示，参元益气活血胶囊具有抗围手术期心肌损害作用。

相关研究"益气逐瘀法干预不稳定心绞痛择期介入治疗围手术期心肌保护研究"2013 年获国家自然基金资助 70 万元，"参元益气活血胶囊对择期 PCI 围手术期心肌保护研究"获北京市教育委员会基金资助 20 万元，"丹红注射液干预急性心肌梗死的临床疗效评价研究——多中心、随机、对照临床试验"获首都卫生发展科研专项项目资助 86.54 万元。目前，PCI 围手术期中药心肌保护已经纳入本学科冠心病介入治疗的诊疗方案，形成了具有中医特色的冠心病介入治疗规范，并在临床普及应用。

（3）慢性心力衰竭中医特色诊疗优势。心力衰竭是由于心肌梗死、血流动力学负荷过重、心肌病或炎症等原因引起心肌损伤，造成心肌结构和功能的变化，最后导致心室充盈或泵血功能低下，临床主要表现为呼吸困难、乏力和体液潴留。慢性心力衰竭（CHF）是多种心血管疾病的最终结局，也是心血管病治疗的最后战场。泻肺利水法是许心如教授结合中医经典理论和临床实践，根据心力衰竭气虚水停的主要病机，最早在国内创立的用于治疗慢性心力衰竭的治疗法则。在该治则的指导下，以《金匮要略》葶苈大枣泻肺汤和防己黄芪汤为主方组成的心力衰竭合剂与经直肠给药的强心栓，具有扩张血管、利尿、正性肌力、调节神经内分泌、防止细胞发生凋亡等作用。在许心如教授的带领下，北京中医医院对泻肺利水法治疗心力衰竭进行了不懈的研究，形成了以泻肺利水法为基础治法的心衰系列合剂，形成独具特色的心衰病诊疗常规。截至目前，心血管科团队先后研制开发了心衰 1 号、心衰 2 号、心衰 3 号、心衰 4 号系列合剂及强心栓。目前这些制剂已经是北京中医医院的院内协定处方，相关研究也获得了北京市科学技术委员会科技进步奖。目前，泻肺利水法治疗心力衰竭，已经成为中医药防治心力衰竭领域被广泛应用的治疗方法。

近年来，已经有多个首都医学发展科研基金项目、北京市优秀人才项目支持该领域的相关研究，毕业了多名博士、硕士研究生。

2. 学科发展的主要研究方向（基础方向）

心血管科历经 50 年不懈地创新与发展，逐渐形成了独具特色的心血管病中医诊疗体系和稳定的临床研究方向。目前以心血管病中医临床流行病学研究、"益气逐瘀法" 防治冠心病研究、"泻肺利水法" 防治心力衰竭、基于 "三焦气化理论和调畅三焦气机理论" 防治动脉粥样硬化 4 项作为重点研究方向。科室近 3 年共承担国家级项目 5 项（包括牵头资助 200 万以上项目 1 项，资助 50 万项目 1 项），省部级项目 6 项，局级项目 12 项，目前课题经费 1000 余万元。先后获得省部级科技进步奖 6 项，其中 2011 年 "中医药治疗 AMI 多中心 10 年质量管理及其动态信息监控" 获省部级科技进步一等奖（李时珍医药创新奖）。发表论文 100 余篇，其中 SCI 论文 7 篇，出版专著 5 部。

（1）心血管病中医临床流行病学研究。急性心肌梗死（AMI）是心血管疾病的危重症。为了科学、客观的了解中医医院对 AMI 的诊治水平，在学科带头人刘红旭主任的带领下，北京中医医院心血管科在 2001 年首次组织了北京地区 12 家三级甲等医院跨世纪时期 AMI 住院治疗现状的临床流行病学调查。2002 年后进一步调查了 10 家二级甲等中医医院 AMI 住院治疗状况；并在 2001 年和 2005 年先后对应调查了 8 家三级甲等西医医院作为对照；我科 2003 年承担首都医学发展科研基金联合攻关项目 "北京地区中医医院治疗 AMI 质量及动态信息监控的研究"，并曾先后获得北京市委优秀人才基金、北京市中医管理局基金、首都医科大学基金资助，对北京地区三级甲等中医医院 AMI 住院患者进行了长达 10 年的注册调查；2008 年课题组与中华中医药学会合作，在全国范围内对 26 家三级甲等中医医院的 AMI 住院治疗状况进行了调查，累计病例近 5000 例，获得国内最权威的中医药干预 AMI 数据资料。2011 年 "中医药治疗急性心肌梗死多中心 10 年质量管理及其动态信息监控" 项目获得省部级一等奖 "李时珍医药创新奖"。目前我科以国家重点学科基金为依托，启动第二次全国 30 余家三级甲等中医医院 AMI 治疗现状的临床流行病学调查。

（2）益气逐瘀法防治冠心病的临床和基础研究。冠心病研究领域主要从事血管内皮功能、缺血再灌注损伤及缺血预适应、围手术期心肌保护等方面的中医药研究。1995 年我科率先在国内报告了冠心病不稳定心绞痛患者血浆一氧化氮水平及中药治疗影响；1996 年刘红旭教授根据 "益气逐瘀法" 研制出院内制剂参元丹胶囊，获多项省部级科研基金资助，其相关研究获 2005 年中华中医药学会科技进步奖。缺血再灌注损伤及中药药物预适应先后获北京市自然基金及国家自然基金资助。国家自然基金项目 "益气逐瘀法后处理对心肌缺血再灌注损伤内源性保护机制影响" 已经顺利结题。我科近期主要从事中药制剂对 PCI 围手术期心肌损伤保护的临床及基础研究，并从 miRNA – 24 水平探讨 "益气逐瘀法" 心肌保护的分子生物学机制。

（3）泻肺利水法干预慢性心力衰竭的临床和基础研究。在心力衰竭研究领域，我科主要从事全国名老中医许心如教授创立的泻肺利水法干预慢性心力衰竭的临床与基础研究，两位研究生在心衰细胞内质网应激的中医药干预方面先后获得北京市优秀人才基金及北京市青年基金资助。

20 世纪 60 年代，许心如教授在国内首创泻肺利水法治疗心力衰竭。以《金匮要略》葶苈大枣泻肺汤和防己黄芪汤为主方组成的心力衰竭合剂与强心栓，具有扩张血管、利尿及正性肌力作用，具有较好的临床疗效。20 世纪 80 年代，在已有经验的基础上进一步对心力衰竭的病因病机进行深入的研究，在泻肺利水法治疗的基础上，加用益气、温阳、活血等法，形成以泻肺利水法为基础的心力衰竭的系列治法。2000年后，在首都医学发展科研基金支持下对泻肺利水法治疗心力衰竭进行了动物药理试验和临床试验研究，研究显示心衰合剂能够调整心肌梗死（MI）后大鼠心肌的神经内分泌功能，改善 MI 后心衰大鼠的心功能。近年来，我科在北京市优秀人才基金等项目的支持下对此进行了更加深入地临床与基础研究，70 例心力衰竭患者的研究结果显示：心衰合剂类方可下调 sFas 及 sFasL 水平，上调 Bcl－2，抑制 Bax 表达，从而抑制心肌细胞的凋亡；尚可下调 GDF－15 水平；有效降低患者脑钠肽（BNP）水平，提高左心射血分数（LVEF）值，降低左室舒张末期内径（LVED）；大鼠乳鼠原代心肌细胞培养，经心衰合剂类方含药血清干预的肥大细胞可有效抑制细胞肥大，提高细胞活力，降低细胞早期凋亡率，减少乳酸脱氢酶（LDH）的释放；下调内质网应激相关蛋白Grp78、caspase－12、JNK 及 CHOP 的表达水平；提示心衰合剂通过减轻内质网应激防止细胞发生凋亡，保护心肌细胞。

在许心如教授的带领下，北京中医医院对泻肺利水法治疗心力衰竭进行了不懈的研究，研制了以泻肺利水法为基础治法的心衰系列合剂，形成独具特色的心力衰竭诊疗常规。目前，泻肺利水法治疗心力衰竭，已经成为中医药防治心力衰竭领域被广泛应用的治疗方法。

（三）心血管专业人才培养与学科建设

心血管科多年来一直注重专业人才的培养和团队的建设，通过多途径、多层次、多方向全方位培养人才。①住院医师规范化培养计划，作为北京市住院医师规范化培训基地，承担心血管专业的住院医师培养，制定了严格的以病种、患者为导向的专业培训计划，印制了以指南、共识为基础的住院医师规范化培训教材，安排了每周固定时间的住院医师规范化培训、新进展讲座。②制定了继续教育培训班培养计划，每年向国家中医药管理局及北京市中医药学会申请心血管病中西医结合诊疗进展、全国名老中医学术思想与临床经验继承、科研方法（数据库、统计分析、系统评价）的继续教育学习班，培养本学科住院医师、研究生、进修生及北京地区中医系统的医疗、科研骨干。③不断完善硕士、博士研究生培养计划，目前通过首都医科大学、北京中医药大学途径培养硕士研究生，通过首都医科大学途径培养博士研究生，同时通过全国名老中医师承教育途径培养继承硕士、博士研究生；目前共招收各类硕士研究生 60 余名，授予博士学位 2 人。④通过各类人才培养计划，培养研究型临床复合人才，包括北京市中医"125"人才培养（刘红旭、赵含森、仇盛蕾、韩垚）、北京市卫生局"215"人才（刘红旭，学科带头人；尚菊菊，学科骨干）、北京市"十百千"人才（刘红旭，"十层次"）、全国中医优秀临床人才（赵含森）、北京市优秀人才（尚菊菊）、科技新星等。⑤国内外进修学习计划：心血管科与北京安贞医院、北京朝阳医院、阜外心血管病医院、北京大学第三医院、华西医科大学、台湾台中荣民总医院、日本草津心脏中心、美国普林斯顿医学中心等医学教学、科研及临床机构建立了合作关系。每年派出临床骨干医师外出进修、交流、学习。

利用医院及科室平台，心血管科积极开展专业领域的交流与合作。作为学科带头人，刘红旭主任在国内中医、中西医结合相关领域的 10 余个学术专业委员会担任副主任委员、常务委员、委员；多次在国际、国内大型心血管病学术会议及全国性中医、中西医结合学术会议中担任主席团成员，连续 3 年在长城国际心脏病学会议（GW – ICC）、中国心脏大会（CHC）、中国介入心脏病学大会（CIT）、全国介入心脏病学论坛（CCIF）、中国冠心病介入沙龙（CISC）、心脏影像及心脏干预大会（CICI）等大型国际心血管病会议担任主席团成员、讲者及会议主持。在北京市医院管理局、北京市中医管理局及医院领导的大力支持下，2014 年 6 月，北京中医医院心血管科与台湾台中荣民总医院介入心血管病中心建立了长期合作关系；同年 7 月，北京中医医院与日本草津心脏中心达成了合作协议，合作建立洁如心脏病中心，并且聘请该院院长许永胜教授为北京中医医院特聘教授。

目前，本科医护人员配置结构合理，形成了实力较强的技术团队，

目前共有人员 60 人，医生 30 人，正高 6 人，副高 4 人；研究生导师 8
人；来自 10 所医学教育机构的博士后 2 名、博士 7 名、硕士 14 名。15
人有院外或境外进修经历，所进修的科室包括心内、急诊、ICU、超声
科、介入中心等；其中 3 人有心血管病介入治疗资质，包括冠心病及心
律失常介入治疗；本科室成员具有较强的科研创新和处理疑难危重症能
力，具有良好的协作精神和一定的发展潜力。技术骨干均参加北京
"薪火传承 3＋3 工程"的名老中医继承工作，对本专科名老中医学术
思想和临床经验有较好的掌握。

（四）荣誉成果

1981 年，许心如、魏执真的"中医泻肺利水法治疗心力衰竭"研
究，获得北京市科学技术委员会学术奖；1987 年，许心如参与主持的
全国胸痹心痛协作组完成了"心痛气雾剂临床运用与试验研究"，获得
国家中医药管理局乙级奖；1989 年，许心如、夏军、黄丽娟、薛孔芳
的"中药强心栓治疗心力衰竭的临床与药理"获北京市中医管理局一
等奖；1989 年，孙伯扬、黄丽娟的"中药醒脑清眩片治疗原发性高血
压病研究"获北京市中医管理局二等奖；1991 年，魏执真、曹若楠、
代金素、吴江丽的"调脉饮治疗快速心律失常的临床实验小结"获北
京市中医管理局一等奖；1991 年，黄丽娟、郁仁存、白焕炳的"化瘀
丸治疗心绞痛临床与实验研究"获北京市中医管理局二等奖；1994 年，
夏军、王莒生、刘红旭的"益气生津饮治疗消渴症临床观察与试验研
究"获北京市科学技术委员会三等奖；1995 年，张炳厚、王惠英、刘
红旭的"川芎茶调散治疗偏头痛虚证 210 例临床研究"获北京市科学
技术委员会三等奖；1995 年，周玉萍、魏执真"稳心冲剂对急性心肌
梗死心律失常临床研究"获国家中医药管理局二等奖；1996 年，许心
如、黄丽娟、金玫的"三参通脉口服液对缺血性心脏病临床观察及实
验研究"获北京市科学技术委员会三等奖；1997 年，魏执真、易京红、
王振裕的"糖心宁治疗糖尿病性心脏病的临床及实验研究"获北京市
科学技术委员会二等奖；1997 年，黄丽娟、金玫、章越见、黄冬云的

"三黄消脂灵治疗高脂血症的临床及实验研究"获北京市科学技术委员会三等奖；1997年，佘静、张炳厚、刘红旭的"清胆利湿汤丸治疗肝胆湿热型慢性胆囊炎的临床与实验研究"获北京市科学技术委员会、国家中医药管理局三等奖。2005年，刘红旭、尚菊菊、王振裕的"参元丹治疗不稳定心绞痛研究"获中华中医药学会三等奖；2011年，刘红旭、尚菊菊、周琦、石卉等的"中医药治疗急性心肌梗死多中心10年质量管理及其动态信息监控"项目获得省部级一等奖"李时珍医药创新奖"。

三、未来发展规划

（一）3年发展目标

本科室在未来3年内，将心血管科建成既具有传统中医特色，又拥有现代诊疗救治技术的、国内本领域领先的、综合性心血管病诊疗中心。中心将形成自身心血管病中医特色诊疗体系，将具有心血管病急危重症与疑难病的内科综合诊疗能力，同时将具有良好的心血管病外科基础能力。

本科室将在多个国家级名老中医工作室与名老中医传承工作站的基础上，以本学科重点优势病种为核心，总结、凝炼成具有北京中医医院心血管科特色的常见心血管病中医诊疗规范体系，并通过北京地区中医心血管病协作平台推广、辐射，形成北京地区中医心血管病诊疗的特色优势。

本科室将在现有的北京地区中医心血管病协作平台基础上，拓展北京地区中医心血管病特色诊疗中心功能，建立北京地区中医医院常见心血管病信息监控与质量控制平台，通过科研－教育－临床模式转化科研成果，提升北京地区中医药防治心血管疾病的整体水平。

（二）主要建设内容

1. 全面建设北京中医医院心血管医学专业体系

（1）总结、凝炼成具有北京中医医院心血管科特色的常见心血管病中医诊疗规范体系。主要包括建立或修订中医胸痹心痛病（冠心病心绞痛）、卒心痛（冠心病 PCI 与 PCI 术后）、真心痛（急性心肌梗死）、心衰病（心力衰竭）、心悸（快速性心律失常）、心悸（缓慢性心律失常）、眩晕（高血压病）、血浊（血脂异常）、消渴（糖尿病）等病种的具有北京中医医院中医特色的临床诊疗常规。建立有北京中医医院中医特色的冠心病心绞痛介入治疗、心房纤颤射频治疗、冠状动脉架桥手术的围手术期的中西医结合诊疗常规、康复方案及随访健康教育指南。建立或修订胸痹心痛病、卒心痛、真心痛、心悸、血浊的临床诊疗路径。

（2）进一步提高自身专业方向的中医特色优势、技术实力与服务能力。在不稳定型心绞痛的中西医结合治疗方面，北京市科学技术委员会"十病十药"项目带动了参元益气活血胶囊的有效性、安全性、疗效机制的深入研究。我科启动了参元益气活血胶囊的新药研发与相关的专利保护申请，同时，进一步优化临床诊疗方案。在中医药防治 PCI 围手术期心肌损伤领域，以国家自然基金项目、北京市自然基金项目、北京市教育委员会项目为依托，我科进一步研究参元益气活血胶囊与丹红注射液防治围手术期心肌损害的疗效机制，发表 3 ~ 6 篇高质量 SCI 论文，建立 PCI 围手术期心肌保护的中西医结合诊疗常规。在泻肺利水法治疗心力衰竭领域，我科进一步优化诊疗常规，建立泻肺利水法的系列合剂，争取新的科研或药物研发项目，努力形成规范化的诊疗规范并启动新药研发。

（3）进一步拓展现代诊疗技术，促进现代诊疗技术与传统医学特色有机结合。在建设周期内，我科将进一步拓展和提高综合技术能力，包括 5 个方面的具体措施。①走出去。计划 3 年内在心血管病介入诊疗、超声及血管内超声、光学相干成像等领域有计划地向境内、境外派出临床骨干进修学习，重点保障每年向美国普林斯顿医学中心、日本草津心脏中心、台湾台中荣民总医院等境外合作单位选派 1 ~ 2 名进修、学习和交流人员。②请进来。重点做好美国斯坦福大学或普林斯顿医学中心、日本草津心脏中心、台湾台中荣民总医院的国际知名学者来院讲学、交流、手术演示。③横向联合。与北京大学第三医院心脏外科万峰团队、北京安贞医院血管外科孙立忠团队建立友好协作与合作中心，进一步拓展、提升心血管外科的技术能力。④加速技术骨干培养。在建设周期内，力争每年有1~2名技术骨干参加心血管病介入诊疗资质培训，全面提升心血管科介入诊疗方面的技术能力。⑤进一步争取心血管科的扩大、改造和技术投入。在近期医院门诊楼改造和旧楼翻建的过程中，进一步扩大门诊区域，增加病床，改造CCU，同时完善心血管科专业设备。最终全面提升心血管科的综合技术能力。

2. 搭建北京地区中医心血管病诊疗协作平台

建设周期内，将在现有的北京地区中医医院心血管病协作网络的基础上，建立联系更加紧密的中医心血管病诊疗平台。计划建设周期内联合6~8家区县中医、中西医结合医院，承担区县医院的学科带头人职能，提升基层医院的学术能力；建立国家级名老中医工作室、站的基层分站，扩大本学科专业学术影响；推广本专业中医心血管病诊疗规范体系，提高基层医院技术能力；实现区域内协作平台患者的双向转诊；拓展北京中医医院心血管专业的服务能力和服务空间。

3. 建立北京地区中医医院心血管病信息监控网络平台

建设周期内，将在现有的北京地区中医医院心血管病信息监控网络的基础上，扩大北京市中医心血管病特色诊疗中心的职能，逐步建立北京地区中医医院心血管疾病的信息监控与质量控制平台。建立重点病种的网络数据管理系统，对重点病种实施临床流行病学监测；应用行动研究，通过每年举办的继续教育学习班，实现"科研-教育-临床"一体化的转化医学模式，将信息监控发现的质量问题反馈给临床，不断提高临床服务质量；每年为医疗卫生行政管理部门提供北京地区中医医院心血管病单病种的卫生经济学报告。

4. 凝炼北京中医医院心血管科独具特色的学术思想，丰富燕京学派内涵

北京是中华民族历史上的六朝古都，燕京医学源远流长。北京中医

医院成立 60 年，名医荟萃，是近代燕京学派的重要组成部分。心血管科拥有的 3 名国家级名老中医，在心血管病诊疗领域积累了丰富的临床经验。心血管科拟在重点专业建设期间，总结、凝炼、打造具有北京中医医院心血管专业特色的学术流派，丰富燕京学派的学术内涵。工作包括①总结、凝炼，形成北京中医医院心血管专业名老中医的学术思想；②制定具有本专业学术思想和特色优势的心血管病中医诊疗常规，并加以推广；③定期举办名老中医学术思想及临床经验的继续教育学习班和高峰论坛；④出版 3 位名老中医的学术思想文集、医案医话、传记画册；⑤打造北京中医医院心血管专业名老中医学术传承平台，包括开放名医工作室，招收外单位人员进入工作室学习；⑥建立名医工作室的分站，建立网络学习平台。

5. 不断提高心血管科在业内的学术影响

不断提高本科在行业内的学术影响，努力把心血管科打造成为中医、中西医结合领域具有领先地位的综合性心血管病中心。积极参与国内国际大型心血管病学术会议，包括 GW – ICC、CHC、CIT、CCIF、CISC、CICI 等，全程参加中医、中西医结合心血管病领域的全国性学术年会，举办或承办全国性学术会议及继续教育学习班；保持并努力提高本科在北京及全国性学术团体中的学术影响力。

（刘红旭）

第四节　雄关漫道真如铁，而今迈步从头越

——脾胃病科发展历程

一、背景

（一）脾胃病中心和脾胃病科

脾胃病中心（消化中心、脾胃病科）是1956年伴随北京中医医院成立而设立的院内重点科室，伴随着国家和医院前进的步伐，在上级领导关怀下，通过几代人的努力，科室飞跃发展，规模不断壮大，科研实力不断增强，学术水平不断提高，成为北京地区和全国脾胃病行业的带头单位。目前脾胃病中心是中医消化病领域全国唯一的集国家级重点学科、重点专科、重点研究室、继续教育基地于一体的临床、科研和教学单位；是中华中医药学会脾胃病分会和北京市中医药学会脾胃病专业委员会的挂靠单位和国家中医药管理局重点专科全国脾胃病协作组组长单位。

1956年北京中医医院建院时即成立消化组，先后有北京中医医院著名消化科医家关幼波、鲍友鳞、吉良晨、李乾构等教授在此出诊。1978年正式成立北京中医医院内科消化学组，内科副主任赵荣莱负责消化学组工作。1983年消化学组成为中华中医药学会内科脾胃病专业委员会（三级学会）的挂靠单位，李乾构教授任专业委员会主任委员。1992年正式成立北京中医医院内科消化病房即内四病房（医院内科二级科室），并在内科门诊成立消化组，王立任内四科副主任，并主持工作。内科消化病房和内科门诊消化组的成立标志着北京中医医院消化科的雏形已基本形成。1999年入选"北京市科技新星"的张声生开始任消化科主任，消化科进入快速发展时期。2001年消化科成为首批国家中医药管理局中医消化重点学科建设单位。同年，内镜室划归消化科管理。2002年消化科成为北京市中西医结合消化重点专科建设单位。

2003年医院整合消化科和北京市中医研究所脾胃病研究资源，并在此基础上成立消化中心，消化科正式脱离内科成为"病房–门诊–内镜室–胃肠动力室"一体化的一级科室，张声生任主任，全面主持科室工作。2004年消化科正式成为北京市中西医结合消化重点专科并由北京市中医管理局颁匾挂牌。2006年消化科成为北京市中医消化特色诊疗中心建设单位，且正式通过验收成为国家中医药管理局消化重点学科，同年还成为中华中医药学会脾胃病分会（二级学会）挂靠单位，张声生教授任分会主任委员。2007年消化科成为国家中医药管理局脾胃病重点专科建设单位。2008年成立首都医科大学附属北京中医医院脾胃病重点研究室，张声生任主任。2009年脾胃病重点研究室成为国家中医药管理局脾胃病调肝理脾重点研究室，张声生任研究室主任，2012年验收通过，进入第二轮建设周期。2009年消化科成为国家中医药管理局脾胃病继续教育基地。2011年消化科成功申报成为卫生部国家临床重点专科，同年成功申报国家中医药管理局李乾构名老中医药专家传承工作室。2012年根据国家中医药管理局的要求，为了更好地体现中医特色，消化科正式更名为脾胃病中心和脾胃病科；同年成功申报国家中医药管理局赵荣莱名老中医药专家传承工作室。2014年脾胃病诊疗中心和脾胃病科成功申报成为北京市医院管理局重点医学专业——中医脾胃病专业。

（二）科室文化及队伍建设情况

通过多年的努力，脾胃病中心已经建立了较为合理的人才梯队，为科室可持续发展奠定了坚实的基础。现有在编医务人员33名，其中医师23名，护士10名。医师队伍中有国家级名老中医3名，正主任医师4名，副主任医师5名，具有硕士、博士学位人员19名。

科室一贯重视人才素质、创新能力的培养，不断培养高层次中医人才。营造学术竞争、人才竞争的氛围，培养后备专科带头人，打造同行业内的领军人物，积极创造条件充分发挥带头人的作用，并对后备专科带头人实行动态管理，使后备专科带头人迅速成长起来，学术水平进一步提高。科室进行全方位多层次的人才培养，建立专科可持续发展的人才梯队，实施全员培训，实行人才分级分层管理，制定每一层次的管理规划及教学内容，重视专科人才科研、创新能力的培养。科室鼓励国家级名老中医师带徒：目前共有 6 名科室骨干人员成为卫生部、人事部、国家中医药管理局确定的国家级名老中医学术继承人、名老中医徒弟，4 名科室骨干人员成为院内新名医工程学员，力争全面继承名老中医丰富的临床经验。科室全面培养青年骨干力量，积极鼓励青年医师攻读在职研究生课程；同时加强青年医务人员"三基""三严"培训及考核，开展岗位练兵和技能竞赛，通过积极参与医院的新一轮的住院医师规范化培训改革，完善住院医师规范培训和继续医学教育学分制管理，促进年轻住院医师综合素质的全面提升，努力形成一支结构合理、技术过硬、素质较高的专业技术人才队伍。科室每年不定期派出人员参加国内外进修、学术交流和培训班，在医院支持下引进高水平消化内镜人才 1 人，并积极有序地安排专科骨干内镜专项进修，推动消化内镜诊疗中心发展。近 3 年派出优秀人才支援中西部对口支援单位及周边郊区中医院发展，积极带动、提升北京 5 个区县中医医院的消化特色专科整体临床诊疗水平和科研水平的提高，并促进双方共同发展；提高对口单位服务质量与业务效益，解决老百姓"看病难"问题。

（三）取得的主要成绩或成就

脾胃病中心在全国消化脾胃领域具有重要的影响，现已成为国家临床重点专科、国家中医药管理局脾胃病重点学科、重点专科、重点研究室以及国家级继续教育基地、中华中医药学会脾胃病分会挂靠单位"六位一体"的单位；是国家中医药管理局重点专科全国脾胃病协作组组长单位，同时也是北京市中医药学会脾胃病专业委员会主任委员单位、北京市中西医结合消化重点专科、北京市中医消化特色诊疗中心；也是首都医科大学、北京中医药大学的中医、中西医结合消化博士、硕士研究生的主要培养基地之一，先后培养博士、硕士生 40 余人。

脾胃病中心名医众多、声名显赫，先后出现了吉良晨、鲍友麟、危北海、赵荣莱、李乾构、张声生等一大批全国著名的中医、中西医结合消化病专家，国内外各地病友纷至沓来。中心现以国家级名老中医李乾构教授为学术带头人。在中华中医药学会脾胃病分会主任委员、博士生导师、学科带头人张声生教授的带领下，脾胃病中心近20年先后承担国家攻关和国家支撑计划课题、国家自然科学基金课题、北京市研发攻关课题40余项，获得各级奖励16项，其中国家发明专利4项、成果转让1项，发表论文500余篇，出版《中医消化病诊疗指南》《消化特色专科实用手册》《中医消化科主治医师382问》《中医胃肠病学》《实用中医消化病学》《名医临证经验——脾胃病》《名医重脾胃》等专著16部。

二、现状

（一）医疗工作

脾胃病中心从只有门诊的学组，从小到大，从弱到强，不断发展壮大，发展成为今天集消化中心门诊、病房、内镜室、胃肠动力室、综合治疗室、幽门螺杆菌检测室等于一体的，具有较大规模、科室齐全的诊疗中心。科室现有病床37张，业务用房总计达1200m²，就医环境宽敞明亮、温馨舒适。科室全体成员团结协作，不断提高整体医疗服务能力，突出中医特色，使各项医疗指标与同期相比大幅增长。年门诊量达到18万人次，收治住院患者数超过900人次，年总收入已达到8000余万元，年内镜数超过8000例，居北京中医脾胃病行业领先地位。本科室突出中医特色，提高辨证论治水平，发挥中医优势，使得门诊中药饮片处方比例逐年增长；建立特色治疗室，开展外治法治疗，加大非药物疗法的应用。本科室救治优势病种患者人数逐步上升，疑难危重患者救治能力提升；同时积极贯彻国家的医保政策，降低每人次平均医保费用，缩短平均住院时间。积极推进国家重点专科的建设，制定并完善了优势病种的中医诊疗方案，完成了临床路径的实施和疗效测量表的制定。

（二）新技术运用情况

脾胃病中心既坚持传统中医特色，又重视现代医学成就，突出临床疗效；既有雄厚的技术力量，又有先进的仪器设备，与世界医学同步发展。这是本中心的基本特点。脾胃病中心以中医为主，采用中医与西医结合、局部与整体结合、内治与外治结合、宏观与微观结合等诊疗方法治疗溃疡性结肠炎、慢性胃炎癌前病变、胃肠癌、胃食管反流病、消化不良、消化性溃疡、肠易激综合征、消化道出血、急性胰腺炎、肝硬化腹水、脂肪肝、胆囊炎、胆结石、慢性腹泻、便秘及其他脾胃病疑难杂症等，积累了丰富经验，形成了独特优势。中心拥有当今最先进的诊断和治疗相关的仪器设备，如我国最先进的超声内镜、高清晰度放大内镜、荧光内镜、窄波内镜、胶囊内镜、食管压力及24小时pH值测定系统、肛门直肠测压和生物反馈治疗系统等。中心开展了内镜下治疗、中药滴注灌肠治疗、穴位敷贴、离子导入、磁疗等消化病中医特色疗法，以及超声内镜和无痛内镜的诊疗工作。此外，中心还能够开展内镜下支架、内镜黏膜下剥离术（ESD）、内镜下黏膜切除术（EMR）等内镜下治疗。

（三）科研方面

近30年来，脾胃病和脾胃学说的研究一直是北京市科学技术委员会确定的北京地区中医科研的特色与重点，我中心也因此成为全国脾胃病研究的重点单位，先后主持参加了国家科学技术委员会"六五""七五""八五""九五""十一五"有关脾胃学说和脾胃疾病的攻关课题，承担市级以上的课题30余项。我们首次对经典脾胃学说进行了全面而系统的整理，编写了《中医脾胃学说应用研究》；首次建立了大鼠脾虚模型；首次将胃泌素引入脾虚证研究；研究发现了脾虚证特异性指标D−木糖试验等等。进入21世纪以来，脾胃病学科运用中医脾胃病基础理论，将中医经典理论与现代科学技术有机结合，以提高临床疗效为最终目的，重点进行脾胃病学应用基础研究和脾胃病常见病、疑难病的临床疗效研究。目前脾胃病中心引进现代医疗技术同时，积极拓展科研思路，培养科研人才。科研工作的不断开展使脾胃病中心与时俱进，本中心在科研方面已经形成了以下3个稳定的研究方向。

1. 中医药防治常见功能性胃肠病和重大疑难疾病优势效应环节及疗效提升的研究

建立和优化中医药防治胃痞（功能性消化不良）、泄泻（肠易激综合征）和久痢（溃疡性结肠炎）的临床诊疗方案；建立胃痞、泄泻、久痢与国际接轨的并具有中医特色的临床疗效评价体系；形成重点病种的临床路径与循证医学指南，进一步弘扬中医药防治脾胃病的作用，进一步发挥中医药防治脾胃病的功能特点，指导临床，提高治疗本病的临床疗效，减少患者的医疗负担和社会的经济负担，为公立医院的医疗体制改革发挥示范作用。

2. 中医脾胃病诊疗路径及疗效指南的研究

通过国家中医药管理局中医临床路径方案验证及示范工作，本中心对脾胃病重点病种的中医优势特色疗法和临床优化方案，进行及时总结和验证，总结筛选中医防治脾胃病的特色疗法，结合临床实践，创新适宜推广的中医特色诊疗技术，并向基层医院和社区推广。本中心先后组织、制定和发布了代表国家脾胃病行业标准的 12 个病种的"常见脾胃病中医诊疗共识意见"。这也是迄今我国脾胃病行业共识度最高、影响较大、临床最实用的中医临床诊疗标准，已经成为国家中医药管理局脾胃病重点专科临床路径方案的纲领性参考资料。

3. 脾胃病名老中医经验传承创新研究

脾胃病重点研究室拥有一大批国家级名老中医，他们在长期的临床和科研实践中积累了丰富的经验。及时挖掘、整理、总结、传承、运用、发展他们独到的宝贵经验是脾胃病重点研究室的重要任务之一。我们充分借助已有的北京市"3＋3"薪火计划，以脾胃病重点研究室为平台，为李乾构、赵荣莱、危北海 3 位国家级名老中医选配专门人员跟师学习，正式确定师徒关系。目前科室承担了国家中医药管理局李乾构名老中医药专家传承工作室、国家中医药管理局赵荣莱名老中医药专家传承工作室的建设工作。

（四）教学方面

脾胃病中心目前为医院中医内科和西医内科教研室所在科室，承担大量教学工作。目前有博士生导师 3 人，硕士生导师 7 人，同时大部分成员均获得教师岗前培训合格证。科室先后培养博士及硕士研究生 40 余人。每年除承担临床带教工作外，还承担了首都医科大学和北京中医药大学本科班、研究生班的课堂教学工作，坚持每年发表教学论文，每年组织国家级继续教育项目 1~2 个、北京市继续教育项目 1 个。

（五）人才及其他方面

脾胃病中心一贯重视人才培养，近几年人才梯队逐渐完善，基本形成能够满足学科发展需求的合理的人才梯队。科室人员无论从学历分布、职称分布还是年龄分布都日趋合理。其中博士 6 人、硕士 13 人、本科 4 人；正副主任医师 9 人、主治医师 12 人、住院医师 2 人；45 岁以上 5 人、35~45 岁 9 人、35 岁以下 9 人，形成了较为理想的人才梯队。科室骨干中承担各级课题 7 人，担任中华中医药学会脾胃病分会主任委员 1 人、中国中西医结合学会消化病专业委员会主任委员 1 人、北京市中医药学会和中西医结合学会脾胃病专业委员会主任委员 2 人，担任国内核心期刊主编 3 人次，同时有 30 人次在省级以上学会担任委员以上职务。

脾胃病中心作为中华中医药学会脾胃病分会的挂靠和牵头单位，积极开展国内及国际学术交流，近 5 年组织全国性会议近 10 次，组织了中华中医药学会脾胃病分会第 22~26 期学术年会；近几年开始组织举办国际性会议，如 2013 年 8 月成功举办的"北京国际消化病中西医诊疗高峰论坛"，有来自 10 余个国家和地区的 20 余名外宾以及 600 余名国内代表参加，规模之巨大、参会外宾之多均为北京中医医院之首，拓展了本中心在国际的知名度和影响力。每年举办"中华中医药学会全国脾胃病学术交流会"和"全国脾胃病诊疗新进展培训班"，就学科建设的关键问题开展专题讨论。同时定期举办北京消化病、脾胃病临床中医诊疗最新进展学习班，跟踪国内外中医、中西医结合消化病研究和学术发展最新动态，与世界医学同步发展。

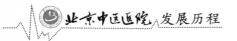

三、未来发展规划

（一）完善科室组织架构

在现有基础上，加上规划中的医院堡头分院，扩大规模；为了适应学科发展和便于与国内外单位对等交流，建立国家级脾胃病诊疗中心，建立脾胃病诊治平台、疑难危重症网络会诊平台、脾胃病信息中心、脾胃病继续教育基地。

（二）提升临床服务能力

脾胃病中心长期从事脾胃病临床研究，计划以创建国家级中医脾胃病诊疗中心为目标，以提高中医脾胃病诊疗标准化水平、提高临床疗效为中心，以建立中医脾胃病循证医学临床研究平台、中医脾胃病疗效评价体系、中医脾胃病特色诊疗技术中心、中医脾胃病医疗质量控制体系等为手段，进一步提升服务能力，使未来 5 年门诊量达 25 万余人。深化公益服务的层次、扩大公益服务范围。

（三）促进优秀人才培养

结合医院相关政策，同时通过脾胃病重点学科、专科建设，加强学科、专科带头人及后备专科带头人的培养，打造行业内的领军人物。遴选一批优秀专业技术骨干作为学科、专科带头人培养对象，制定培养计划和目标，选送到国内或国外医院进修学习，培养专项特长，并进行动态管理，形成良性的竞争机制。加强研究生理论知识、科研方法与临床实践的全面培养，每年培养硕士研究生 5～10 名、博士生 2～4 名、在职研究生 3～4 名，每年送出进修及培训 6～10 人次。同时研究探讨名医团队带学生团队的新的人才培养模式。每年送出到国外培训 1～2 人。

（四）加强国内外学术交流

坚持每年举办国家级继续教育学习班至少 1 次，同时作为中华中医药学会脾胃病分会挂靠单位每年组织全国脾胃病学术交流会工作，并择期主办系列国际高峰论坛，为搭建国际学术交流平台创造机会。

（侯亚男　张声生）

附：科室大事一览

1978年：正式成立北京中医医院消化内科病房，赵荣莱任科主任；

1983年：成为中华中医药学会内科脾胃病专业委员会的挂靠单位，李乾构教授任专业委员会主任委员；

1990年：主编出版了《中医胃肠病学》（李乾构教授主编），是新中国成立以来中医脾胃学界的第一部专著；

1992年：正式成立北京中医医院消化内科（医院内科二级科室），王立任科副主任；

1999年：张声生入选北京市科技新星；张声生任消化科主任；

2001年：成为国家中医药管理局中医消化重点学科建设单位，张声生为学科带头人；

2001年：入选北京市中医"125"人才2人；

2002年：全面系统地研究总结新中国成立以来脾胃病领域名老中医诊治经验，出版《名医临证经验——脾胃病》（张声生主编，2006年再版）；

2002年：成为北京市中西医结合消化重点专科建设单位；

2003年：成立北京中医医院消化中心，成为医院一级科室，张声生任消化科主任，全面主持中心工作；

2004年：消化中心顺利通过北京市中医管理局组织的专家验收，正式成为北京市中西医结合消化重点专科并颁匾挂牌；

2006年：成为北京市中医消化特色诊疗中心建设单位；

2006年：消化中心顺利通过了国家中医药管理局组织的专家验收，正式成为国家中医药管理局消化重点学科；

2006年：由中华中医药学会内科脾胃病专业委员会升级为中华中医药学会脾胃病分会（二级学会），张声生教授任分会主任委员；

2006年：主持编写出版了《中医消化病诊疗指南》，是国内第一部中医消化疾病诊疗指南（李乾构教授主编，张声生副主编）；

2007年：成为国家中医药管理局脾胃病重点专科建设单位；

2007 年：成功申请国家"十一五"支撑计划课题"基于寒热虚实辨证的功能性消化不良中医药干预方案及疗效评价"，张声生为课题负责人；

2008 年：根据消化专科的特点编写实用诊疗手册，出版《消化特色专科实用手册》（张声生主编）；

2008 年：我科首次入选北京新世纪"百千万"优秀人才 1 人（张声生）；

2008 年：入选"全国百名杰出青年名中医" 1 人（张声生）；

2008 年：成立首都医科大学附属北京中医医院脾胃病重点研究室，张声生任主任；

2009 年：成为国家中医药管理局重点研究室建设单位；

2009 年：成为国家中医药管理局中医继续教育基地；

2009 年：申请国家自然基金课题、北京市自然基金课题、北京市教育委员会课题各 1 项（课题负责人皆为张声生）；

2010 年：在原国家中医药管理局脾胃病重点学科基础上，滚动进入"十二五"国家中医药管理局脾胃病重点学科并再次获得批准立项，获基金支持 300 万元；

2010 年：获得中华中医药学会科学技术成果二等奖 2 项；

2010 年：牵头制定并发布我国脾胃病行业"常见脾胃病中医诊疗共识意见" 8 篇；

2011 年：成功申报卫生部国家临床重点专科，获基金支持 300 万元，张声生为带头人；

2011 年：成功申报成立国家中医药管理局李乾构名老中医药专家传承工作室；

2011 年：牵头制定并发布我国脾胃病行业"常见脾胃病中医诊疗共识意见" 1 篇；

2012 年：正式更名为脾胃病诊疗中心和脾胃病科；

2012 年：张声生担任国家中医药管理局重点专科全国脾胃病协作

组组长；

2012年：在国家中医药管理局组织的中医院等级评审中获得全院唯一的满分；

2012年：申请国家中医药管理局临床研究基地专项课题、北京市中医重点课题各1项；

2012年：顺利完成国家中医药管理局非常重视的脾胃病重点研究的验收；

2012年：顺利通过国家中医药管理局重点学科中期评审；

2012年：成功申报成立国家中医药管理局赵荣莱名老中医药专家传承工作室；

2012年：牵头制定并发布我国脾胃病行业"常见脾胃病中医诊疗共识意见"2篇；

2013年：申请并获批国家专利发明4项；

2013年：完成北京中医医院第一例专利成果企业转让；

2013年：举办国际性会议"北京国际消化病中西医诊疗高峰论坛"并获得圆满成功，包括20余位外宾在内的600多人参加会议，张声生任大会主席；

2013年：为名老中医拍摄留存影像资料，拍摄纪录片《妙手仁心——全国名老中医李乾构》及《赵荣莱教授行医之路》，该纪录片全面记录了李乾构教授和赵荣莱教授的生平传记和学术成就；

2013年：牵头制定并发布我国脾胃病行业"常见脾胃病中医诊疗共识意见"1篇；

2013年：获得1项国家自然科学基金青年基金项目（汪正芳为课题负责人）。

2014年：出版《名医重脾胃——北京中医医院名医脾胃病诊疗经验集》一书；

2014年：成功申报北京市医院管理局重点医学专业发展计划——中医脾胃病专业，获基金支持300万。

2014 年：获得 1 项国家自然科学基金面上项目（张声生为课题负责人）。获得 1 项国家自然科学基金青年基金项目（王秋明为课题负责人）。

2015 年：我科李乾构名老中医药专家传承工作室以北京市总分第一的成绩，顺利通过国家中医药管理局验收，被评为优秀。

（侯亚男　汪正芳　张声生）

第五节　脚踏实地，务实发展
——风湿病科发展历程

一、历史沿革

首都医科大学附属北京中医医院风湿病科成立于 1956 年，不仅是北京市，而且也是全国成立最早的风湿病专业科室，至今已经走过了60 年历程。早期为"痹证专业组"，以门诊为主，隶属于"大内科"，由大内科统一进行医疗行政管理，20 世纪 80 年代逐渐发展扩大，成立"痹证科"并开设病房，起初与呼吸科联合成立病区，到 2004 年 7 月正式成立"风湿病房"，2006 年拥有独立病区，2011 年正式改名称为"风湿病科"。

在近 60 年的风雨历程中，先后出现著名医家王大经，以及王为兰、周乃玉等国家级名老中医，科主任历经周乃玉、齐岩、王玉明、王北等，护士长历经卢丽君、王东宣、曲昆等，在北京市及北京中医医院各级领导的关怀及帮助下、在业内同行的相互扶持下、更在一代又一代北京中医医院风湿学人的努力及奉献中，以自身独有的顽强精神及务实品质脚踏实地，冲破难关，自强不息，成为首都风湿学界一支重要的组成力量。

二、专科发展及队伍建设

早在 20 世纪 50 年代，北京中医医院中医风湿病科汇集了当时全国风湿病学界著名医家王大经、王为兰，在两位德高望重、名副其实的老中医带领下，注重临床实际，充分发挥中医辨证优势，创立了清热养阴除湿丸、益肾通督片等院内制剂，取得了显著的临床疗效，不仅获得了北京地区患者的好评，而且获得了全国患者的广泛认可，患者从全国各地纷至沓来；并且在风湿病学业内也得到了一致肯定，在当时国内风湿界拥有较高的临床及学术地位。

20世纪80年代至90年代中期，"痹证科"正式开设病房，拥有病床10余张，全国著名老中医、风湿病学专家周乃玉教授成为科室主任，并担任了北京中医药学会风湿病专业委员会主任委员、中华中医药学会风湿病专业委员会委员；之后齐岩主任再接再厉，成为中华中医药学会风湿病专业委员会常务委员及秘书、北京中医药学会风湿病专业委员会委员及秘书长；杨英主任医师成为中华中医药学会风湿病专业委员会委员；王为兰教授更是长期担任中华中医药学会风湿病专业委员会顾问。使北京中医医院痹证科成为在全国风湿学界有较大影响力的科室，风湿病科（痹证科）迎来了历史上较为辉煌的时代。

20世纪90年代末，拥有辉煌历史的痹证科由于人员流失及新老交替脱节，科室建设一度陷入极端困境，所幸在经历数年沉浮之后，在医院各级领导的大力扶持下，在以王玉明、谢幼红、王北等为代表的新一代风湿病学医务人员艰苦付出和不懈努力下，风湿病科于2004年重新成立病房。科室本着"以患者为服务中心"的核心理念，突出中医特色，从上到下崇尚务实工作、少说多做，重临床、重疗效、重传承，较好继承了北京中医医院王为兰、王大经、周乃玉等名老中医的学术思想，先后成立了王为兰名家研究室、周乃玉名医工作室，深入探讨并研究其临床经验，并用于科室临床医疗，取得了良好效果。同时，多次在门诊开展科普宣传，获得了较好收效。从2004年恢复病床后短短3年内即从10张床迅速发展至30张病床，门诊量及病房收治人数逐年增长，再次在风湿病学界脱颖而出，在北京及全国的风湿病学界重新奠定了自身的地位。2014年北京中医医院"风湿病科"成为北京市中医管理局重点专科。

　　20 世纪 50 年代以来，科室拥有一定的学术特色及学术地位，在早期门诊为主的医疗工作以及早期的病房工作中尽显风采。然而到了 20 世纪 90 年代末，科室医务人员队伍严重缺乏，部分时期仅 4、5 人，至 2003 年更是达到历史最低的 3 人，然而顽强的风湿病科不屈不挠，针对风湿病患病率、发病及临床治疗特点，组建了以"少而精"为特点的医疗队伍，注重临床实际，发挥中医特色，近年来更是以北京中医医院名老中医理论及院内制剂为基础制定出独具特色的中医临床诊疗规范，病种逐渐包括了类风湿关节炎、强直性脊柱炎、痛风、干燥综合征、银屑病关节炎、骨关节炎等。同时在北京中医药学会风湿病专业委员会主任委员王玉明教授的带领下，自 2005 年起至今连续主办或承办北京中医药学会风湿病专业委员会年会，其内容有"王为兰教授经验研讨会""北京地区名老中医经验交流会""临床验方验案交流会""北京地区风湿病中医沙龙""王为兰教授诞辰一百周年纪念及学术思想交流"等，内容新颖实用，获得了与会者的一致好评及肯定，使科室逐步走出困境，新生力量不断涌入，队伍得到了空前壮大。现拥有医务人员 12 人，护理人员 9 人，主管护师 3 人。风湿病科目前学术带头人周乃玉教授为国家级名老中医，王玉明教授现为北京中医药学会风湿病专业委员会主任委员、北京中西医结合学会风湿病专业委员会副主任委员、中华中医药学会常务委员。此外科室还拥有北京中医药学会风湿病专业委员会委员 6 人、北京中西医结合学会风湿病专业委员会委员 3 人、中华中医药学会委员 3 人。科室目前拥有博士 2 人，硕士 4 人，长年承担首都医科大学附属北京中医药学院教学工作，曾有 2 人被评为首都医科大学优秀教师。

三、医疗教学及科研工作

　　如前所述，风湿病科在建科初起以门诊医疗为主，随着科室发展和壮大，以及在患者心目中地位的不断提升，自 20 世纪 80 年代开始成立病房，在治疗上形成了以自身中医传承特色为主的风格，在强直性脊柱炎、干燥综合征、类风湿关节炎、痛风、银屑病关节炎、骨关节炎等常见风湿病上取得了良好的疗效,并突出了中医传承特色,在北京市乃至全国的风湿病患者中以良好的临床疗效享有很高的声誉。目前风湿病科已形成了拥有 30 张病床的独立病区,其病床数在北京市专科病房中名列前茅,门诊量及病房收治患者数量以每年 10% 左右的速度稳步递增。同时开展了关节腔穿刺治疗技术、中医常见病诊疗常规等专科技术,并且将中药院内制剂列入临床常规使用,开设了以强直性脊柱炎为代表的特色专病专台。

在早年的风湿病工作中,以周乃玉教授为首的风湿病专家承办了北京中医药学会风湿病专业委员会承办的多届风湿病培训班。周乃玉教授曾多次出访日本、匈牙利等国家以及香港进行教学访问。近 10 余年,风湿病科曾承担了北京中医药大学国际学院的教学及考核工作,现仍常年承担首都医科大学附属北京中医药学院的课堂及临床教学任务、北京中医药学会继续教育讲座的工作,由于临床的丰厚积累,使得课堂教学生动,学员反应良好,在专科院校教学方面有着较好的反响,义不容辞地承担了传播北京地区中医风湿病学的工作。

科室建立至今共发表相关学术论文 80 余篇,其中近 10 年科室发表学术文章 50 余篇,参与编写《名老中医经验集(1,2)》《名医会诊风湿病》等多部学术著作,其中王为兰教授著写的《中医治疗强直性脊柱炎》更是以其独创的理论、翔实的内容获得了极高的声誉及学术地位。科室成员曾经独立或联合承担并完成北京市中医管理局、国家中医药管理局等的多项课题。

四、荣誉成果

在近 60 年的科室工作中,涌现出了以名老中医王为兰教授为代表的杰出人物,获得了国家及北京市政府的多项奖励。1986 年王为兰被卫生部授予"全国文明先进工作者"称号,同年北京市卫生局为其颁发工作三十年荣誉证书;1988 年中国中西医结合研究会为其颁发"三十年来为培养中西医人才做出贡献"荣誉证书;1991 年王为兰教授荣获首批"全国名老中医"称号;1992 年北京市中医管理局偕同北京中医医院，在人民大会堂为王为兰等名老中医举行行医 50 年纪念会，会上授予王老"医德高尚，医术精湛，功绩卓著，盛誉中外"的荣誉。1995 年王为兰教授获得"北京市劳动模范"称号。其课题"运用养阴清热除湿汤治疗类风湿关节炎急性期的研究"获北京市科技进步三等奖；课题"运用益肾通督法治疗强直性脊柱炎之探讨与研究"获得北京市科技进步二等奖、国家中医药管理局部级科技进步三等奖。王为兰教授于 1999 年出版的专著《中医治疗强直性脊柱炎》于 2000 年获北京市中医管理局基础研究科技专著一等奖。

五、未来发展

为了使风湿病科这个颇有特色的学科进一步顺利发展，近年来北京中医医院风湿病科已经申请成立了名老中医工作站/室，为进一步系统收集、整理北京中医医院风湿病学老一辈中医的宝贵经验提供条件，更好发挥、宣传北京中医医院风湿病科优势，将这一颇有价值的工作顺利开展并传承下去。

下一步我们将进一步充分利用我科庞大的优势病种资源，为中医风湿病学发展提供确实有效的科研成果，在北京中医医院这个已经具有一定临床高度的平台上，再上新的高度。此外，适时开设具有中医特色的治疗室、临床专科实验室，由风湿病专科医师兼职进行临床实验观察，这样不仅能够保证实验（检查）结果质量，而且能够为科研提供有价值的第一手数据。同时，适时扩大诊室面积，改善门诊医疗服务质量、增加中医医疗服务内容，为风湿病患者提供门诊中医特色治疗。

经历历史的波浪冲刷之后，北京中医医院风湿病科对未来充满希望。科室将在医院领导的带领下，肩负几代风湿病前辈的殷切期望，继续充分发挥自身优势，以医疗为主体依托，弘扬北京中医医院老一辈中医留下的优良传统，进一步完善科研及教学工作，为将北京中医医院风湿病科进一步发展成为重点学科做出努力。

（邵培培　王　北）

第六节　成长中的新兴科室

——内分泌科发展历程

一、建立背景

近年来，糖尿病、甲状腺疾病、骨质疏松症等内分泌代谢病发病率大幅度提升，为满足社会就医需求，提升医院服务能力，2011 年 12 月北京中医医院成立了糖尿病科（门诊二级科室），2013 年 2 月糖尿病科正式更名为内分泌科（门诊二级科室），2014 年 4 月建立了内分泌科病房。

本科室是依托国家中医药管理局心血管重点学科这一良好的学科基础平台而建立的，传承了国家级名老中医魏执真教授诊治糖尿病性心脏病、北京市名老中医夏军主任诊治糖尿病的研究成果和丰富临床经验。本科室由现任世界中医药学会联合会糖尿病专业委员会常务理事、中华中医药学会糖尿病专业委员会委员的易京红主任医师担任科主任。科室以发挥中医治疗糖尿病、甲状腺疾病、骨质疏松症等内分泌代谢病的特色优势，结合现代医学最新技术，更好地为人民群众服务作为工作的首要目标。

科室成立之初仅有 4 名医师，经过近 3 年的建设，现已有医师 7 名，含北京市级名老中医 1 名，高级职称 4 名，中级职称 1 名，初级职称 2 名；博士 1 名，硕士 2 名，在读硕士 1 名；开放病床 11 张；年门诊量约 3 万人次。

二、现状

（一）医疗工作

2013 年 2 月内分泌科正式成立，为更好地完成门诊医疗工作，科室始终坚持"科室工作以临床为中心，临床工作以质量为中心，质量工作以医师为中心"的宗旨，在努力钻研学习中西医内分泌常见病、疑难病专业技能的基础之上，对待就诊患者耐心细致、服务周到，受到了患者的一致好评，门诊工作量稳步上升。

2014年4月，在院领导和心血管内科的大力支持帮助下，内分泌科全体工作人员克服了人员不足、场地狭小等诸多困难，建立了内分泌科病房。2014年4月2日，内分泌科正式开始收治住院患者，科室以国家级名老中医魏执真教授的学术思想为指导，发挥中医药在糖尿病性心脏病、糖尿病合并高血压、糖尿病神经病变、糖尿病肾病防治方面的特色优势，注重中医辨证论治及整体调节，使血糖、血压、血脂、体重等各项指标控制在理想范围，尤其注重预防和延缓并发症的发生、发展，同时尽量减少西药用量，消除症状，提高患者生活质量。对甲状腺功能亢进症、甲状腺功能减退症、甲状腺炎等各种甲状腺疾病服用西药疗效欠佳的患者，注重采用中医辨证施治方法，整体调节，使甲状腺功能逐步恢复正常。已成功治疗了近百名住院患者，同时还为医院其他科室提供了会诊等安全保障服务。

（二）科研和教学

建科之初，内分泌科即制定了"以发展科研学术为动力"的科室发展战略，积极组织申报国家自然科学基金、北京市自然科学基金、局级及院内课题等各项级别的科研课题，借助心血管内科这一强大的国家中医药管理局重点学科建设平台，结合既往糖尿病前期研究基础，初步确立了科室的未来研究发展方向。

在完成日常医疗工作同时，科室承担了北京中医药大学、首都医科大学等院校临床教学、实习及首都医科大学硕士研究生培养任务。

（三）护理工作

2014年4月内分泌科病房成立至今，一直由心血管内科病房护理团队承担病房护理工作，她们在具有30多年丰富护理工作经验、副主任护师赵爱纯老护士长的带领下，为内分泌科患者提供了优质的护理治疗服务；2015年2月通过医院竞聘，原急诊科护士长崔淑节（主管护师）接替了赵爱纯护士长的工作。

三、未来发展规划

对于未来发展，科室计划通过未来 4 年的建设，到 2018 年时，将内分泌科建成为职称、年龄、学历、人员梯队结构较为合理，临床业务范围涵盖内分泌专业常见病并涉及疑难病，门诊量较 2012 年提高 30%～40%，年出院300～400 人次，承担 1～2 项局级或省部级科研课题，每年承担4～10学时的中医本科临床教学任务，培养 1～2 名硕士研究生的临床科室，为申报国家中医药管理局临床重点专科奠定基础。到 2023 年，如垡头新院区建成，内分泌科门诊及病房业务将拥有更大的发展空间，努力达到门诊量及年出院人次将较 2018 年增加 60%～100%、承担 1 项国家级、2～4 项局/省部级科研课题、承担 10～20 学时的中医本科临床教学任务、培养 2～3 名硕士/博士研究生，争取申报国家中医药管理局临床重点专科。到 2033 年，垡头新院区运营管理日趋成熟，内分泌学/专科建设将会有更长足的发展，本科将有望发展成为学术梯队健全合理，具有专科专病门诊、病房、实验室、研究室等，可培养硕士、博士研究生，设有博士后流动站的较为系统全面的中医内分泌疾病医疗、教学、科研基地。

（易京红）

第七节　最美不过夕阳红
——综合科（老年病科）发展历程

综合科（老年病科）为院级重点专科，历经孙伯扬、张志真、钱英、梁秀凤、王慧英、白焰、张晓霞等几代人努力，深入挖掘整理祖国医学有关抗衰老的理论与实践，结合现代医学有关老年医学的研究成果，加以总结、发展、创新，形成一套集有关老年医学预防、养生、治疗、康复为一体的理论和实践体系。目前科室有全国名老中医 1 名，北京市名老中医 1 名。

老年病科成立于 20 世纪 70 年代，孙伯扬主任医师时为老年病科的中坚力量。孙老研制的特色中成药"醒脑延寿片"，用于动脉硬化性脑病，如高血压、脑供血不足，疗效显著。张志真教授参与和指导了老年病科的工作。张老研制了"神志宁""蚁皇口服液""蚁参护肝液"等制剂对治疗神经症、风湿症、糖尿病、慢性肝病及抗衰老有较满意疗效。

综合科创立于 20 世纪 80 年代，钱英主任为第一任主任。1988 年，梁秀凤主任医师任综合科主任。1989 年，王慧英任综合科主任。科室根据病房接触的疾病以老年病居多的情况，综合运用汤剂、针灸、按摩、中药泡洗及穴位外敷等杂合以治，突出中医特色。

1990 年，孙老研究成果荣获北京市中医管理局 1989 年度科技成果二等奖；1990 年孙伯扬主任医师被评为北京市重点学术经验继承名老中医。1993 年，白焰主任医师任综合科主任。白主任针对老年病及肿瘤患者常有心理疾患的问题，重视心理疏导、康复治疗，缩短了患者住院周期，减少了并发症。1993 年白主任托管老年病科，两科室合二为一。1999 年，孙伯扬教授有关治眩晕的研究成果荣获北京市科技进步三等奖。2000 年，张晓霞到综合科，此后任主任，大力发展了针灸学及神经内科学。2003 年非典期间，张主任带领综合科医务人员配合医院抗 SARS 工作。2006 年，张主任著《贺氏针灸三通法系列丛书》《全科医生实用中西医结合临床神经内科病学》，且先后获得北京市科技进步二等奖、三等奖。2009 年至今，王振裕主任医师任综合科/老年科主任，王主任发展了心血管疾病的防治，引入介入治疗，对危急重病的治疗和管理有了进一步的提升；还发展了老年病的康复治疗。2010 年，孙伯扬教授荣获北京中医药学会颁发的"中医药工作 60 年特殊贡献奖"。2012 年，张志真教授荣获第五批全国名老中医药专家学术思想继承工作指导老师。2013 年，由国家中医药管理局审批通过，成立孙伯扬名医工作室。2013 年，老年病科门诊重新挂牌。2014 年，由北京市中医管理局审批通过，成立张志真名医工作室。2014 年，老年病专科成为院级重点专科。在优势病种中风、眩晕（高血压病）、咳嗽等疾病的治疗上形成了集突出中医治疗特色、中医预防、养生与康复为一体的新的诊疗模式，疗效显著提高。同时在老年常见病的防治康复中，融入了前辈孙伯扬、张志真等名老中医的学术思想，以及他们研发的制剂、成果，综合科（老年病科）的发展日益加快。

（综合科 老年病科）

第八节 针药并用，心身同治，共筑温馨家园
——心身医学科发展历程

一、背景

（一）历史沿革

2012 年 7 月 12 日是令人难忘的，也是我们医院历史上值得记录的日子——心身医学科正式挂牌成立。

随着社会的发展，生活方式的改变，工作节奏的加快，各方面压力的增加，心理因素在疾病的发生发展过程中占有越来越重要的地位，各种情志疾病的发生比例逐年增高，躯体疾病和心理疾病的互相影响使得疾病更加复杂，对诊断和治疗也提出了新的挑战。在这种情况下，医学模式开始从单纯的生物模式向生物－心理－社会模式转换，心身医学由此产生。心身医学同时关注躯体和心理，并应用心身相关的理论研究人类的健康和疾病，具有重要的理论意义和临床实践价值。心身医学作为一个新兴学科，既是一个相对独立的学科，又与临床各科密切相关。

2000 年，在针灸科王麟鹏主任的大力支持下，张捷主任成立了抑

郁症专台门诊。经过 10 余年的临床实践摸索和不断总结，科室不断地发展和壮大，2007 年成为针灸中心二级科室，科室命名为"心身医学科"，2011 年成为国家中医药管理局"神志病"重点专科建设单位，2012 年成为一级科室正式独立运营。在院领导的大力支持下，科室人员由专台成立之初的 1 人，发展为由 1 名正主任医师、3 名副主任医师、1 名主治医师、2 名护士共 7 人构成的医疗团队。病种逐渐由单一化向多元化迈进，除焦虑症、抑郁症、强迫症还有各种躯体疾病导致的情绪障碍等。在完成门诊日常工作的基础上，我们还负责全院会诊，以及北京市联络会诊。在心身疾病的治疗中突出中医特色优势，完善并形成中医诊疗方案。在业内具有良好的声望，并以良好的临床疗效受到患者的好评。

心身医学科不仅肩负着综合医院精神心理问题的识别与治疗，而且还要为临床医务人员提供心身医学基本技能的培训，使其获得有效的医患沟通技巧，建立职业化的医患关系。关注医务人员的心身健康，开展健康科普讲座，宣扬中医治未病的理念。心身医学科虽然是一个年轻的科室，却也是一个充满活力的、有着广阔的发展空间及前景的科室。

（二）科室文化

心身医学科遵循祖国传统医学"天人合一""以人为本"的经典理论，以北京中医医院针灸科前辈医家王乐亭、周德安治疗精神疾患的精髓为基础，创立了以针灸为主、针药并用、中西结合、心身并治的中医特色诊疗模式，以改善和提高精神心理疾病患者生存质量为目的。我们并不将人作为躯体，或作为系统、器官、组织、细胞的集合体对待，而是把传统医学、现代医学、心理学及社会学相结合，注重精神活动对躯体疾病的影响，关注人所处的社会环境通过精神作用与人躯体疾病的关系。学习用生物－心理－社会医学模式诊疗每一位患者，关注心理社会因素在疾病的发生、发展、转归中的作用，努力恢复患者躯体与心理的和谐状态。秉承"医乃仁术"的古训，在医疗服务中尊崇"以人为本"

"以患者为中心""医生本身也是药"的服务理念，给予患者的既有躯体疾病的治疗，也有心灵创伤的抚慰。开展形式多样的系列科普讲座，创建短信互动平台，定期与患者沟通，提高了患者的信任度和治疗依从性。在人文方面，我们展开"爱心接力"活动，组织患者志愿服务。让医生的爱心如种子般播撒患者心中，生根、发芽，并一步步传递下去，收获温暖，传播正能量，医患携手共筑温暖和谐的家园。

二、现状

在医疗方面，心身医学科主要承担门诊心身疾病的识别、诊断和治疗工作。治疗方法包括药物（中药、西药）、以针灸为主的中医特色治疗、心理咨询（个体、团体）。日平均门诊量 300 余人次。其次，心身医学科还负责全院各个科室精神相关疾病的会诊工作，年会诊量大约 400 人次。在此基础上，心身医学科不断地对心身疾病中医诊疗方案进行优化，实施优势病种临床路径方案，注重突出中医诊疗特色和名老中医传承，如特色技术"针刺王氏五脏俞加膈俞治疗郁病""电针百会、印堂穴治疗郁病""周氏调神法治疗不寐病""走罐治疗实证型郁病"已成功运用于临床，并辐射至其他综合及社区医院。由此形成了以中医治疗为主的整体治疗模式，并对郁病患者进行以针灸为主的中医特色疾病管理模式。

在做好名老中医经验传承的基础上，心身医学科积极引进心身疾病治疗的新技术。心身医学科创建之初得到北京大学第六医院罗和春教授的帮助，十余年来不论在精神疾病的诊断治疗上，还是科室人才培养上，罗老都给予了悉心的指导。我科作为唯一的中医院科室于 2003 年成为北京联络会诊网络的核心成员。与多家医院合作处理综合医院患者的心理卫生问题；辅助协调医患、医护关系；对非精神科医护人员进行精神病学基础培训；就综合医院与精神科有关热点问题开展专题讨论以及合作进行相关临床研究。

在新技术应用方面，建立独立的心理测查室，为患者提供全面的心理状态的评估，并保证安静、安全的评估环境。增加必要的办公电子设备及必要的网络平台，增加生物反馈治疗仪、精神压力分析仪等设备，开展更多地治疗项目，帮助患者缓解精神上的痛苦。我们针对不同患者的不同需求，新开展了个人心理治疗、团体心理治疗、八段锦治疗技术，得到了患者的好评。

在科研方面，开展了10余项课题研究，其中国家级课题3项，首都医学发展科研课题1项，正在申报项目1项，发表学术论文30余篇。

传承名老中医的学术思想，完成《实用中医临床情志病学》的编写并出版。

在教学方面，培养研究生近20名，并在住院医师培训中开展了"心身医学的基本技能"讲座。积极开展继续医学教育，定期举办"中医神志病专科培训班"、专题讲座及国内外的学术交流会，在国内相关医院进行技术培训与学术交流。为临床医务人员提供心身医学基本技能的培训，使其获得有效的医患沟通技巧，建立职业化的医患关系，并通过"巴林特小组"活动，关注医务人员的心身健康，在院内职工中开展了"职业化医患关系的新视角"讲座，预防职业倦怠的发生。2014年承担了国家卫生和计划生育委员会中医、中西医结合类住院医师规范化培训"十二五"规划教材《医患沟通技巧》的主编工作。

在宣传影响力方面，将成熟有效的优势病种治疗方案推广至二级医院及基层医院；组织其他中医系统相关科室进行联络会诊。继续扩大目前已形成的复兴医院针灸科、中西医结合医院心理科及针灸科、清华大学附属华信医院中医科、平谷中医院、北京第二医院及社区医院等的中医情志疾病联络网体系。制定中医情志疾病科普讲座手册，每月进行一次健康宣教公益讲座。参加《中华医药》，BTV《健康北京》之《霜降化秋寒》节目录制，《央广健康》之《京城名医》节目录制，扩大中医文化宣传范围。

在人才梯队方面，目前心身医学科医疗团队有博士研究生1名，硕士研究生3名，本科3名，护师2名。科室主任张捷，为首都医科大学硕士生导师，主任医师，国家中医药管理局重点专科－神志病科学术带头人，北京市中医药管理局Ⅰ类"125"优秀人才，中华医学会心身医学分会第五届委员会委员，北京医学会心身医学分会副主任委员，第五届首都十大健康卫士候选人，第二届首都优秀中青年中医师。2011年她带领的心身医学科成为国家中医药管理局"神志病"重点专科。她重视科室人员的专业培训，经常选派科室相关人员参加精神卫生专科培训班、心理治疗机构培训班、综合医院萨提亚培训班、巴林特医师自我服务培训班，学习专业知识。

三、展望

心身医学科在未来的发展中，一方面将继续秉承"针药并用，心身同治"的专业特色，另一方面将引进国际先进的心身疾病治疗技术，结合综合医院患者的特点，探索更加有效的治疗方法和手段。通过采用科室间联络会诊的新的工作模式，扩大心身医学在临床上的治疗和研究范围，不断提高临床疗效，增加优势病种的数目；同时扩大科室规模，加强基础设施建设，增加硬件设备，开设日间病房。在做好临床工作的同时，积极开展国际国内交流，加强科研工作，开展中医神志病科优势病种的中医证候研究，对针灸治疗神志病的特色疗效机制进行探讨，丰富神志病学的理论内涵和外延；进一步加强教学工作，针对不同人群进行不同层次、不同内容的教学工作。针对医学生，要增加其对心身医学的兴趣和了解，进行心身医学基本知识和基本技能的培训；针对临床各科医务人员，要提高其对心身疾病的识别和诊断水平；针对患者，要进行科普教育工作，增加患者对心身疾病的了解。在人才梯队建设方面，采用培养和引进的两种渠道，为高层次青年人才的发展搭建平台，培养一支过硬的心身医学专业人才队伍。

心身医学科作为一个独立的科室，成立的时间并不长，但良好的临床疗效和患者的口碑显示出她的巨大的潜力和生命力。未来的道路还很长，也会有困难和挫折，但我们坚信有祖国医学的深厚理论为基础，有众多医家的临床经验为指导，有先进的科学手段和技术为辅助，有心身医学科各位医务人员的努力，我们一定会把北京中医医院心身医学科建

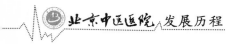

设成为国内心身医学领域的领先科室。

（张　捷）

第九节　调肝养肝，抗击感染
——感染科发展历程

一、背景

（一）历史沿革

感染科成立于 2004 年，是在肝病科的基础上成立和发展起来的。在医院建院初期，由于北京中医医院内科在治疗肝病上较有特色，故于 1957 年 5 月在内科基础上成立了肝病组，同时设立肝病专家门诊。1958 年初成立肝炎病房，收治重症肝炎患者，由关幼波、王鸿士医师任指导，床位初始为 20 张，后扩大规模达 42 张。1969 年初因危房改造，床位缩减，加上 1969 年底战备需要等特殊原因，肝病组及肝病病房被迫取消。但这一段时期内，肝病科已先后培养了关幼波、王鸿士、钱英、李乾构、危北海等一批现代名医，这些人相继走上领导岗位，在北京中医医院乃至整个中医界成为举足轻重的人物。

1972 年肝病组重新得到恢复，与此同时，医院调整了方针政策，肝病组主要承担肝病的中医门诊防治任务，同时要做好继承工作。医院和科室相继为关幼波、王鸿士等名老中医选配了助手和徒弟，并对老中医的临床经验进行总结。1979 年 1 月《关幼波临床经验选》等专著的出版发行，在学术界影响极大，为中医治疗肝病在国内外奠定了领先的学术地位。与此同时，肝病科也培养了大批临床技术骨干。1979 年 1 月 23 日关幼波的肝病辨证论治诊疗程序被输入计算机，正式投入门诊使用。对于关幼波治疗肝病的电脑"专家系统"在国内的问世，国内外新闻媒体进行了大量报道，并被拍成《电脑医生》科教片，在海内外放映。其影响之大，意义之深远，堪称为中医走向现代化的里程碑。到1984年底，"电脑医生"——关幼波诊治肝病的"专家系统"已先后在全国30余个单位为患者提供服务。

1984年肝病组从内科系统中独立，成立肝病科。为医院的一级科室，设有独立的药房和护士抽血检查站以及挂号、收费室，并有自己颇具特色的检验检测项目，成为中医院的特色科室。进入20世纪80年代后，肝病科已初具规模，在医、教、研各方面全方位发展。不仅在科研上有所建树，有多项研究成果相继在北京市科学技术委员会获奖，研制了院内制剂如健脾疏肝丸、滋补肝肾丸、解毒养肝颗粒、滋肾柔肝冲剂等。还开始了硕士研究生培养教育，成为北京中医医院最早开始硕士学位培养的科室。1980年9月，关幼波导师与北京工业大学联合招收了第一名硕士研究生边德英，研究电子计算机在中医肝病诊疗系统中的人工智能问题。该生于1983年毕业，为关幼波治疗肝病的电脑"专家系统"的问世做出了卓越贡献。在此以后，关老又分别在1986年和1990年相继招收了徐春军、刘敏两位硕士研究生。他们毕业后均被留在肝病科工作，现已成为科室的学科带头人和骨干力量。

为适应新形势下防治传染病的需要，2004年医院在肝病科的基础上成立感染科，为医院一级科室，徐春军任感染科第一任主任，刘汶任感染科第二任主任，孙凤霞任第三任主任。肝病科（组）、感染科先后担任科主任（组长）的有：危北海、陈增潭、关幼波、高育华、赵伯智、王国玮、徐春军、刘汶、孙凤霞。

1985年王鸿士去世。

2005年关幼波去世。

2013年陈增潭去世。

2010年北京市中医管理局关幼波名老中医研究室成立。

2012年北京市中医管理局王鸿士名老中医研究室成立。

（二）科研与发表论文专著及获奖情况

肝病科（组）工作人员技术力量雄厚，多人担任过北京市中医学会、中西医结合学会肝病专业委员会的主任委员、副主任委员、委员等职，先后有4人获国务院特殊贡献津贴。已逝世的关幼波与王鸿士为中医肝病界的泰斗，他们为中医治疗肝病所做的贡献已载入史册。在近60年的发展过程中，感染科以继承促发展，先后作为首席承担国家"六五""七五""八五"攻关课题4项，承担其他部级、市级及局级课题10余项，先后获得国家、部、市、局级科研成果奖、科技进步奖近20项，编写学术专著10余部，在国内外杂志上发表论文100余篇。

主要获奖情况：①1981年，关幼波肝炎辨证论治电子计算机诊疗程序获北京市科技进步一等奖。②1983年，"六五"攻关，中药解毒养肝膏治疗慢性乙型肝炎获北京市科技进步三等奖。③1987年，中医中药治疗慢性乙型肝炎获北京市科技进步三等奖。④1990年，中药复肝33号治疗慢性乙型肝炎两期161例临床分析获北京市中医管理局科技成果二等奖。⑤1991年，"七五"攻关，乙型肝炎治疗的临床和实验研究获国家中医药管理局科技进步三等奖。⑥1996年，软肝煎治疗乙型慢性活动性肝炎及抗肝纤维化的理论、临床及实验研究获国家中医药管理局科技进步三等奖。⑦滋肾柔肝冲剂治疗慢性乙肝肝纤维化的临床及实验研究，1997年度，北京市科委技进步三等奖。⑧1997年，芪龙方防治胃癌前病变的实验研究获北京市科技进步奖三等奖。⑨2006年度，医学博士丛书《肝病》获中华中医学会优秀论著一等奖。⑩2011年，健脾消胀冲剂对上消化道动力作用机制的研究获华夏医学科技奖三等奖。

二、现状

目前感染科已发展为北京市综合医院中唯一的人员、时间、诊室、设施固定的传染病科室，是发挥中医特色治疗肝病最为典型的科室，是迄今为止北京市中医治疗肝病门诊量最大的科室。目前拥有徐春军、王国玮、孙凤霞、刘汶、苏经格、刘敏、赵博智、齐京、戚团结、李杰等十数位副高职称以上肝病专家。他们继承了两位大师的学术思想和经验理论，在临床中又有所发挥，形成自己的学术特色，临床诊疗经验丰富，医术精湛，深受广大患者的欢迎。在治疗慢性乙型肝炎、慢性丙型肝炎、早期肝纤维化、肝硬化并发症、脂肪肝等方面疗效显著，尤其对于肝炎炎症的康复，疗效更为显著。对于对病毒的抑制和并发症的控制，中医药疗效也与西医互补，成为肝病治疗的一大亮点。

感染科设立有独立的肝病门诊、药房、挂号室、肠道门诊、肠道化验室、B超室及临床检验科。现拥有主任医师7名，副主任医师3名，主治医师1名，护士4名。其中博士2人，硕士6人，学术带头人1人，学科带头人1人，技术骨干4人，硕导3人；日门诊量达250余人次，年门诊量6万余人次；药房工作人员2人，日调剂量达1100余剂；B超室超声设备1台，工作人员1名，日检查量达30余例。近3年我科成功申报北京市中医管理局课题3项，国家中医药管理局项目1项，发表论文10余篇，获华夏医学科技奖三等奖1次，培养全国优秀中医临床人才2名，全国优秀传染病中医临床人才2名，北京市"125"人才4名，北京市"十百千"人才3名。

科室拥有关幼波、陈增潭等名老中医自行研制的院内制剂，如健脾疏肝丸、滋补肝肾丸、解毒养肝颗粒、滋肾柔肝冲剂等。这些制剂价格便宜，疗效显著，服用方便，深受广大患者欢迎。近几年来，在继承名老中医经验的同时，肝病科又积极引进了病毒的基因扩增技术及其他最新的科技方法来检测病毒定量，可及时准确地了解中医中药治疗慢性肝病的疗效和患者的病情变化。

近年来感染科以继承和发展名老中医学术思想和临床经验为基础，以科研创新为导向，以提高临床疗效为目标，重视古今结合、中西医结合，将感染科发展成为集医、教、研为一体的中医特色鲜明的临床科室。在此基础上先后成立了国家中医药管理局"危北海名医工作室"、北京市中医管理局"关幼波名医工作室"和北京市中医管理局"王鸿士名医工作室"，进一步继承和发展了关幼波十纲辨证及痰瘀、气血、虚正学说，陈增潭毒邪内伏、正气虚损、气血失调慢性肝炎三病机论点及扶正、祛邪、调理气血三结合治疗原则，钱英乙癸同源、肝肾同治等中医治疗肝病思想，丰富和发展了中医学治肝思想宝库。

现任科主任孙凤霞主任，医学博士，中西医结合主任医师，北京中医药大学兼职教授，硕士研究生导师，是国家中医药管理局第三批优秀临床人才，北京市中医局"125"Ⅰ类优秀人才，北京市卫生系统高层次卫生技术人才培养计划"215"学科骨干。同时，孙凤霞也是北京中医药学会肝病专业委员会主任委员，北京中西医结合学会传染病专业委员会秘书长，中华中医药学会肿瘤分会委员，世界中医药学会联合会肿瘤外治专业委员会常务理事。参加工作以来，孙凤霞在核心期刊发表论文40余篇，先后承担北京市级课题3项，参加国家级课题4项，作为分课题负责人参加国家"十一五""十二五"传染病重大专项课题。她从事中西医结合诊治肝病工作20余年，擅长诊治各种原因的肝病如病毒性肝炎、自身免疫性肝炎、药物性肝炎、酒精性肝病、脂肪肝、肝硬化、肝癌、各种原因黄疸等，主张中西结合，辨证施治，强调个体化治疗。

现任护士长田秀霞，大专学历，主管护师。

三、未来发展规划

（一）科室管理规划

制定科室五年发展规划及年度工作计划，制定慢性病毒性肝炎中医临床路径。设置科室管理小组，规划、指导和协调中医医疗、科研、教学等工作快速有序地运行，拟定各类中医医疗、健康宣教等科室宣传工作。

（二）学术研究方向规划

1. 益气活血法在肝病防治中的应用。

感染科在临床研究方面将继续围绕"益气活血"法在慢性肝病中的治疗作用机制及治疗效果，在体现中医治疗特色的同时，借助现代科学方法，突出客观、标准、规范、量化的现代科学理念，完善"益气活血"法对慢性肝病气虚血瘀证患者肝功能、免疫生化、病理生理学改变及生活质量等具体疗效的研究方法。实验室研究方面将利用最新的检测手段，从分子学、细胞学、基因层面等微观领域对"益气活血"法干预后动物模型的病理生理学机制进行研究。

2. 化痰通络解毒法在慢性肝病治疗中的应用

在临床研究过程中，继续采用现代科学技术方法，对"化痰通络解毒"法治疗慢性肝病患者的疗效和作用机制进行研究。利用肝脏穿刺病理检查、门脉压力测定等血流动力学检测、炎症介质和免疫指标测定等先进临床检测手段，对肝炎患者肝纤维化进展的病理生理学机制以及痰瘀理论与肝纤维化的联系进行深入研究。采用先进检测手段来探讨"痰瘀阻络"对慢性肝病的发生发展产生的重大影响，以及应用化痰通络中药对慢性肝病治疗的靶向作用机制。

3. 调气和血、疏肝解毒、祛湿化痰治疗各种原因黄疸

黄疸往往提示肝病病情加重。胆汁淤积及肝衰竭患者黄疸消退困难，关幼波教授提出了"治黄必治血，血行黄易却；治黄需解毒，毒解黄易除；治黄要治痰，痰化黄易散"的独特见解。肝病科总结关老治黄经验，确立了"调气和血、疏肝解毒、祛湿化痰"的治黄法则，应用于临床，屡获疗效。

4. 继续发扬中医治疗优势，开展中医特色疗法

继续发扬优势病种病毒性肝炎、肝硬化和脂肪肝的中医治疗优势，在常规疗法中药饮片及中成药的基础上积极开展中医特色疗法。

5. 积极申报重点专科建设

力争5年内建设国家及北京市重点学科和重点专科。加强临床科研创新，近3年来已成功申报北京市中医管理局课题3项，国家中医药管理局项目1项，目前在研局级课题2项，国家级课题1项。发表论文10余篇，获华夏医学科技奖三等奖1项，逐步建立在全国独树一帜的科研教学体系。

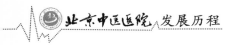

（三）健全人才队伍，做好人才梯队建设

形成一支结构合理、临床科研水平一流、具有创新与传承意识的人才梯队，拥有数名在国内学术团体担任重要职务的知名的临床科研专家及领军人物；引进科研创新人才；利用国家及北京市人才工程平台鼓励参加师承学习、在职研究生学习、进修学习及继续教育；优化学术团队的知识结构、技术结构、学历结构；建立"竞争、开放、流动"的人才管理模式，培养选拔一批学术水平高、科研能力强、临床水平一流的人员作为学科骨干，作为学科带头人，作为学科领军人物的后备力量。

（戚团结）

第十节　创（疮）传承之特色，扬（疡）外科之美誉
——疮疡科发展历程

一、背景

（一）科室建立之初到现在发生的重大事件

北京中医医院外科始建于 1956 年。现代中医疮疡外科可分南北两派，北派重镇首推北京，代表医家有三：赵炳南、房芝萱、王玉章。建院之初，这三人均在北京中医医院外科从事临床工作，其丰富的治疗经验流传至今。他们为我们留下了大量的外用制剂和行之有效的治疗方法。在他们之后的诸多医家，如吕培文、杨焕杰、董建勋等，在继承中不断创新，最终形成了自己的特色。

我科在中西医结合治疗疮疡病、糖尿病足、周围血管病、乳腺疾病方面有独特的治疗手段以及较好的疗效。

（二）科室文化及队伍建设

目前学科形成了稳定的发展方向：中医药防治周围血管病的临床及

基础研究；传统中药制剂剂型改革与含毒中药安全性及临床规范化研究；传统外用中药促进慢性难愈性皮肤溃疡愈合的血流动力学改变及分子机制研究。

科室拥有许多传统内服及外用中药制剂和特色疗法。内服药：舒脉胶囊、消癣合剂、内消连翘丸、益肾温脉胶囊等；外用药：紫色消肿膏、芙蓉膏、铁化膏、黑布化毒膏、化毒散、芙蓉散、甲字提毒粉、甲捻、化腐生肌散等。外治法：中药溻渍法、中药清消敷贴法、中药化腐清疮法等。

具有较完备的多项周围血管检查手段，并引进了血管工作站，使外周血管疾病的无创检查处于先进水平。近年开展了介入治疗周围血管病、自体骨髓干细胞移植术等，实现了中西医结合的一体化诊疗，为不适合或已失去血管转流手术条件的患者带来了更多希望。红纱条及回阳生肌纱条等多种药物配合使用，对难愈性皮肤溃疡的愈合有着良好的促进作用。多年来我科在治疗糖尿病足方面积累了丰富的经验，同时进行了大量基础研究，对糖尿病足的中医辨证治疗以及外科手术治疗进行深入的探讨，形成了独有的治疗方案。从而形成了外周血管疾病的多元化治疗体系，大大提高了血管疾病的临床疗效。

我科以现有的国家级疮疡病重点学科、重点专科和国家中医药管理局中医疮疡"生肌理论"研究室为核心，以北京中医科学院临床基础实验中心的公共实验平台为支撑，建设了北京中医疮疡病研究所。下设临床研究平台（门诊、病房、图书资料检索中心、专科检查室、疮疡重症监护中心、疮疡病特色技术治疗室）、基础研究平台（疮疡病名医传承研究室、疮疡病生肌研究室、疮疡病病理生理研究室、疮疡病中医特色方药调配研究室）。在编25人，其中医生11人，护士13人。高级职称4人，副教授1人，硕士研究生导师1人。博士学位1人，硕士学位7人。国家级名老中医1人，第四批全国老中医药专家学术经验继承工作学术继承人3人、北京市老中医药专家学术经验继承工作学术继承人1人。

（三）取得的主要成绩

目前我科为卫生部国家中医外科临床重点专科、国家中医药管理局中医疮疡科重点学科、国家中医药管理局中医外科重点专科、北京市中医外科重点学科、北京市中医外科重点专科。在医院的支持下，一批有为的年轻医师在专家的带领下积极开展科研。研究内容包括传统外用制剂的剂型改革、外用中药促进创面愈合的机制研究、疮疡病及糖尿病足的中医辨证研究、传统外治法在糖尿病足的治疗上的应用研究等。目前，科室培养了 10 余名硕/博士研究生，较好地继承了外科名家的学术思想，并负责附属医院中医外科的教学及临床实习工作，使中医外科得到完整的传承。

二、现状

（一）医疗工作

1. 临床工作

为进一步提升临床工作效率，科室更新了陈旧设备。在设备更新后科室临床工作效率得到很大提升。数据统计显示：2013 年科室总收入 2173.8 万元，较 2012 年同期增长 34.4%。其中医疗收入 762.6 万元，增长 27.6%。全年病房开放床位 35 张（含常年加床 2 张），病房共收治患者 617 人次，增长 38%。完成手术 313 例，其中急诊手术 16 例。重症抢救 13 例，成功 12 例，成功率达 92.3%。全年病房平均周转率 1.15，平均使用率 95.04%，增长 6.3%。平均住院日缩短至 15.22 日，下降 25.7%。全年门诊量（1~10 月）55767 人次，增长 41.6%，平均月门诊量 5577 人次。

斥资引进最新款外周血管工作站，并邀请相关专业人士对我科全体医护人员进行培训，现我科医护工作者均可独立行外周血管检查。

跟进计算机疮疡外科资料库工作，对外科常见病的诊疗常规、42 种外科传统制剂、6 种传统外治手法及有关临床图片等进行整理编录，纳入计算机资料库。

确定丹毒、脱疽、臁疮为我科三大优势病种。选取臁疮及脱疽

（动脉硬化闭塞症）进入临床路径，并制定严密的纳入标准及诊疗护理措施。

临床路径的实施对患者治疗方案、费用投入、疾病复发等方面均有所改善。脱疽：患者住院总费用较前降低 24.61%，中医诊疗总费用增高 5.59%，平均住院日减少 41.7%，31 天再住院率下降 4.72%。臁疮：患者住院总费用较前降低 21.7%，中医诊疗总费用增高 6.98%，平均住院日减少 31.4%，31 天再住院率下降 5.27%。

2. 与协作单位的协作建设

我科 2013 年接受远郊及外省市同行进修医护人员共 16 人次。派出科室医护人员外出指导 14 人次。并定期安排医师去顺义、平谷、密云、怀柔、昌平等远郊 5 个区县及社区开展诊疗活动，推广中医药外治法的运用。

（二）新技术运用情况

1. 结合先进光学技术探讨慢性皮肤溃疡中医临床疗效提升系统研究

基于慢性皮肤溃疡宏观表现，应用具有非接触、无创伤、高灵敏、可重复等优点的光学技术，从大体形态、微观形态、物质基础三个方面监测慢性皮肤溃疡疮面及疮周微观形态和物质基础的演变过程，尝试建立定量评价指标，解决目前慢性皮肤溃疡只有主观描述评价的缺陷，初步建立客观的慢性皮肤溃疡诊断及证候评价标准和疗效评价标准。

2. 点状植皮、蚕食清疮治疗等外科技术的规范化应用

（1）点状植皮。点状植皮是将小皮片以间距 1 毫米的标准植于肉芽疮面，使皮片深层与肉芽底部紧密接触的技术。疮疡科从中医辨证出发，以中西医结合治疗为手段，应用传统中药制剂脱腐生肌，配合点状植皮技术，在治疗慢性难愈性皮肤溃疡时大大提高了皮片的存活率，促进了疮面的愈合。

（2）蚕食清疮。蚕食清疮作为一种独具特色的中医传统外科技法，在北京中医医院中医外科已有近 50 年的应用历史。蚕食清疮由北京中

医医院中医外科创始人——京城名老中医房芝萱、王玉章等创立，并经其弟子、北京中医医院中医外科学术带头人吕培文主任医师总结推广，在临床治疗慢性皮肤溃疡上取得了显著疗效，保肢率可达到90%以上。

3. 经穴注射骨髓间充质干细胞联合中药治疗下肢缺血性疾病的疗效研究

辨证循经注射骨髓干细胞联合中药治疗下肢动脉缺血性疾病，将中医学与干细胞学有机结合起来，集经络、骨髓干细胞和中药的治疗作用于一体，对改善下肢缺血患者的临床症状及体征具有显著作用，能减少下肢缺血性疾病患者的截肢率、致残率，是骨髓干细胞注射方法上的创新，是中西医结合 1 + 1 > 1 的典范。我们进行了基础实验研究，研究结果表明经穴注射比传统注射方法有效，在此基础上，我们初步探讨了经穴注射骨髓干细胞改善血量的机制。临床与基础研究相结合，为传统中医药学与细胞生物工程有机结合提供依据。最终我们确立并制定骨髓间充质干细胞注射治疗下肢缺血性疾病的中医临床诊疗方案和疗效评定标准，并且在此基础之上，总结完成中医理论指导下的经穴注射骨髓间充质干细胞的科学内涵。新方法的应用使不少患者免于截肢，提高了患者的生活质量，减轻了患者及社会的负担。

（三）科研方面

表 2 - 1　疮疡科科研项目

编号	负责人	项目来源	项目名称	项目编号
1	董建勋	科技部	中药外用制剂朱红膏安全性及应用研究	2008BAI53B085
2	董建勋	国家自然科学基金	从"阳生阴长"探讨回阳生肌散对慢性皮肤溃疡愈合血管形成相关调控因子的作用机制	81072808
3	刘清泉	国家自然科学基金	基于"祛腐生肌"理论治疗慢性皮肤溃疡的光学评价研究	61361160416
4	董建勋	北京市教育委员会	回阳生肌膏促进慢性皮肤溃疡组织血管新生的分子机制	KM201110025023

续表

编号	负责人	项目来源	项目名称	项目编号
5	徐旭英	北京市自然科学基金	经穴注射骨髓间充质干细胞联合中药提高细胞归巢率及活性的作用	7122084
6	董建勋	北京市科学技术委员会	朱红膏治疗慢性皮肤溃疡蓄积汞的临床安全性研究	Z121107001012103
7	徐旭英	北京市科学技术委员会	回阳生肌膏治疗糖尿病足溃疡的适应证和临床疗效研究	Z131107002213117
8	杨焕杰	北京市中医管理局	超细化复方化毒膏治疗急性肿疡的临床观察及部分机制探讨	JJ2001 - 28
9	贾连城	首都医学发展科研基金	回阳生肌膏治疗慢性难愈性溃疡的临床研究及部分机制探讨	0211106
10	丁毅	北京市中医管理局	分期应用中药溻渍法干预治疗糖尿病足促进疮面愈合的临床研究	JJ2003—8
11	董建勋	北京市中医管理局	舒脉胶囊对早期动脉硬化闭塞证形态学及细胞分子机制的干预作用研究	JJ - 2005—13
12	牛晓晖	北京市中医管理局	芙蓉散拮抗阳性肿疡炎性介质分子机制研究	JJ - 2006—21
13	王伏声	北京市中医管理局	疮疡色诊辨证标准化的研究	JJ2007—027
14	董建勋	北京市中医管理局	辨证循经注射自体骨髓干细胞治疗下肢动脉缺血性疾病的疗效及生物学基础	JJ2007—026
15	徐旭英	首都医学发展科研基金	朱红膏治疗下肢慢性难愈性溃疡的疗效与下肢血运相关性的研究	SF - 2007—Ⅲ—27
16	康煜冬	北京市中医管理局	辨证应用生肌三法对慢性皮肤溃疡疮面形态及炎症介质的影响	WZF2012—13
17	徐旭英	北京市中医管理局	回阳生肌膏对慢性皮肤溃疡形态及促愈因子的影响	WZF2012—02

编号	负责人	项目来源	项目名称	项目编号
18	董建勋	北京市中医管理局	基于慢性皮肤溃疡宏观表现与光学技术的诊断与证候评价标准研究	WZF2012—21
19	徐旭英	北京市中医管理局	回阳生肌膏改善局部缺血及乏氧耐受性促进糖尿病足愈合的研究	JJ2013—03

（四）教学方面

表 2 - 2　疮疡科教学项目

编号	负责人	项目来源	项目名称	项目编号
1	董建勋	首都医科大学	《中医外科学》教材体例修订及课件制作	06JYY74
2	徐旭英	首都医科大学	临床型教师在不同教学过程中的角色转换与教学技巧交流	1001363036
3	王伏声	北京中医药大学	中医院校外科教学中手术能力培养的节点质量控制	XJY13045

（五）人才及其他方面

表 2 - 3　疮疡科人才

编号	负责人	项目来源	项目名称	项目编号
1	徐旭英	国家中医药管理局	王应麟学术经验继承人	无
2	丁毅	国家中医药管理局	柴松岩学术经验继承人	无
3	王伏声	国家中医药管理局	柴松岩学术经验继承人	无
4	朱艳萍	北京市中医管理局	吕培文学术经验继承人	无
5	王伏声	北京市中医管理局	"125"人才	无
6	徐旭英	北京市卫生局	"十百千"人才	2012 - 18
7	徐旭英	北京市卫生局	"215"人才	2013 - 3 - 080

三、未来发展规划

完成本学科的古代和现代文献资料的系统整理，建成文献数据库；

初步界定本学科的内涵、外延，规范本学科的名词术语和病证名。加强中医、中药的特色服务建设，积极开展专科特色中医服务，针对我科病种特点，充分发挥生肌三法（回阳生肌法、化腐生肌法、活血生肌法）优势，全方位、立体式提高整体中医水平。整理本专科前期病种建设成果，本着疗效、安全、突出中医药特色、经济的原则，制定 3 个中医优势疾病诊疗方案，实施 1 个临床路径，并结合临床反馈进行适当完善。

开展学科优势病种中医证候研究，规范优势项目，建立相应诊疗体系；以"疮疡生肌理论及应用"研究室为依托开展中药对疮疡促愈机制的系列研究并进行临床病案总结。

通过每年引进素质好的本科生、专科生或调入确有专长的实用型人才不断充实我科的人才队伍；聘请院内外专家坐诊、讲学，指导手术及其他业务，尽快提升我科年轻队伍的业务技术水平；制定政策及奖励机制，鼓励职工自学成才；选送思想品质好、业务基础强、具有开拓精神的中青年技术人员去专科医院进修学习；注重业务学习，定期开展专题讲座，定期进行"三基"知识考试，定期开展技术操作考核、比赛等形式，逐步提高医务人员的理论与实际水平。通过五年的努力，逐步形成一支作风严谨、医德高尚、技术精湛的技术人才队伍。

现代化的发展，除了人才培养与管理手段等重要内容以外，还须有先进的设备，必要的、符合发展的各项仪器设备购置与技术进步是相辅相成的。为提高我科综合竞争力，未来 5 年，科室有必要投入大量的经费充实我们的医疗设备，更好地服务于临床。

（徐旭英）

第十一节　中西并重，扶正祛邪
——肿瘤外科及普外科发展历程

一、背景

北京中医医院组建于 1956 年，中医外科是其重要的组成部分，代表医家有 3 人：赵炳南、房芝萱、哈锐川，北京当代中医外科医家多传自此 3 人。

（一）科室历史发展

20 世纪 70～90 年代，随着中西医结合事业的蓬勃发展，以李维藩、卢世莹、谭祯强、吴信受、孙福尧、张桂良、吕培文、刘家放、宋孝瑜、彭勃为代表的中西结合外科人才开创了北京中医医院中西医结合外科工作。1977 年建立外一病房，1978 年建立外二病房，提升了中医医院外科的综合医疗水平，手术能力、手术范围的拓展和对急危重症患者的救治能力得到了提高。外科开展了对急腹症的中西医结合治疗，并且开展了胸外科、泌尿外科手术。这一时期的科主任有李维藩、卢世莹、谭祯强、吴信受；护士长有李培廉、焦玉玲、王秋玉、王信文、韩媛媛、矫东霞、赵国英。

20 世纪 90 年代末期，经过刘家放、宋孝瑜、杨焕杰等的努力，外科开展了以腹腔镜胆囊切除、无张力疝修补为代表的微创治疗。

1992～1995 年，中医外科独立成为外二科。外一科主任为吴信受、谭祯强；外二科主任为张金茹、吕培文，护士长为葛新燕、赵娟。

1996～2002 年，外一科、外二科人员合并，统一管理，科主任为吴信受、吕培文、刘家放。护士长为王信文、矫东霞。

2003 年 9 月，非典过后医院重张，外一、外二划分病种，外一病房搬至病房九楼，负责收治普外科、泌尿外科及胸外科疾病，外二病房负责收治周围血管疾病、疮疡类疾病。外科主任为杨焕杰，副主任为贾连城、鞠上；外一护士长为矫东霞、尚悦；外二护士长为王蕾。

2007年~2011年，外科主任杨焕杰兼外二科主任，吴承东为外一科主任。外一护士长为尚悦、石春红；外二护士长为王蕾。

2012年取消大外科编制，外一科、外二科各自独立成科，外一科负责收治普外科、泌尿外科及胸外科疾病，不仅保持了原有手术能力、手术范围和对急危重症患者的救治能力，还规范了高龄患者围手术期的综合维护，将腹腔镜技术应用于腹腔探查、急诊胆囊切除等手术。外一科主任为吴承东；护士长为石春红。

2013年3月普外科（外一科）独立成科，与泌尿外科（外四科）、胸外科（外三科）正式分离。2013年6月，吴承东、张洪海、东浩等将腹腔镜技术应用于结、直肠癌等疾病的手术治疗。外一科主任为吴承东；外一病区护士长为石春红。

2015年1月1日医院正式成立肿瘤外科、乳腺科，与原有的普外科、泌尿外科及疮疡外科共同组建形成大外科，成立外科教研室，并引进著名外科专家路夷平教授担任大外科主任兼肿瘤外科主任，大外科护士长为徐国丽。路夷平主任带领肿瘤外科及普外科团队开展了多项新技术、新业务，先后完成的肝癌精准切除术、肝门胆管癌切除术、根治性胰十二指肠切除术、腹腔镜下超低位直肠癌切除保肛术、腹腔镜下巨大造口疝修补术、腹腔镜下食管裂孔疝修补术等多个手术，均为北京中医医院建院以来首次开展的高难度手术，不管是疾病的病种范围还是疾病的难度系数均有较大范围的提升；除开展新技术、新业务外，我科还创办成立了北京中西医结合学会肿瘤外科专业委员会，路夷平教授担任首届主任委员。自此北京中医医院大外科的发展迎来了崭新的篇章。

（二）科室文化及队伍建设情况

外一科（肿瘤外科及普外科）作为医院重点发展科室，经历了近60年的学科发展，积累了丰富的临床经验，逐渐确立起以"中西医结合为根本，微创外科为特色"的治疗原则，充分利用中、西医各自的技术优势，开展以手术为主的综合治疗方式，充分体现着"驱邪与扶正"的治疗宗旨。

外一科主要收治的疾病为胃癌、结肠癌、直肠癌等胃肠肿瘤疾病；肝癌、胆管癌、胰腺癌等肝胆、胰腺肿瘤疾病；肝胆结石、息肉等肝胆良性疾病；腹股沟疝、切口疝、造口旁疝、脐疝、白线疝、腹壁肿瘤等疝与腹壁外科疾病；反流性食管炎、食管裂孔疝、顽固性结肠慢传输型便秘等消化道良性疾病；甲状腺癌、甲亢、甲状腺结节等甲状腺疾病；腹膜后肿瘤、腹腔脏器多发肿瘤等疑难疾病；肠梗阻、消化道穿孔、急性胆囊炎、急性胰腺炎、急性阑尾炎等急腹症。

外一科（肿瘤外科及普外科）是以路夷平主任为学科带头人、吴承东主任为学科骨干的一支特色鲜明、作风优良的学科队伍，充分利用中、西医结合的各种方式、方法来解决肿瘤外科及普外科的各种常见及疑难疾病。外一科将全心全意为患者服务，与医院的发展相结合，争取利用 5～10 年的时间，从人才梯队、学科影响力等方面，将我科建设成为中西医结合外科行业首善。

（三）取得的主要成绩或成就

《中西结合临床外科手册》为北京中医医院外科学术发展水平的标志，体现了中西医结合外科诊疗常规的建立和完善。20 世纪 80 年代我院外科成为京津唐中西医结合急腹症协作组成员、北京市烧烫伤值班单位，在中西医结合治疗急腹症，尤其在肠梗阻、消化道穿孔、消化道肿瘤的手术及中药治疗等方面，取得良好效果。曾成功救治一名心脏贯通伤患者。

20 世纪 90 年代末期，北京中医医院外科开展了以腹腔镜胆囊切除、腹腔镜阑尾切除、无张力疝修补为代表的微创治疗。规范了高龄患者围手术期的综合维护。建立了常见病的诊疗常规。

2012 年，将腹腔镜技术应用于腹腔探查、急诊胆囊切除等手术。

2013 年 6 月，将腹腔镜技术应用于结、直肠癌的手术治疗。

肿瘤外科及普外科特色专长：胃癌、结肠癌、直肠癌；肝癌、胆管癌、胰腺癌；胆囊结石、胆总管结石；甲状腺结节、甲状腺癌、甲状腺功能异常；腹股沟疝、脐疝、切口疝、造瘘口旁疝、食管裂孔疝、反流性食管炎；肠梗阻、急性胰腺炎、消化道穿孔、急性胆囊炎、急性阑尾炎等。

二、现状

（一）医疗工作

外一科（肿瘤外科及普外科）现拥有主任医师 1 人，副主任医师 3 人，主治医师 5 人，住院医师 1 人；拥有编制床位 21 张。承担肿瘤外科及普外科门诊以及急诊外科工作。年门诊量 4 万余人次，年收治患者近 1000 人次，年手术 600 余台，三、四级手术比例超过 80%；经过多年的努力，形成了以肿瘤患者为主的诊疗特色，现有大肠癌、肝癌、复杂疝 3 个优势病种，胆囊结石病 1 个临床路径，针对北京中医医院外科患者高龄、伴随疾病复杂的特点，开展了围手术期的个体化治疗，强化了围手术期的中医特色护理。

（二）新技术运用情况

腹腔镜技术现已应用于胃癌、结肠癌及直肠癌根治、肝胆及胰腺肿瘤、胆囊切除、阑尾切除、腹腔探查等手术，并熟练应用于急诊手术。

（三）科研方面

（1）1980 年在北京出版社出版《中西医结合临床外科手册》。

（2）1980 年在北京出版社出版《房芝萱外科经验》。

（3）"著名老中医房芝萱教授祖传秘方甲子提毒药粉的临床及实验研究"，获北京市科技成果一等奖。

（4）"通里攻下药物、方剂的动物实验及临床分组观察"，获北京市中医管理局一等奖。

（5）1992 年王玉章等的"消癣糖浆对乳腺增生研究"，获局级二等奖。

（6）1982 年孙福尧的"远红外用于急性阑尾炎检查的临床意义"，获北京市卫生局二等奖。

（7）杨焕杰负责了北京市中医药科技发展基金研究项目"超细复

方化毒散膏治疗急性肿疡的临床观察及部分机理探讨"。

（8）完成利胆止痛、术愈通、消癖颗粒等药物临床试验观察。

（四）教学方面：

外一科承担着首都医科大学中医药学院及北京中医药大学本科生、研究生的授课、实习带教，以及住院医师规范化培训的工作。

（五）人才及其他方面：

目前硕士学历人员6人，本科学历4人。

三、未来发展规划

5年：更加完善学科人才梯队建设，完善临床学科构建，合理增加床位编制，广泛开展腔镜等各类新技术，初步完成胃肠外科和肝胆外科的学科布局；学术上举办全国性的学术会议及培训班，创办《北京中西医结合肿瘤外科》杂志，年发表核心期刊10篇以上，SCI期刊4篇以上，进一步增强在行业内的影响力和学术地位。

10年：在大外科下面形成肝胆外科和胃肠外科，完成疝和甲状腺外科及外科重症监护室的学科建设布局，形成一个市级重点专科，培育国家级重点专科，杂志成为核心期刊，并筹建创办北京中西医结合肿瘤外科研究所。

15年：在原有肝胆外科、胃肠外科的基础上增加疝和甲状腺外科及外科重症监护室，形成国家级重点专科，正式成立肿瘤外科研究所，建设国家级中西医结合外科诊疗中心。

20年：成为学科构建完善、人才梯队合理、学科影响力巨大、国际一流的中西医结合外科诊疗模范基地。

（吴承东　东　浩）

第十二节　畅通水道，提高生活质量
——泌尿外科发展历程

一、成立背景

（一）科室成立

首都医科大学附属北京中医医院外科始建于 20 世纪 50 年代，当时，汇集了房芝萱、王玉章等一大批北京中医外科名家，以及第一批外科西学中班的名医。2013 年 3 月在院领导的大力支持和帮助下，肾外科（外四科、泌尿外科）正式成立。多年来，在诊治泌尿外科疾病方面，泌尿外科秉承房芝萱、王玉章、刘家放教授临床经验，坚持选择对患者最有利的诊疗方案，以人为本，突出中医特色，坚持中西医并重的规范治疗。

（二）科室文化及队伍建设情况

泌尿外科是按照主诊医师团队设计成立的临床科室，现有主任医师 1 人，副主任医师 1 人，主治医师 2 人，住院医师 1 人，拥有床位 6 张。承担泌尿外科门诊、外科二线值班及急诊二线值班工作。主要收治患有肾、输尿管、膀胱、前列腺、尿道及外生殖器疾病的患者。

1. 学术传承代表人物

（1）房芝萱：京城御医，留有治疗前列腺炎经验方，以寒湿立论，临床效果非常好。处方记载于《房芝萱外科经验》。

（2）王玉章：赵炳南教授弟子，留传有治疗阴茎海绵体硬结症经验方，是中医外科特色治疗之一，处方记载于《王玉章皮外科临床经验精萃》。

（3）吕培文：原大外科主任，全国第五批老中医药专家学术经验继承工作指导老师，王玉章教授学术继承人。在外科、血管病、肿瘤术方面有独特治疗经验。

（4）刘家放：原大外科主任，开展北京中医医院第一例腹腔镜胆囊切除术，第一例经尿道膀胱肿瘤电切术，在中西医结合治疗泌尿外科疾病方面有很高造诣。社会知名度高。

2. 科室治疗特色：以中西医结合治疗为主，按照全国泌尿疾病诊疗常规进行规范治疗。病房可开展经尿道前列腺电切、前列腺根治性切除、肾盂癌、肾癌根治、肾上腺肿瘤切除等手术。经尿道手术是微创治疗输尿管结石、膀胱、前列腺的安全有效方法，使患者不开刀、痛苦小、疗程短，包括输尿管镜手术、膀胱肿瘤电切术、前列腺电切术等。输尿管镜可以处理全部输尿管结石，能快速解除梗阻，最大限度地保护肾功能；经尿道膀胱肿瘤电切保留了患者膀胱，提高了患者生活质量；经尿道前列腺电切被称为手术治疗前列腺增生的金标准。我科拥有多种传统院内制剂，应用中药内服外敷治疗，疗效显著。

3. 科室主要仪器设备：硬膀胱镜、纤维膀胱镜、硬输尿管镜、电切镜、气压弹道碎石机、尿流率测定仪。

（三）取得的主要成绩

泌尿外科虽然独立分科仅1年时间，但对于泌尿外科疾病的治疗在北京中医医院建院时就已开展。房芝萱、王玉章教授所传的治疗泌尿外科疾病的经验方，疗效显著。刘家放主任首先开展的经尿道手术，现已成为科室常规手术。

肾外科（泌尿外科）按专科方向发展才刚刚起步，在院领导的关心以及兄弟科室和同仁们的帮助下，科室建设初见成效。目前具备了泌尿系各种肿瘤的手术治疗能力，尤其是对老年患者的围手术期处理，通过和麻醉科、ICU的共同努力，积累了一定经验。去年膀胱癌患者最大年龄89岁，患有糖尿病足及脑梗的肾癌患者、前列腺增生伴膀胱结石患者平均年龄大于75岁。

肾外科通过电台、电视台、网络、报纸等媒体加强了宣传，扩大了科室知名度，增加了门诊量，提高了病房使用率。科室还建立了前列腺、膀胱镜专台门诊。

肾外科打造了优势病种（泌尿系结石、前列腺增生、前列腺炎），突出腔镜治疗优势，增加了泌尿道腔镜及肿瘤手术数量。继承房芝萱、王玉章、刘家放等老中医宝贵经验，发挥中西医结合治疗优势，做到了中西医并重。

二、科室现状

（一）医疗工作

在院领导的关心和兄弟科室及同仁们的帮助下，科室建设初见成效。月平均门诊量大于 1100 人，月平均手术量大于 12 例，其中泌尿腔镜手术比重大于 50%，年收治患者大于 220 人。每医生日均负担门急诊人次及每职工负担患者占床日皆高于医院平均值，完成了北京市医院管理局指标。

优势病种：

（1）前列腺增生规范治疗可以提高生活质量。前列腺增生的规范治疗目标是缩小前列腺体积，改善排尿症状，提高生活质量。中医可以辨证施治，扶正祛邪，帮助患者提高生活质量。

（2）泌尿系结石是泌尿外科的常见疾病，北京中医医院外科运用中西医结合治疗泌尿系结石有着自己的特点和优势。

（3）中医对慢性前列腺炎确有疗效。中医治疗慢性前列腺炎的关键是辨证施治，对不同的患者采用不同的药物，其本质是提高患者自身的抗病能力，达到祛病强身的目的。

（二）新技术运用情况

积极参加首都医科大学泌尿外科学系、中西医结合学会泌尿外科专业委员会组织的活动，学习新技术，提高技术水平。参加手把手电切镜学习班、输尿管软镜钬激光学习班、腹腔镜手术演示学习班。

开展模拟训练，如腔镜模拟训练，为开展腹腔镜手术和输尿管软镜钬激光碎石做好前期工作。腹腔镜设备、输尿管软镜钬激光已申请引进。

（三）科研方面

（1）开始并完成临床药理基地任务，复方黄葵胶囊治疗前列腺炎三期临床观察工作。

（2）与东直门医院、广安门医院、西苑医院、中日友好医院开展多中心"肾虚瘀滞型前列腺炎"的临床研究。

（3）完成与药剂科协作芙蓉膏课题的临床观察研究。

（四）教学方面

制定完善北京中医医院泌尿外科诊疗常规。完成临床教学工作任务，积极申请参与住院医师教材编写，编写考试题库。

（五）人才及其他方面

贾连城，泌尿外科主任。1992年毕业于首都医科大学中医药学院中医系。同年被分配到北京中医医院外科，从事中西医结合外科临床教学工作至今。1999年在北京大学第一医院进修1年，2012年在北京大学第三医院泌尿外科进修3个月，系统学习西医诊断、治疗外科疾病的方法。在中西医结合治疗前列腺疾病、泌尿系统肿瘤、慢性难愈性皮肤溃疡方面有一定经验。2002年担任首都医学发展科研基金项目"回阳生肌膏治疗慢性难愈性溃疡的临床研究及部分机制探讨"的课题负责人。2008年作为分课题临床研究负责人，获中华中医药学会科学技术奖三等奖。长期担任北京中医药大学本科西医外科和首都医科大学中医药学院本科中医外科的教学，参与编写《中国中西医结合男科学》《社区医疗丛书中西医结合外科分册》《北京地区中医常见病证诊疗常规》等书，针对前列腺疾病、慢性溃疡发表论文数篇，经常参加各种专题讲座、学术会议，及时了解外科的最新动态。社会兼职：从2003年至今，担任北京中西医结合学会男科专业委员会秘书、专家委员会委员；从2009年4月至今，担任全国中西医结合学会男科青年委员会青年委员；从2009年8月至今，担任北京中医药学会第四届男科专业委员会委员；从2010年至今，担任首都医科大学泌尿外科学系系务委员；从2010年12月8日至今，担任北京中西医结合学会第一届泌尿外科专业委员会委员；从 2013 年 11 月 22 日至今，担任中国医师协会中西医结合医师分会第一届泌尿外科学专家委员会委员。

赵伟，高年主治医师，广安门医院泌尿外科张亚强主任在职研究生，曾在北京大学第一医院泌尿外科进修。

李伟光，主治医师，从事外科、泌尿外科工作多年。

护理团队为外一病房护理组，历任护士长石春红、徐国丽。

三、未来发展规划

5 年规划：科室建立阶段，加强宣传，实现门诊、病房的良性循环，向专科化发展。让患者知道，北京中医院有泌尿科，可以解决泌尿男科疾病，可以开展泌尿外科手术。建立碎石中心、膀胱镜室、尿动力检查室，开展男科专科检查治疗。

10 年规划：达到同级三甲中医院泌尿外科规模。病床数、门诊量、优势病种数与同级医院相当。开展腹腔镜泌尿外科手术。

15 年规划：向三甲综合医院泌尿外科发展，争取在治疗病种上可以全部覆盖。完善人才梯队，在教学、科研方面有所发展。腹腔镜手术逐步替代开放手术。建立泌尿专业亚专科：结石、前列腺、肿瘤、尿控、男科。

20 年规划：走中西医结合之路，突出中医特色，达到人无我有，人有我精，人精我变。

（刘家放　贾连城　赵　伟　李伟光）

第十三节　让身体远离疼痛

——疼痛科发展历程

北京中医医院疼痛科于 2012 年 8 月 9 日，由原骨科副主任医师郭韧组建。首任科主任郭韧，科室成员：王健纯、陈平、王影；聘请郭振江教授为技术顾问，屈迎芬为代理护士长（托管）。疼痛科成立伊始为骨科二级科室。2013 年 3 月 1 日成立疼痛科病房，并于同月升级独立为一级科室。

疼痛科的目标：服务于临床各科，为全院搭建疼痛疾患的诊疗平台；争做全国中医疼痛专科的领头羊。

特色：以中医为主、突出中医特色，走中西医结合道路。

技术特点：①"温阳通督"法治疗痛痹。②小角度旋转扳法治疗颈椎病、颈性眩晕、颈源性头痛。③腱鞘推割刀治疗屈指肌腱狭窄性腱鞘炎。④X 线引导下针刀松解治疗椎管狭窄、脊柱术后疼痛综合征（FBSS）。

（郭　韧　陈　平）

第十四节　手术工作腾飞的平台

——手术室麻醉科发展历程

一、背景

首都医科大学附属北京中医医院始建于 1956 年，在 1993 年评审三级甲等医院之前，麻醉只是一个隶属于外科的专业组，麻醉专业组组长为谭杰主任。1993 年评审三级甲等医院时成立麻醉科，刘香云为主任。2005 年刘香云主任退休，孙友谦为主任。2008 年因工作需要赵新生调入北京中医医院麻醉科后为主任至今。赵新生主任倡导医生和护士要服务好手术患者，服务好手术医生，满足患者和医生的一切手术需要。近些年来北京中医医院的手术工作和平台建设上了一个新的台阶。

二、现状

（一）医疗工作

1. 临床麻醉

（1）麻醉科手术室是各手术科室进行手术的场所，只有在施行麻醉以后，患者达到无痛、肌松的状态才能进行手术。我科一直把自己视为医院内的"航空母舰"，手术平台。经过多年的发展，目前已能满足普外、胸外、泌尿、耳鼻喉、眼科、疮疡（外周血管）科、肛肠科、骨科、妇科、疼痛科的手术麻醉工作。能施行全麻、椎管内麻醉、各种神经阻滞麻醉，能满足各科手术的需要，并能根据需要随时开展创伤、脑外、产科、心外等手术的麻醉。

（2）为了满足手术麻醉的需要、保障患者的安全，麻醉科配备了多台多功能监护仪以监测患者的生理体征，随时了解患者的心率、血压、血氧饱和度及各种呼吸参数，如呼气末二氧化碳等，以让麻醉医生能够随时了解患者在手术中的生理状况，及时处理患者紧急出现的异常情况。我科配备的脑电双频谱指数仪可监测患者在全麻手术中的镇静深度，靶控泵可以以患者药物效应室浓度为目标精确给药，两者相互结合，可以做到精确给药、精确控制，达到节省药物和保证患者安全的目的。在带 16 种呼吸模式麻醉机的帮助下，使患者在全麻后即使因特殊原因不能去 ICU，也可在手术室内接受呼吸治疗。在这些设备的保障下，麻醉科可以开展更多手术的麻醉工作，如产科、脑外、心外科等的手术，以满足医院发展需要。

（3）为适应现代医学科技的发展，配合手术科室开展各种腔镜手术，手术室配备了多种手术用腔镜，如关节镜、腹腔镜、鼻腔镜、尿道镜、椎间盘镜等，能开展骨科关节镜、骨科椎间盘镜、外科腹腔镜、五官科鼻腔镜、泌尿尿道镜、泌尿输尿管镜等。手术室还配备了手术能量平台，能为手术科室提供高频电刀、等离子电凝等。

（4）困难气道处理近来越来越受重视，如果不在短时间内为患者建立通气道，患者就会陷入窒息状态。为解决此问题，麻醉科在已有纤维支气管镜的基础上又添置了视频气管插管镜，能在使用普通喉镜或弯勾喉镜不能进行气管插管的情况下，快速进行气管插管，开放气道，维持好患者的呼吸。

（5）近些年血源越来越紧张，常常是急需手术的患者因为没有血源而被迫延迟手术正在手术的患者因为没有血源而在手术台上等待输血，使患者处于极度危险的境地。近年来，术中自体血回收系统应用越来越广泛，我科也配备了这一系统。在患者手术前就估计出血量，出血量如果可能过多就会应用这一系统，尽量地回收患者在手术中的出血。为更多地减少患者在手术中的出血，我科还配备了高效采血仪，在术前为患者采血，同时为患者实施急性等容血液稀释，然后再根据情况将采出的血液回输到患者体内。采用这两套系统后，手术患者需要输入的异体血量大幅减少，这个举措得到了医院、手术科室和患者的一致好评。

2. 无痛胃镜、肠镜

随着门诊日间手术的发展，北京中医医院逐渐开展了在门诊进行一日住院患者的胃镜和肠镜检查，麻醉科也积极参与了此项工作。在胃镜室配备麻醉机和监护仪，逐步配备了专职麻醉医生，开发了无痛胃肠镜患者信息管理系统，逐步地建立起了无痛胃肠镜麻醉工作规范，满足了患者在门诊接受胃肠镜检查时没有痛苦的要求，满足了门诊胃肠镜检查医生要求患者检查时没有运动的要求，满足了医院发展无痛胃肠镜的要求。

3. 急救复苏与气管插管

麻醉医生的一项专长就是快速经口气管插管建立通气道，这项专长也服务于医院各科室危重患者及猝死患者的急救工作。不论白天黑夜，不论刮风下雨，只要临床科室发出急救气管插管的请求，麻醉医生都迅速行动，快速到达，快速为患者建立通气道，为患者争取生的希望。

4. 疼痛治疗

"做了手术以后肯定会疼，忍着啊"，家属或病友常常在患者接受手术后疼痛难忍的时候这样劝患者。"NO"，麻醉科对术后疼痛大声地说不，随着药物研究的发展和药物使用技术的发展，随着镇痛理念的更新，我科麻醉医生能使用镇痛泵来控制术后疼痛，降低术后疼痛的程度，使患者基本能够忍受术后疼痛，这就是手术后镇痛治疗，简称"术后镇痛"。有了这一技术，患者接受手术后不再有痛苦，能够比较舒适地度过术后疼痛关，极大地减少了患者的术后并发症，临床手术医生可以安心地开展更多手术，这是手术患者做手术"全程镇痛"的理念，也是"无痛医院"的理念。

麻醉医生掌握着各种镇痛药物的知识，也掌握着各种神经阻滞的方法和技术，这些知识、技术和方法都可以用于慢性疼痛患者的治疗。我科积极参与配合疼痛科的疼痛治疗工作，合作良好。

（二）新技术运用情况

1. 配合心内科完成 2 例心脏手术

为配合北京中医医院心内科的发展、心外手术的开展，手术室麻醉科积极准备，配备各种心外手术专用器材、器械、设备、药品，配备专门人员，全力以赴。在 2013 年和 2014 年配合心内科开展了两台不停跳心脏搭桥手术，均取得了圆满成功。

2. 急性等容血液稀释系统

为了更进一步地减少手术患者输用异体血，减少用血量，麻醉科配备了高效采血仪及相关器材，为手术患者开展了自体血回输。做法是在术前采集患者自体血，然后在术中根据患者失血量或在术后回输回患者体内。经过这一工作，减少了手术科室的用血量，减少了手术患者输异体血相关感染，保障了手术科室手术的顺利进行。

3. 手术麻醉记录系统

2013 年 8 月麻醉科开始试行手术麻醉记录系统，2014 年 1 月正式运行，彻底告别了手写麻醉单，采用了电子麻醉单，从此手术患者在手术中的各项生理参数不再需要麻醉医生手工描绘，解放了麻醉医生的双手，使麻醉医生能有更多时间专心看护手术患者，更好地保障患者的安全。

4. 困难气管插管用可视喉镜

困难气管插管对每一个麻醉医生来说都是一个挑战，面对手术患者血氧饱和度一步一步走低，麻醉医生的心率一步一步地加快，可视喉镜改变了麻醉医生观察患者气道的视角，使麻醉医生能在不一样的视角下轻松插入气管插管，快速为手术患者建立通气道，极大地保证了患者的手术安全。

（三）人才及其他方面：

麻醉科医生目前有硕士学位 2 人，本科 7 人，主任医师 1 人，副主任医师 1 人，主治医师 7 人。

三、未来发展规划

（一）科室性质

（1）麻醉科手术室是医院的手术工作平台，为此，我们要在人员、技术、设备、环境上加以建设。我科的工作宗旨是：服务好手术患者，服务好手术医生。

（2）麻醉科手术室的发展是随医院手术科室发展而发展的，发展过快必然造成人员、技术、设备的浪费，发展过慢就会阻碍手术科室的发展。

（二）科室储备

（1）信息预测：主动了解各手术科室的发展计划、手术项目实施的时间表。

（2）半步理念：提前做好人员、技术、设备、环境准备。

（3）保证实施：保证各手术科室的手术新项目的实施，保证新建手术科室的手术工作的实施。

（三）科室参与

根据医院工作需要参与：①急救复苏工作；②重症治疗工作；③疼痛治疗工作。

（四）科室科研

研究中医中药与临床麻醉的结合课题。

（五）科室目标

（1）全面准备完成医技手术楼手术室的建设和使用工作。

（2）全面准备完成堡头医院手术室的建设和使用工作。

（赵新生　柯　海）

第十五节　男性健康的后盾
——男科发展历程

一、背景

在院领导的关怀下，在科室同仁的积极努力下，北京中医医院男科于 2013 年 10 月正式成立。男科的成立整合了北京中医医院男性疾病诊疗技术和人才，为医院诊疗项目的全面开展贡献了自己的一分力量。科室现有医生 4 人，护士 1 人，其中高级职称 3 人，硕士研究生 1 人。

北京中医医院男科一直以来秉承传统中医中药博大精深的辨证论治理念，弘扬岐黄医术的精髓和特色。顺应四时节气变化之特点，根据男性疾病和男性疾病患者生理心理的特点辨证施治，同时积极汲取现代医学发展之成果，规范合理地应用各项临床诊疗技术。在"未病先防、既病防变"的思想下引导患者"正确就医，合理养生"，为广大患者所接受。

二、现状

目前科室可开展前列腺疾病、男性性功能障碍、男性不育、男性迟发性性腺功能低下等男性疾病的常规诊断和治疗，为方便患者就诊，科室开通了 3 个专家门诊和节假日门诊，并为患者提供微信预约、电话预约等多种预约服务项目。目前科室门诊量已达 1800 人/月，除本地就诊患者外，科室每天接待来自东北、华北等全国各地的患者。男科在开展日常诊疗工作的同时，结合临床实际，开通科室微信号、"好大夫网"医生个人页面，以方便与患者的及时沟通与互动，同时向《健康时报》投送多篇科普文章，在服务患者的同时也对外宣传了科室。

男科在开展常规的诊疗项目时，结合目前学科发展的最新成就及患者的需求，积极筹措开展男性勃起功能检测、男性阴茎敏感度检测等诊断项目，同时与院外独立实验室合作开展了男性染色体、抑制素 B、精子 DNA 碎片等基因技术检测项目。

男科虽然成立时间有限，但相关科研学术工作亦积极有序地开展。刘殿池主任将科研与学术交流工作作为科室持续发展的积极动力，积极组织参与国家自然基金等课题的申报工作，派员积极参加中华医学会、中国中西医结合学会组织的男科学术会议活动。目前科室人员韩强已担任北京中西医结合学会男科专业委员会秘书长一职。通过这些措施，本科室与其他医院男科建立了密切的关系，为科室进一步的协同发展创建了良好的平台。

科室人员目前发表相关论文有："中药内服外洗法治疗慢性附睾炎的临床观察"（刘殿池、韩强，第九次全国中西医结合男科学术会议）、"育嗣丸治疗弱精症（肾虚精亏型）的临床观察"（刘殿池、韩强，第九次全国中西医结合男科学术会议）、"刘殿池治疗畸形精子症的临床经验"（韩强，第九次全国中西医结合男科学术会议）、"前浊消治疗男性免疫性不育症（湿热瘀滞型）临床观察"（韩强，第九次全国中西医结合男科学术会议）、"弱精子症动物模型初步探讨"（韩强等，第九次全国中西医结合男科学术会议）、"中药内服外洗法治疗慢性附睾炎的临床观察"（刘殿池、韩强，第九次全国中西医结合男科学术会议）。

科室人员参与编撰的书籍：《中年男性健康读这本就够了》（化学工业出版社，2013年1月）、《不孕不育良方验方》（化学出版社，2013年5月）。

男科在完成各项诊疗工作和科研活动的同时，积极承担相关教学工作，接纳了数十名"河北杏林工程"学员及其他进修人员的进修工作。

三、未来发展规划

男科作为一个新成立的科室，目前虽然取得了一定的成绩，但结合学科发展现状及医院整体发展规划，男科仍需加倍努力，进一步完善科室各项诊疗技术、科研学术工作以及人才建设，尽早把男科建设成为"中医优势明显，西医实力雄厚"的北京乃至全国首屈一指的男性病诊疗机构。在诊疗项目方面，男科积极筹措建设男科实验室，以期未来能独立自主开展精液常规及染色、精浆生化、抗精子抗体、男性阴茎活性药物注射试验等检查，并适时依据学科要求发展其他相关的检查项目。学术科研方面，积极组织人员开展国家自然基金等国家级、省部级及院内各项课题的申报，积极总结各项临床经验，争取每年发表各类学术论文4～5篇。在加强科室现有人员的继续教育学习的同时，结合科室自身发展需要积极筹划引进专业实验室检验人员，并每1～2年引进1名高学历专科人才，保证科室人才梯队建设的顺利进行。

"长风破浪会有时，直挂云帆济沧海"，北京中医医院男科作为一个新近成立的科室，犹如萌发于春季沃土的嫩苗，相信它会在各级领导及兄弟科室的关怀照顾下，在科室主任的正确领导下，在科室人员的辛勤努力下，快速苗壮地发展，早日屹立于北京乃至全国男科领头行列当中。

（韩　强）

<h1 style="text-align:center">第十六节　为女性健康护航</h1>

——妇科发展历程

一、科室背景

（一）妇科建立与历史沿革

1956 年北京中医医院建院即创立妇科。刘奉五任妇科副主任，正主任空缺。建科之初，妇科吸纳了在京城中医妇科中声望很高的刘奉五、王志敏、赵松泉（后调至北京妇产医院任中医科任主任）等名医及崔允良、刘季华等医生开展门诊医疗工作。

李鼎铭，1938 年毕业于华北国医学院，同年考取当时的中医师执照。1938 年至 1941 年先后拜师京城名医汪逢春、施今墨、杨叔澄等学习进修、坐堂看病；1956 年至 1959 年在北京中医医院内科工作；1959 年，李鼎铭医师正式调入妇科。

柴松岩，1957 年从北京医学院本科毕业分配来妇科。其早年师从伤寒大家陈慎吾，于 1950 年考取了中医师资格，1952 年又考取北京医学院（中学西）医疗系，中西医基础理论扎实，是当时少有的中医学习西医人才。1997 年柴松岩入选第二批全国老中医药专家学术经验继承工作指导老师，2010 年妇科建立国家级名老中医柴松岩传承工作室，2014 年当选首都国医名师。

1961 年底，北京第一届西医离职学习中医班学生毕业，刘琨、张松柏、李钦、金敬瑜（后调入北京中医医院肿瘤科）等分配来到妇科。她们是影响了中医界半个世纪的西学中人才。1962 年初，妇科病房开设。刘琨任北京市中医研究所妇科研究室主任，参与妇科病房工作，当时收治研究的重点是中医疗效显著的功能失调性子宫出血和白塞病。1962 年下半年，首届北京中医学院（现北京中医药大学）六年制毕业生毛静之等分配来妇科。

1963年，郗霈龄由北京市卫生局调来北京市中医研究所任副所长兼妇科主任，刘奉五、刘琨任妇科副主任。至此妇科汇聚了北京中医界的众多精英。

1965年，北京第二届西医学习中医班毕业，孙慧兰、王碧云、叶苍苍等西学中专家来到妇科。此时，北京中医医院中医妇科已经拥有一批名医，再加一批中西医均有一定造诣的专业技术骨干，可谓兵强马壮、人才济济。

正当大家信心百倍地要在继承和发扬中医妇科事业上施展才干之际，"文化大革命"开始了。此后整整10年，医护人员虽然依旧坚守岗位为患者服务，但业务建树和学术研究均受到了严重影响。

"文革"结束后，妇科迎来了新的发展时期。1975年刘奉五出任妇科主任。可惜他于1977年因病逝世，这是北京中医医院和妇科的一大损失。所幸他在1977年当年出版的约22万字的专著《刘奉五妇科经验》，保留了其对中医妇科基本理论的独特见解、临床体会、151个案例和16个行之有效的经验方。此书至今仍再版并指导着中医妇科的临床实践。

1978年刘琨担任妇科主任兼妇科教研室主任。她长期致力于中西医结合治疗妇科疾病的专业研究，是妇科临床科研的先导者。刘琨主任研制的坤宝Ⅰ号、坤宝Ⅱ号及其研究成果分别获北京市科学技术委员会二、三等奖。其创方"坤宝丸""调经促孕丸"，转售予北京同仁堂，成为当今妇科临床的经典中成药。

改革开放使妇科进入了真正的发展时期，1982年"文革"后首届本科大学毕业生许昕分配来到妇科，此后陆续有多名本科毕业生、研究生逐年进入我科，医师专业技术队伍基本形成。

1989年吴育宁医生从加拿大做访问学者结业后分配到妇科，继任妇科主任，期间我科陆续引进了腹腔镜、宫颈镜、阴道镜等先进技术，开展中西医结合治疗卵巢子宫内膜异位囊肿、宫外孕等课题，获得多项科研成果奖励，使妇科的中西医结合诊疗技术大大前进了一步。

1986 年许昕通过全国统招，考取刘琨教授的硕士研究生，主攻"肝郁型黄体不健所致不孕症的临床研究"；1989 年毕业后作为北京中医医院妇科历史上第一位医学硕士重返妇科。她的毕业论文于 1990 年获得北京市科学技术委员会科技进步三等奖。2001 年许昕担任妇科主任至今。

从北京中医医院建院创科至今的 58 年间，先后担任北京中医医院妇科主任的有：郗霈龄、刘奉五、刘琨、吴育宁、金延、许昕。担任副主任的有：刘奉五、刘琨、孙慧兰、赵之华、石同淑、金延、许昕、华苓、滕秀香、朱梅。

从建院创科至今，妇科门诊护士长有仇玲、刘玉芬、路伟；妇科病房护士长有施女臻、张秉琪、侯张捷、郭月。担任妇科总护士长的是侯张捷、郭月。

（二）专科建设与学术发展

妇科建科伊始，便重视自身的业务建设与学术水平的提高，贯彻党的中医政策，把继承和发展有机地结合在一起。妇科发展至今，依靠的是传承名老中医临床经验和学术思想、不断汲取新知识和提高专业技术能力、带头人注重团队建设、医院大力支持，诸多因素缺一不可。

1. 名医齐聚、底蕴深厚

1956 年北京中医医院创立以来，先后有刘奉五、王志敏、赵松泉、柴松岩、李鼎铭、郗霈龄等一批名中医、名专家齐聚妇科，为我科的学科发展、学术积累、队伍成长奠定了坚实的基础。

1958 年，王志敏在党的教育和中医政策感召下，将祖传数代的秘方外用药：子宫丸、糜烂粉、止血粉、三号膏和五号膏粉等配方及制作工艺无偿献给了北京中医医院，并公之于众，当时曾轰动一时；她被聘为北京市中医研究所的特约研究员、北京医院客座妇科医师、北京市重点继承名老中医。北京中医医院妇科特派邹若平、李帆等医师对其学术思想及经验进行继承、整理和总结。

王志敏献方后，许多患者慕名前来治疗不孕症、附件炎、痛经、宫颈糜烂等，疗效显著。她所献秘方先后被中医研究所、北大医院、协和医院、北京妇产医院等单位临床应用，取得了良好的效果和效益。北大医院妇产科曾对子宫丸做抑菌试验，证明该药对溶血性链球菌、肺炎双球菌、绿脓杆菌、金黄色葡萄球菌、大肠杆菌皆有抑菌作用，比当时常用的青霉素、链霉素等10种抗生素的抑菌作用强。北京中医医院也证明子宫丸有灭滴虫作用。妇科至今仍在应用该药（现名子宫锭）治疗慢性盆腔炎、慢性宫颈炎、输卵管炎、不孕症等多种疾病。

刘奉五（1912~1977），自幼喜爱中医，曾经师从清代御医韩一斋学习；17岁拜名医魏寿卿为师，跟师4年；1932年考取行医执照、随师应诊。1935年在当时的北平西单一带自开中医诊所行医，以擅长治疗妇科疑难杂症著称，在中华人民共和国成立之前已经成为京城内外著名的中医师和妇科专家。1954年在北京市第一中医门诊部从事临床工作；1956年建院伊始正式调入北京中医医院，并出任妇科副主任，兼任妇科教研室老师，且因其学识专深，对中医妇科教学做出了突出贡献。1958年10月，北京市卫生局成立中医药学会，刘老是学会理事和四位中医委员之一，兼妇科组组长。刘奉五的主要学术思想，集中反映在《刘奉五妇科经验》一书中：强调辨证论治，阐述治妇人病需重视调理肝、脾、肾三脏功能，兼顾冲任、气血，理法方药丝丝入扣。他用药简练，用方遣药，兵将分明，疗效突出，被称赞为"技艺高超、用药通神"。

2. 中西结合、促进发展

建科以来，妇科一直以宽广的胸怀容纳各类人才。妇科病房创立52年，培养了一批批能够解决急危重症的专业骨干，如叶苍苍、张福英、石同淑、金延、吴育宁、李立、朱小沛、华苓、许昕、濮凌云、谭庆、滕秀香等。在"文革"结束后的最初10余年间，曾经有隆福医院、同仁医院的妇科医师短期在我科工作，使我科西医学理论知识、病房管理运营和围手术期安全机制日益成熟。

刘琨主任，熟悉中西医妇科学理论，主攻妇科内分泌疾患。擅长运用中西医结合方法治疗功血、不孕症、子宫内膜异位症、更年期综合征等疑难疾病，疗效显著。她担任妇科主任期间，积极开展临床科研，多次立项临床科研课题，并获多项成果奖励。刘琨教授在中华中西医结合学会妇科分会先后担任秘书长、副主委等职务。1986年任中西医结合专业硕士研究生导师，1991年入选国务院突出贡献专家，2001年入选第三批全国老中医药专家学术经验继承工作指导老师。

吴育宁主任，1985年参加世界卫生组织出国研究生考试，并被录取。1989年回国并在北京中医医院担任妇科主任，于20世纪90年代引进了妇科三大腔镜，使妇科临床医疗技术获得大步进展，并为妇科的对外交流和学术沟通打开了窗口。她主持了多项中西医结合临床科研，并获多项成果奖励。吴育宁1998年任中西医结合硕士研究生导师；1999年任北京市中西医结合学会妇科专业委员会主任委员。

3. 名老中医、承前启后

柴松岩从事中西医结合妇科临床近60年，擅治各类妇科疾患，尤对治疗不孕症、闭经、妊娠羊水过多症和小儿性早熟等造诣精深。她辨证准确、用药精专、配伍灵活、疗效卓著。在实践中创立了自己独特的学术思想，如"肾之四最""二阳致病"和"妇人三论"等；熟谙月经和生殖生理，其补肺金、启肾水等思路对中医妇科学的临床发展做出了突出贡献。1995年柴老入选北京市第一批名老中医；1997年入选第二批全国老中医药专家学术经验继承工作指导老师，先后指导了北京市和国家级师承徒弟共10人。目前，妇科共有柴松岩和刘琨主任的师承徒弟9人，均拥有正高和副高级专业技术职称，在临床医、教、研工作中发挥着带头作用。其中，柴松岩市级徒弟有吴育宁、付洁等；国家级徒弟有许昕、华苓、濮凌云、滕秀香、黄玉华等。刘琨国家级徒弟有詹茵茵、朱梅。科室中医妇科学术传承业已形成传承谱系，后继有人。如许昕主任致力于名老中医学术思想和临床经验的传承研究，2007年创建北京市"3+3"柴松岩名医工作站；2010年创建全国名老中医柴松岩传承工作室，主持完成国家中医药管理局"十一五"科技支撑项目中关于名老中医经验继承的纵向课题；2014 年主持完成北京市科学技术委员会"首都临床特色应用"重大项目——柴松岩益肾助阳活血化浊法治疗多囊卵巢综合征临床研究课题。2010 年滕秀香副主任主编出版《柴松岩妇科思辨经验录》，2014 年再版。柴松岩学术继承人共发表传承学术类论文 30 余篇。

二、妇科现状

北京中医医院妇科现有医师 16 人，平均年龄约 40 岁，正副高级职称 8 人，占 47%；其中 3 人获得师资资格（教授 1、副教授 1、讲师 1）；中级职称 5 人，占 35%；初级职称 3 人，占 17.65%。硕士生及其以上学历 10 人，超过半数（占 58.8%），1 人拥有博士学位。学科队伍年富力强而拥有经验，成员全部持有中医师执业资格。护士 12 人，中级职称 4 人，占 33%。58 年来，继承发扬学科奠基人刘奉五、刘琨等的学术思想，学习实践，积极进取，研究创新，逐渐形成了一支医、教、研全面发展的专业队伍。最近 5 年承担省部级课题 5 项，市局级课题 5 项，首都医科大学教学课题 4 项；出版专著或教材 4 部；发表学术论文 60 余篇。

（一）医疗

妇科致力于学术地位、职业素质和专业水平的提高，取得医、教、研新成绩。在传承名老中医经验和建立完善中医优势病种方面做出很大贡献；连续多年在医院绩效考核中名列前茅，饮片使用率位居第一。保持中医药特色优势，积极开展新技术、引进新疗法，如腹腔镜、宫腔镜结合中药穴位贴敷与针灸等治疗子宫肌瘤、子宫内膜异位症、盆腔炎性疾病后遗症、不孕症、异位妊娠；中医药减毒增效提高癌症患者手术后化疗耐受及其疗效；中医药加抗生素治疗急性感染，缩短住院日；中西医结合救治妇科疑难危重疾病等。年门诊总量逾 8 万人次。努力培养各地各级医务骨干，积极参与远郊区县和边远贫困地区医疗任务。2011年创建北京市中医妇科特色诊疗中心；2012 年申报入选国家中医药管理局"十二五"重点专科建设单位及北京市住院医师规范化培训教学基地。妇科已逐渐成长为三级甲等中医医院重点专科、教研基地和诊疗中心。

（二）教学

妇科教研室开展本科教学 50 余年，研究生教学近 30 年。许昕于 2004 年 12 月晋升首都医科大学教授，2006 年正式创建首都医科大学中医妇科硕士学位点，2008 年开设并主讲首都医科大学《中医妇科学临床研究进展》研究生课程，2009 年立项首医《中医妇科学》精品课程。妇科教研室多次获得个人与集体教学奖励，迄今共培养硕士研究生 26 人，师承徒弟 18 人。拥有首都医科大学及北京中医药大学教授 2 人，硕士研究生导师 2 人。2014 年 4 月许昕获首都医科大学博士研究生导师资格。2014 年 6 月许昕任人民卫生出版社全国住院医师规范化培训教材《中医妇科学》副主编。

（三）科研

妇科借助名老中医传承工作室平台、临床诊疗中心和重点专科平台、住院医规范化培训基地与中医妇科学硕士培养点平台，积极开展临床科研，取得了可喜成绩，最近 5 年间立项实施或完成的省部级课题如下。

（1）柴松岩中医妇科临床经验与学术思想传承研究，国家中医药管理局"十一五"科技支撑项目纵向课题，经费 10 万元；2007～2010，负责人许昕，已完成。

（2）全国名老中医柴松岩传承工作室，国家中医药管理局，经费 50 万元；2010～2014，负责人许昕，滚动实施中。

（3）柴松岩益肾助阳活血化浊法治疗多囊卵巢综合征临床研究，北京市科学技术委员会"首都临床特色应用"项目，课题编号 Z111107058811109；经费 106 万元，2011～2014，负责人许昕，已完成。

（4）加减毓麟汤治疗卵巢早衰疗效评价及患者生活质量影响，北京市科学技术委员会"首都临床特色应用"项目，课题编号 Z131107002213138；经费 22.5 万元，2013～2016，负责人滕秀香，实施中。

（5）历代中医妇科学经典理论脉络研究，北京市社会科学基金重大课题，项目编号14LSA007；经费12万元，2014～2017，负责人许昕，实施中。

（四）学术交流

妇科医务人员除完成规定继续教育项目之外，积极参与国内、国际学术交流，走出去、请进来，活跃于各专业学会，在各级学会发表或宣讲学术论文，并主持举办以下继续教育项目。

（1）2010年10月，国家级继续教育项目——"国家级名老中医柴松岩中医妇科学术思想及临床经验推广与应用学习班"，项目编号010204276。

（2）2011年9月，北京市继续教育项目——"国家级名老中医柴松岩中医妇科学术思想及临床经验推广研修班"。

（3）2012年11月，国家级继续教育项目——"国家级名老中医柴松岩中医妇科学术思想及临床经验推广研修班"，项目编号2012010202014。

（4）2014年11月，国家级继续教育项目——"柴松岩中医妇科学术思想研讨班"，项目编号2014010204006。

（五）人才培养

妇科是一支能够解决临床常见病、疑难病和救治急危重症的临床医疗队伍，自创科以来培养本专业各级医师数十人。最近5年随着科室成长壮大，培养了管理人员（副主任）2名，教学师资2人，硕导、博导各1人。与此同时，多人次入选各类、各级人才培养项目，如北京市中医药"125"人才培养项目Ⅰ类、Ⅱ类3人次，国家中医药管理局首届"全国优秀中医临床人才"1人，北京市委组织部"优秀青年知识分子"培养项目2人次，北京市"十百千"卫生人才"百级"对象及北京市卫生系统高层次人才培养项目"学科带头人"各1人。

近15年来，妇科共培养中西医结合或中医内科、中医妇科专业硕士研究生24人；连续指导带教本院新名医、河北村医、跨省级优秀人才30余人；培养进修医师50余人。2012年至今，作为中医住院医师规范化培训基地累计培养住院医师 100 余人。

妇科拥有中华中医药学会生殖医学分会副主委 1 人，常委 1 人；中华中医药学会妇科分会及生殖医学促进会常务委员 1 人；北京中医药学会理事会理事及北京中西医结合学会理事会理事 1 人；北京中医药学会及北京中西医结合学会妇科专业委员会副主委各 1 人。

三、发展规划

（一）学科建设总体思路

1. 学科建设定位

以提高临床疗效为核心目标，促进妇科学科的中医药学术发展，为亿万妇女健康服务。

2. 学科建设方向

依靠先进的科学管理与运作机制，以科研课题为学科发展的支撑，以人才培养为学科发展的动力，以中医妇科临床经验与学术传承为学科发展的基础，构建医疗、科研、教学、管理多层次长期、稳定、明确的发展方向，打造一支结构合理、技术过硬、学风严谨、服务优良的学科队伍，建设学科，进军国家级重点学科行列。

（二）学科建设目标

（1）提高学科的综合医疗服务水平与能力。

（2）提升学科特色明确、优势突出的学术地位与市场竞争力。

（3）打造学科技术过硬、水平先进、善于交流、勇于创新、团结协作的高层次人才梯队。

（4）建设为医、教、研服务，传承应用、培养人才的学科基地。

（5）探索创建产、学、研联合模式，使学科具备科研成果转化能力。

（6）成为北京地区、华北地区以中医药为主防治妇科疾病的重点学科。

（三）学科研究方向

妇科在制定科室"十二五"发展规划时，制定了 4 个成熟而稳定的研究方向：①生殖内分泌失调性月经病的中医辨证规律研究。②名老中医临床经验与学术思想的传承研究。③中医药防治妇女绝经期疾病的临床研究。④排卵障碍性疾病的临床研究与基础研究。

妇科今后将继续提高技术水平和整体素质，提升学术地位，保持自身优势，并吸收先进知识、理念、技术，创新发展，力争实现 SCI 论文和中医妇科学博士点等"零"的突破。

（许　昕）

第十七节　守护天使
——儿科发展历程

一、背景

（一）设立儿科的时代背景及历史沿革

北京中医医院建院伊始就设立了儿科，且为重点科室之一。1956年开院时，政治思想进步、医疗业务全面的民间名医祁振华老中医经过选拔任儿科主任。1958年又先后吸收了儿科名医杨艺农、汪宝铎、周慕新全日应诊，全市独一的冯氏捏积传人冯泉福老中医也在此时主持了中医院儿科捏积室业务。此期间在全市评选的第一批老中医，北京市儿科名老中医有7人，北京中医医院儿科就占了4人，可谓名医汇聚。

儿科从建科伊始就贯彻继承和整理提高中医的医疗、教育、科研的政策，当时外国留学生由祁振华带教；北京市徒弟班、北京中医学校徒弟班及西医学习中医班，以及北京中医学院的临床实习，由杨艺农、周慕新和汪宝铎带教。1958～1961年科内完成《儿科常见病中医治疗》一书。

在剂型改革方面，健脾粉、肥儿散、蛲虫粉、益肾丹、清肺饮、止嗽化痰定喘丸、清宫粉（代安宫牛黄）、红雪丹（代紫雪丹）等，全部由祁振华供方，为儿科进一步发展打下了良好的基础。

表 2-4　儿科历届科主任及总护士长一览表

任职年代	主任	副主任	护士长
1957	祁振华		赵学兰
	柳文鉴		
1975	李同		李淑惠
1979	温振英		
1983	温振英、宋祚民	周润芝、肖淑琴	田瑞英
1984	梅玛力	王应麟、肖淑琴	田瑞英
1986	王应麟	肖淑琴	郝景兰
	王应麟	李秋英	
	王应麟	佘继林	张莹
1998	佘继林		王敬
2000	郑军		王敬
2002	郑军		高建军
2003			朱明玉
2010	郑军		鲁春江
2015		李敏	鲁春江

（二）儿科医疗技术及学术的发展

1. 初建时期（1956～1964）

新中国成立初期小儿流行性传染病盛行，故在流行季节由东城区卫生局负责管理组成临时麻疹肺炎病房，儿科老中医负责查房开方，总结了《中医治疗麻疹与麻疹肺炎》一书。1962 年召开全国小儿中医麻疹肺炎学术会，北京中医医院儿科代表北京市出席大会。

2. 全面继承整理总结时期（1964～1968）

1964 年流行性乙型脑炎（简称"乙脑"）大流行，经卫生局批准北京中医医院儿科开设 20 张病床收治脑炎，这是全国首次中医儿科开设急性传染病的病房，并采用具有中医特色的急救治疗，在恢复期用针灸、按摩做常规治疗。3 年共收治乙脑 254 例，除 1 例入院不到 24 小时（仅服 1 次中药）死亡外，全部治愈，且无 1 例留有后遗症。总结经验的论文发表于《中医杂志》。1965 年儿科参加全市"乙脑"治疗经验总结交流会多次，还参加"流脑"中医治疗手册的编写。

3. 中医药现代化及剂型改革时期（20 世纪 70 年代）

"文革"以后，由于儿科名老中医已故或离职，没有老中医定期查房，继承工作暂时停顿。科研工作的重点为剂型改革，以单味药的研究为主，如百里香、杠板归、抽葫芦、锦灯笼、芥穗油、竹沥水、三黄雾化剂蒸气吸入、中药熏香空气消毒剂的研究，以及成方活血化瘀 1、2 号，治疗哮喘的固本 1、2 号和钩菊地芩均在此期进行临床观察，并多以西药作临床对照，为儿科中医现代化研究奠定了基础。部分论文收编入北京市科研成果汇编第一集、第二集。

4. 中医科研深入发展时期（20 世纪 80 年代）

20 世纪 80 年代儿科新病房开设 50 张病床，病房重新制定符合中医特色的现代化科学管理制度。教学方面，成立教研室，负责北京中医学院儿科临床教学和带教实习。此时期由儿科独立主持的课题有病毒性上呼吸道感染和肺炎、血液病、肾病、泄泻（秋泻）和捏积拟现代化的研究以及小儿虚实证舌象研究等，获部级一等奖 1 项，市级二等奖 1 项，市级三等奖 6 项，局级一等奖 1 项，局级二等奖 3 项，共 12 项。

为了便于小儿服用中药，此时期开发研究的制剂有醒脾开胃、健脾益气、养阴益气抗毒、健脾开胃、健脾补血等合剂。为方便门诊患者取药，儿科研讨制定了解热 1、2、3 号，止咳 1、2、3 号，腮腺炎 1、2 号，止泻 1、2、3 号，咽炎合剂等协定处方，由药房包装成袋急诊备用，其中部分方药沿用至今。

1986 年北京中医医院成功举办了全国第一期冯氏捏积疗法学习班，来自 7 个省市的 17 名捏积高手及儿科推拿专业人员云集北京中医医院，系统学习北京的冯氏捏积疗法。此外，我们对冯氏捏积疗法的科研工作也一直没有停止。1989 年，"SY – 201 气功保健仪治疗小儿厌食症（脾虚型）临床观察与研究"获科技进步二等奖。2000 年完成了"化积膜的研制及临床与试验研究"，并获北京市科技进步三等奖。

（三）中医儿科学术思想成熟、医疗科研重点转向时期（20 世纪 90 年代）

由于儿科疾病谱发生极大的变化，由饮食喂养不当和滥用中、西消炎、解毒或温补药所致的消化道和免疫性疾病显著增多。中医学对这类疾病的治疗是以人为本，重在提高人的体质，我科对健康儿童中医体质类型进行了调查，此调查至今为全国首创。

1990 ~ 1995 年，儿科获市级科技三等奖 3 项，局级一等奖 1 项，市二等奖 1 项，其中 4 项是着重于中医理论、防治结合的课题（如培土生金法预防小儿病毒性上感、养阴益气抗毒糖浆防治病毒性上感的临床与实验研究、扶正祛邪法治疗病毒性肺炎的临床与实验研究、健脾止泻祛湿合剂治疗小儿泄泻的药物筛选和中医理论研究）。

二、现状

（一）儿科人才培养

1. 研究生培养

2000 年，郑军主任成为北京中医医院儿科第一位具有培养中医儿科硕士研究生资质的导师。2001 年招收第 1 名中医儿科研究生李敏。到目前为止，共计培养了 9 名中医儿科研究生。其中在职研究生 1 名，统招研究生 8 名。

2001 年，经考核，郑军入选北京市中医管理局开展中医人才"125"培养计划Ⅱ类人才，2005 年考核合格结业。

2. 师带徒师承培养

2002 年北京市中医管理局、国家中医药管理局先后启动师承培养，温振英、宋祚民、王应麟、肖淑琴作为师承老师带徒。儿科的师承关系为：温振英带彭云、王仲易（第三批国家级）；宋祚民带李建（第三批国家级）；王应麟带钱进（第三批国家级）；肖淑琴带孙艳萍、杜捷

（第三批北京市级）；柴松岩带张巨明（第三批北京市级）；裴学义带裴胜（第三批北京市级）；温振英带李敏、胡锦丽（第四批国家级）；王应麟带徐旭英、孙明霞（第四批国家级）；王应麟带赵静、陶洋（第五批国家级）。其中，2012年李敏、胡锦丽作为全国名老中医温振英的弟子，撰写师承论文并通过论文答辩，分别被授予中医师承博士、硕士。2013年温振英获得"第四批全国师承优秀指导老师"称号，李敏获得"第四批全国师承优秀继承人"称号。2014年，温振英获得"首都国医名师"称号。

3. 新名医培养

2008年医院开展第一批"新名医"战略工程，郑军任"新名医"指导老师，经考核李敏入选"新名医"学员，2011年结业。2012年开展第二批"新名医"战略工程，郑军任"新名医"指导老师，经考核胡锦丽入选"新名医"学员。

（二）教学人才培养

1. 教研室人员以高级职称人员为主，新教师准入必须是硕士研究生毕业。目前教研室成员中教授2名；副教授1名；教师2名。

2. 名老中医工作室

2008年，申报"北京市中医管理局薪火传承温振英3+3工作站"，经过3年的建设，完成了传承工作任务，顺利通过验收。2011年经北京市中医管理局推荐，申报"国家中医药管理局全国名老中医传承温振英工作室"获得批准。2013年申报"国家中医药管理局全国名老中医传承宋祚民工作室"获得批准。2014年经北京市中医管理局推荐，申报"国家中医药管理局全国名老中医传承王应麟工作室"获得批准。

（三）学术交流平台建设

与本市中医儿科相关室、站（中医儿科刘弼臣、裴学义、王伯岳工作站等）联合举办中医儿科名医讲堂，互动互学，相互交流，促进中医儿科学术流派的发展交流。

2008年12月5日，由温振英名医工作站主办举行了第1次学术讲座，本市中医儿科相关室、站：刘弼臣、裴学义、王伯岳工作站的同仁及北京中医医院名医战略工程学员等悉数到会，由温振英亲自主讲了题目为"万卷书与千里路的辩证思维"的学术报告，受到热烈欢迎。

2009 年 12 月 5 日，由北京市中西医结合学会儿科分会主办举行了学术交流讲座，由温振英工作站的郑军、李敏分别主讲了题目为"全面继承 整理提高 创新中医——温振英谈儿科中西医结合研究的思路与方法""温振英治疗过敏性咳嗽的经验"的学术报告。北京市中医儿科刘弼臣、裴学义、王伯岳工作室站的同仁及北京市中西医儿科学会的成员等悉数到会。

（四）专科专台建设

随着社会发展、环境气候的变化，儿科疾病谱发生了很大的变化，儿科根据这些变化及时调整中医专台，在原有的咳嗽、捏积、厌食专台的基础上，又建立了哮喘专台、抽动症和多动症专台、反复呼吸道感染专台、小儿针灸专台等，以适应临床的需要。2007 年儿科"反复呼吸道感染治疗专台"被医院评为院级重点专台。

（五）诊疗中心、重点专科建设

经过近几年的不断努力，儿科快速发展，特别是 2010 年北京市中医管理局批准 3 家三级医院成立北京市中医儿科诊疗中心，北京中医医院儿科获得了专项资助经费。2011 年 6 月儿科恢复了停止 15 年的儿科病房，年过八旬的全国著名中医儿科专家温振英坚持每周亲自查房及教学查房，提高了儿科医疗水平，培养了中青年医师。2012 年儿科经北京市中医管理局批准，成为北京市中医重点专科。

（六）开展外治疗法

2001 年，儿科为了响应政策、扩大儿科的治疗项目，集思广益，在 2001 年初首先开展了中药治疗项目——中药灌肠治疗小儿发热，临床效果显著，受到了家长的欢迎。之后，我们又尝试开展传统的"冬病夏治——三伏贴"治疗小儿反复呼吸道感染。之后北京中医医院儿科开展了中药的系统外治贴敷疗法。目前临床上不仅有三伏贴，还有三九贴、止咳贴、咽炎贴、鼻贴、腹痛腹泻贴、遗尿贴、止汗贴、防感系列贴等，适应症从单纯的反复呼吸道感染，扩大到哮喘、鼻咽炎、鼻炎、过敏性咳嗽、反复扁桃体炎等，为儿童的中医药治疗开辟了新的方法和途径。

在原有的冯氏捏积疗法基础上，扩大捏积室的治疗病种和范围，儿科先后派专人到成都中医药大学和北京按摩医院进修学习，目前捏积室的治疗病种扩大到 10 多种。儿科还开展了适合儿童的针灸治疗，专人专台治疗小儿遗尿、抽动症、生长发育迟缓等。

（七）临床研究课题

2001～2005 年，冯氏捏积手法治疗小儿缺铁性贫血的临床研究，国家中医药管理局课题。2007～2009 年，基于"冬病夏治"理论的中药贴敷法防治小儿反复呼吸道感染的疗效评价，北京市中医管理局"中医药专项课题"。2007～2009 年，复方中药对 TS 模型鼠黑质纹状体多巴胺通路影响的研究。2007～2009 年，滋水涵木方治疗儿童注意缺陷多动障碍的临床疗效评价。2007～2009 年，刘弼臣治疗"小儿抽动秽语综合征"临床经验应用研究。2008～2011 年，小儿脾胃气虚型厌食与唾液中神经肽 Y、瘦素水平的相关性研究。2007～2011 年，小儿脾胃气虚型厌食与呼气氢试验的相关性研究。2010～2012 年，中医推拿治疗在社区中应用。2010～2012 年，小儿脾胃气虚型厌食的代谢组学研究。2010～2012 年，冯氏捏积疗法治疗小儿厌食症的规范化研究。2011～2015 年，全国名老中医传承工作室建设项目"温振英工作室站"。2013～2014 年，探讨名医工作站在中医本科临床教学中的的作用，北京中医药大学课题。2015～2016 年，养阴益气合剂的成药性研究，北京市中医管理局课题。2015～2016 年，穴位贴敷防治儿童反复呼吸道感染的规范化操作，国家中医药管理局中医药标准化课题。2015～2016 年，推拿手法防治儿童反复呼吸道感染的规范化操作，国家中医药管理局中医药标准化课题。2015～2016 年，中医药治疗小儿童遗尿的临床指南修订，国家中医药管理局中医药标准化课题。2015～2016

年，在中医临床教学中激发学生的学习兴趣，首都医科大学校长研究基金课题。2013～2016年，全国名老中医传承工作室建设项目"宋祚民工作室"，国家中医药管理局项目。2014～2017年，全国名老中医传承工作室建设项目"王应麟工作室"，国家中医药管理局项目。

（八）科研成果情况

2009年，北京市精品教材立项"《中医儿科学》教材"获得北京中医药大学教学成果奖二等奖（郑军为第三完成人）。

2011年，"刘弼臣治疗小儿抽动秽语综合征经验应用研究"课题获得北京中医药大学科学技术奖三等奖（郑军为第5完成人）。

（九）近年来出版著作

温振英出版著作《温振英临证医案医话》《我的中医传承之路》《温振英论整体医疗》。宋祚民出版《孔伯华医集》。王应麟出版《小儿王育儿经》。肖淑琴出版《小儿感冒防与治》。佘继林出版《小儿捏积疗法》。郑军等出版《怎样养孩子不生病》《冯氏捏积派小儿推拿》。李建出版《百年百名中医——宋祚民》《中医体质的饮食疗法》《宋祚民传》《王鸿士肝病证治精粹》。

北京中医医院儿科历年发表的学术论文共计238篇；出版的学术专著共计53部。

三、未来发展规划

（一）国际及国内影响力

（1）在国内外中医儿科专业杂志、专业学术会议发表论文。

（2）在国内的中医儿科专业领域内能有较大的影响力，建立特色的专台，出台特色的中医诊疗方案，发挥专台专病的示范作用。积极申报科研课题。

（二）学、专科发展

（1）打造6～7个具有信息平台和病例数据库的、资源共享的、中医特色的专病专台（反复呼吸道感染、遗尿、厌食、哮喘、肾病综合征、湿疹、外阴炎）。

（2）在医院布局改造工程完成、垡头分院建成的前提下，完成科室规模建设。

（3）加大人才培养力度，加强提高科研能力。

（温振英 郑 军）

第十八节 皮肤科，让你的美丽没有后顾之忧
——皮肤科发展历程

一、背景

中医皮科与外科原本为一家，建院之初便以拥有赵炳南、房芝萱、哈玉民等擅治皮外科疑难顽症的中医皮外科名医而著称，并在外科内设立皮肤病组。1973年将皮外科分开，皮肤科正式建立，开创了中医单独设立皮肤科的先河。由著名中医皮外科专家、现代中医皮肤科的奠基人和开拓者赵炳南兼任皮科主任，中国中西医结合皮肤病的奠基人和开拓者张志礼任副主任。

1984年7月赵炳南逝世。1987年11月经北京市机构编制委员会批准成立北京市赵炳南皮肤病医疗研究中心（简称"皮研中心"）。该中心与皮科实行一套机构、两个名称。张志礼任皮研中心主任兼皮科主任。

1992年6月皮肤科被国家中医药管理局确定为全国中医皮肤病医疗中心建设单位。1996年经国家中医药管理局验收通过，确认为全国中医皮肤病专科医疗中心。1998年蔡念宁任皮研中心主任。1999年被北京市卫生局、北京市中医管理局确定为北京中西医结合皮肤科重点（扶植）学科。2000年10月张志礼逝世。2002年成为国家中医药管理局全国首批中医皮肤学科重点专科和全国中医皮肤病重点学科建设单

位。2007 年成为国家中医药管理局"十一五"重点专科强化建设项目单位。2008 年由北京市中医管理局命名赵炳南名家研究室、陈彤云名老中医工作室。2009 年成为国家中医药管理局"十二五"重点学科建设项目单位。2011 年成为卫生部临床重点专科。2012 年成为国家中医药管理局"十二五"重点专科建设单位，当选为全国中医重点专科皮肤科协作组组长单位，成为全国中医皮肤科远程会诊中心，成为国家中医药标准化建设基地。2014 年成立国家中医药管理局燕京赵氏皮科流派传承工作室。

在重点学科和重点专科的建设过程中，皮科的各项工作取得了长足的进步，规模不断扩大。现门诊设有诊疗区、治疗区和实验区。诊疗区除普通门诊外，设有专家门诊、银屑病专台、过敏性皮肤病专台、色素性皮肤病专台、损容性皮肤病专台、激光美容及皮肤养护专台等；治疗区有常规治疗室、中医外治室、光疗室、红蓝光室、激光治疗室及临方调配室；实验区有真菌室、病理室、免疫室、性病室、变态反应室。年门诊量达 28.5 万人次，病床 33 张，年收治量 800 人次，极大地满足了患者的需求。

皮科拥有一支技术力量雄厚的医护、技人员队伍，拥有国家级名老中医、首都国医名师陈彤云和国家级名老中医王莒生，及何汝翰、陈美、郑吉玉、陈凯、邓丙戌、王萍、蔡念宁等一大批国内外知名的中医及中西医结合皮肤病专家，他们临床经验丰富、学术水平高，在国内外皮科界享有盛誉。多年来，皮研中心始终坚持继承赵炳南等的精湛医术和高尚医德，以医疗质量为本，以满足患者需求为目的，注重临床疗效的提高，治疗上突出中医特色，采取能中不西、先中后西、中西医结合原则，并积极引进、运用现代先进技术治疗皮肤病，取得了可喜的成果。

科室荣誉：赵炳南是第四、五、六届全国人民代表大会代表，第三、四、五、六届北京市人民代表大会代表，第七届北京市人大常委会委员；张志礼 1990 年被北京市人民政府授予"有突出贡献的科技专家"荣誉称号，享受国务院医疗卫生有突出贡献专家的政府特殊津贴。陈美获"有突出贡献的专家"称号。皮科护理组 2008 年获中华中医药学会"全国中医特色护理优秀科室"称号。2009 年赵炳南名家研究室获"全国先进名医工作室"称号。2011 年陈彤云名老中医工作室获北京中医药薪火传承优秀奖。2012 年曲剑华当选"第二届首都群众喜爱的中青年名中医"；北京中医医院皮肤科入选北京卫生系统 2012 年度十大最具影响力科室微博。2013 年获得国家中医药管理局"全国中医优质护理服务先进病房"称号。2013 年获北京市中医管理局"北京市中医特色护理示范岗"称号。

往任和现任的皮研中心和皮科干部有：皮科主任赵炳南、张志礼、王萍；皮研中心主任张志礼、蔡念宁；皮研中心副主任周冬梅；皮科副主任秦汉焜、邓丙戌、陈勇、周冬梅、张广中、曲剑华、张苍；皮科研究室主任孙丽蕴；皮研中心办公室主任李永宽、陶毅、曲剑华；护士长刘玉芬、吴丽娟、何仁源、韩秀菊、矫东霞、谢树兰、何美娟、赵国敏、龚永红。

二、现状

（一）医疗工作

（1）坚持突出中医特色，开展了 22 项中医特色治疗，如黑布药膏疗法、拔膏疗法、中药封包疗法、中药药浴疗法、邮票贴敷法、引血疗法等。2008 年成立中医外治室，开展了针刺疗法、火针疗法、放血疗法、拔罐疗法、走罐疗法等多种中医药非药物疗法，以及热罨包疗法、中药泡洗疗法、中药溻渍、穴位贴敷疗法、中药化腐清创特色外治法，受到患者的欢迎。

（2）重视传统制剂的应用和保护，皮科有根据老专家验方研制和改革的传统特色中药制剂 68 种，形成了银屑病系列、湿疹系列、痤疮系列、白癜风系列药物。这些特色制剂疗效显著，价廉物美，深受患者欢迎，亦造就了皮科特色优势，乃北京中医医院之瑰宝。

（3）重视诊疗规范，定期总结、分析重点病种诊疗方案实施情况，形成了 23 个病种中医诊疗方案，并不断优化重点病种诊疗方案。

（4）开展银屑病专台、过敏性皮肤病专台、色素性皮肤病专台、损容性皮肤病专台、激光美容及皮肤养护专台，形成专家团队，应用特色治疗、系列药物，增加了治疗手段，提高了临床疗效，为广大患者解除了病痛。

（5）近几年来，皮科护理工作成绩显著，由副主任护师带领的本专科学历护师组成护理团队，开展整体护理 10 余年，坚持优质护理服务，开展中医辨证施护。在护理工作中突出中医特色，形成 6 个病种辨证施护规范、5 个特色疗法的操作规范，被评为"全国中医特色护理优秀科室"、北京市首批"中医特色护理示范岗"，促进了医疗水平的提高。

（6）随着临床研究工作的不断深入，皮科临床疗效显著提高。在治疗中辨证论治配合特色外治疗法，有效减轻皮损，缓解瘙痒，疗效突出，治疗银屑病、湿疹、带状疱疹的有效率为 100%。

皮科坚持重点病种治疗以中医为主，住院患者中医治疗率达到 85%，中医参与率达到 100%。门诊达到饮片处方比 33%，中药处方比 68%，非药物疗法人次占比 70%，复诊预约率 60% 以上。门诊量逐年上涨，较 10 年前成倍增长，现有病床 33 张，出院人次逐年增加，收治病种 40 种以上，患者满意度 95% 以上。

（7）我科为全国中医重点专科皮肤科协作组组长单位和国家中医药标准化建设基地，定期组织重点专科协作组工作会，进行国家中医药管理局临床路径和中医诊疗指南的使用评价，组织进行临床路径和中医皮肤科诊疗指南的培训。

积极参与落后地区的帮扶工作。定期到怀柔中医院出诊；开展社区巡诊工作，建立慢病团队。自 1995 年以来，连续派出蔡念宁、曲剑华、张苍、张广中、周涛支援西藏拉萨、新疆和田地区。与宁夏、山东淄博、内蒙古扎兰屯、奈曼旗、山西运城、河北内丘、滦平等地区形成帮扶协作对口单位。多次参加电视台、电台、网络、报纸等各种媒体的科普宣传活动；连续多年在北京科技周活动中成功举办银屑病患者关爱活动，进一步扩大了我科在专业领域和患者群体的影响力。每年接收进修医师、护士30余人次，进修生覆盖全国20多个省份。

（二）新技术运用情况

在传承老专家经验的基础上，勇于开拓创新，积极开展新技术、新方法、新仪器的临床应用，开展 CO_2 点阵激光治疗、超脉冲光子治疗、足激光及 MORA 治疗仪、双波长激光治疗仪、308 准分子光治疗、Q 开关色素激光治疗、半导体激光脱毛等。完成激光治疗室改造，扩大了临床病种的范围，提高了疗效，满足了不同层次患者的需求。在传承老专家经验的基础上，勇于开拓创新，与北京市卫生局临床药物研究所共同开发陈彤云品牌医用化妆品。

（三）科研工作

皮科自建科起就将科研工作作为重点，聘请了全国及院内、研究所有关专家，组成专业学术委员会，制定学科发展规划，指导医、教、研工作。

（1）多年来，皮科承担并参与了国家"十一五""十二五"科技支撑计划、国家自然基金、卫生部、国家中医药管理局、国家中医药管理局标准化项目、国家中医药管理局"燕京赵氏皮科流派传承工作室"项目、国家新药研究基金、教育部留学基金、北京市科学技术委员会重大项目、北京市科学技术委员会十病十药项目、北京市中医管理局、首都临床特色应用研究、首都医学发展科研基金、北京市优秀人才资助项目、北京市财政支持项目、北京市教育委员会科技计划多项课题，共获得资助基金 2000 余万元，极大地提升了科研能力和水平。

（2）共获得成果奖 19 项。《赵炳南临床经验集》获 1978 年全国科学大会奖。《实用皮肤病学》《中西医结合治疗剥脱性皮炎 44 例临床及实验研究》《中西医结合治疗天疱疮 30 例临床分析》（1987）、《狐惑病中西医结合辨证论治》（1988）、《中药石蓝草煎剂治疗急性皮炎湿疹的临床观察和实验研究》（1992）、《中西医结合治疗系统性红斑狼疮的临床观察及实验室研究》（1995）、《凉血活血汤治疗银屑病的研究》（2000）、《凉血活血方治疗银屑病（白疕）血热证的临床和基础研究》（2008）等分别获得国家科学技术委员会、卫生部、国家中医药管理局、北京市科学技术委员会、北京市卫生局、北京市中医管理局、中国中西医结合学会科技进步奖。2013年完成《银屑病疗效提升系统》项目，获得"2013首都十大疾病科技攻关年度成果——惠民型科技成果奖"。2014年《银屑病（白疕）"从血论治"辨证体系的系统确证研究》获北京市科技进步三等奖、中国中西医结合学会科技进步奖。

（3）主编出版专著30余部，其中《赵炳南临床经验集》（1975）、《简明中医皮肤病学》（1983）是中医皮肤科基本理论及辨治体系的基础，多次再版，并重新修订发行，受到医务工作者和患者的欢迎。在核心期刊发表论文300余篇。主持编写行业标准：中医病证诊断疗效标准、中医医院科室建设与管理指南、北京地区中医常见病证诊疗常规。

（4）学术地位。赵炳南任国家科学技术委员会中医专业组成员，中华全国中医学会副会长和北京分会名誉理事长。张志礼任中国中西医结合学会皮肤科专业委员会首届主任委员及中华医学会皮肤科学会副主任委员。王萍任中国中西医结合学会皮肤科专业委员会副主任委员及北京中西医结合皮肤科专业委员会主任委员。邓丙戌任北京中医药学会皮外科专业委员会副主任委员。蔡念宁、周冬梅先后任中华中医药学会皮肤科分会副主任委员。蔡念宁、曲剑华先后任中华中医药学会中医美容分会副主任委员。蔡念宁任世界中医药学会联合会皮肤科专业委员会副会长。曲剑华任中华医学会医学美学与美容学分会委员、北京市住院医师规范化培训专科委员会外科分会副主任委员，入选国家中医药管理局科普巡讲专家团。周冬梅任北京中西医结合学会皮肤性病专业委员会副主任委员兼秘书长及北京中医药学会皮肤科分会副主任委员。张苍任北京中医药学会师承工作委员会秘书长。

张志礼任《中国皮肤性病学杂志》副主编，王萍任《中国中西医结合皮肤性病学杂志》副主编。王萍、张广中、周冬梅任《世界中西医结合杂志》编委，曲剑华任《中华医学美学美容杂志》第五届编委、《中国美容医学》杂志第六届编委。周冬梅任《环球中医药》审稿专家。

（5）与全国多家省级三甲中医医院建立了重点学科建设协作关系，与北京市多家中医、西医三甲医院及区县中医医院形成了中医药治疗皮肤病的临床研究、学术交流、技术协作的辐射网。对北京延庆、顺义、怀柔、鼓楼等区县中医院及宁夏、山东淄博、内蒙古赤峰、扎兰屯、奈曼旗、山西运城、河北内丘、滦平等地区进行对口支援，对北京市东城区多家社区卫生服务站等农村和社区基层卫生机构进行指导，促进了基层中医诊疗水平的提高。

（6）重视学术交流。1978 年以后，皮科应邀出国讲学 20 余人次，并派出专家前往日本、英国、马来西亚、韩国、澳大利亚等国家和台湾、香港地区进行讲学或医疗工作。近年来，学术交流愈加活跃。每年派出 20 余人次参加国内外高级别专业学术会议，开阔了视野，扩大了知名度。

（四）教学方面

1. 学位点建设进展

1987 年开始招收中西医结合临床专业科学学位硕士研究生（北京市科学技术委员会系统）。2003 年北京中医医院并入首都医科大学，成为首都医科大学中西医结合专业临床硕士研究生学位点后，教学工作快速发展，特别是将高层次人才培养工作纳入规范化管理程序，近年来共招生 100 余人。从 2005 年起为北京中医药大学培养 7 年制临床研究生，现已顺利毕业近 100 人。2006 年成立首都医科大学皮肤病与性病学系，本学科邓丙戌、王萍、周冬梅、张广中分别担任顾问、副主任委员、委员。

2. 培养层次与方式

培养研究生方式多种：全国统招、委托培养、联合培养、在职指导。皮科鼓励在职职工攻读博士、硕士学位；每年短期培训数十人；科内制定了隔周科内业务学习、每周疑难病例会诊学习制度。专业技术人员均完成继续教育学分。

3. 科研项目

近年来，各级领导高度重视人才培养，我科在北京市科技干部局、北京市优秀人才培养专项、北京市首批中医药复合型人才、北京市高层次卫生人才培养"215"工程、北京卫生系统"十百千"人才项目中获得了各类人才资助，极大地促进了高层次人才的成长。承担了教学课题研究——首都医科大学校长基金"中医皮肤病学教学形象化课件制作的探讨"。

4. 编写教材

主编 1 部，副主编 2 部；参编 6 部。

5. 名医传承

皮科现有赵炳南名家研究室及陈彤云名老中医工作室、国家中医药管理局燕京赵氏皮科流派传承工作室。现有国家级名老中医陈彤云、王莒生，2013 年陈彤云获得"首都国医名师"称号。皮科已培养学术继承人 5 人，目前正在进行第五批国家级名老中医继承工作及老中医继承国家级学术继承人新名医团队培养。

除了培养学术继承人，皮科还积极总结经验，编撰论著，已出版赵炳南、陈彤云、王莒生等名老中医的多部论著。

（五）人才及其他方面

皮科现有博士生 6 人，硕士生 14 人，本科生 9 人。

1974 年举办了首届全国中西医结合皮肤科学习班，时间一年。学员来自全国各地共 10 余人，由赵炳南、张志礼亲自授课。1981 年卫生部中医司委托北京中医医院皮科举办了全国中医皮科师资培训班，20 余名学员参加了学习。自 2001 年起开始举办赵炳南学术思想高级研修班，2009 年之后每年举办赵炳南学术思想高级研修班、陈彤云中医美容高级研修班、全国中医中西医结合皮肤性病诊疗高研班、皮肤亚健康高级研修班。承办了国际经方学术会议、全国经方论坛暨经方应用高级研修班，在新疆和田维吾尔医医院主办了"中医维医高峰论坛"。举办了亚非拉国家中医特色诊疗研修班，承担了法国杵针中医学院本科班教学，还承担了发展中国家援助计划教学工作、研修班，由我科专家和全国知名专家进行授课，受到学员们的欢迎。

2009 年，皮科在人民大会堂成功举办了赵炳南诞辰 110 周年纪念活动。同期承办第六次中华中医药学会皮肤科分会学术年会。2011 年举办了陈彤云行医 60 年纪念活动，2014 年，成功举办赵炳南诞辰 115 周年纪念活动及第十一次中华中医药学会皮肤科分会学术年会。

三、未来发展规划

建设目标：继承及发展赵炳南学术思想、特色疗法、经验方药。不断完善、优化及推广皮肤病中医诊疗方案，提高诊疗水平。继承、研究、发展中医皮肤病学特有的外治疗法。探索运用新理论、新方法，努力解决临床治疗难点，重点解决银屑病、带状疱疹临床难点。突出人才培养，要培养出一批能够传承中医皮肤科学学术思想，且具有知识创新、技术创新能力的高层次人才，加强学术梯队建设。进一步加强与国内外交流，扩大技术辐射。

（陶 毅）

第十九节 光明的使者
——眼科发展历程

一、背景

首都医科大学附属北京中医医院眼科始建于 1956 年。眼科历史悠久、成绩辉煌，特色显著。北京中医医院名老中医丁化民先生是京城四大名医之一萧龙友之门人，在继承前辈萧龙友先生学术思想的基础上，他将中医眼科理论发挥到更高水平，指导临床实践。对于临证组方用药，他主张辨病立方，辨证施药，首要立法，在中医辨病辨证治疗眼病方面疗效显著。眼科继承了丁化民先生的学术思想，在田月娥主任、付彦江主任等前辈们的不断努力下，在杨迎新主任的带领下，以及眼科全体人员的共同努力下，发展成为集眼科临床、教学、科研于一体的综合整体。具有处理眼科急症、眼科常见病、眼科常规手术的综合能力。2014 年被评为北京中医医院院级重点专科。目前拥有院级课题 1 项，市级课题 2 项，局级课题 1 项。课题"中医金针拨障术切口应用于难治性青光眼的临床及实验研究"，获中国中医科学院科学技术奖二等奖。2014 年 3 月成立了眼科病房，拥有病床 13 张，床位使用率达 95% 以上。

二、现状

（一）医疗工作

主张眼病从脏腑论治，以"开郁理气、通经活络，养血明目"为主要学术思想。临床治疗中，主张眼局部与全身整体相结合，辨证论治，拥有针灸、雷火灸、耳穴压豆、中药外治等多种中医特色疗法，开展多个专病专台，采用中西医结合治疗，效果显著。拥有常规的眼科诊疗仪器及先进的眼科特殊检查仪器，如电脑验光仪、立体彩色眼底照相、HFA 视野、压平眼压、Cirrus HD – OCT、眼科 B 超、超声生物显微镜（UBM）、眼底荧光血管造影仪、眼 YAG 激光仪、眼底激光仪等。开展青光眼专台、白内障专台、糖尿病视网膜病变专台、干眼症（结膜干燥症俗称"干眼症"）专台、儿童低视力专台等多个专病专台。

1. 眼科专病专台

在青光眼门诊中，特殊眼科仪器的应用如角膜厚度检查、房角检查、眼底立体照相、视神经纤维分析、HFA 视野检查等，能够帮助青光眼患者早期诊断、全面评估和长期随访。我科应用中西医结合、针药并治、中医特色非药物疗法等方法治疗青光眼，在控制患者病情，尤其是控制眼压、视野进行性缩小等方面具有一定优势。眼 YAG 激光及眼氪激光的开展，及时解决了浅前房、可关闭前房角发展成青光眼的情况，降低了闭角型青光眼的发作风险。

白内障专台，开展手术与中医特色治疗。白内障早期有些患者表现为视物模糊、视疲劳、畏光、眼干涩等不适，应用我科多种中医特色方法治疗，可以使其眼部不适的症状得到有效缓解。白内障逐渐发展，药物治疗效果不明显，使患者日常生活受到明显影响时，可行手术治疗。我科拥有成熟的白内障超声乳化联合人工晶体植入技术，该项技术为国际主流手术方法，具有切口小、安全系数高、并发症少、术后恢复快等优点，术后能明显改善患者的生活质量。

糖尿病视网膜病变专台。随着糖尿病患者日益增多、年轻化，糖尿病眼底病变的患者也越来越多。糖尿病眼底病变给患者带来极大的痛苦和生活上的不便。我科特开设该专台，为糖尿病患者提供咨询及诊疗服务。我科应用现代化检查手段，如眼底荧光血管造影仪、眼底照相等设备，运用中西医结合方法，如中医药活血化瘀疗法及眼底激光治疗等，及时有效地诊断和治疗糖尿病眼底病变。

干眼症专台。干眼症在中医学中被称为"白涩症"，是中医治疗的优势病种。其中医学病机以气阴两虚、肝肾不足为主，故治以益气养阴、补益肝肾。口服汤药配合北京中医医院院内制剂治疗，效果明显。给予中医理疗，如中药离子导入、超声波雾化治疗及冷热湿敷、针灸取穴等，亦可取得良好效果。

儿童低视力专台。我科开展电梅花针配合耳穴压豆、雷火灸熏灸及穴位按摩、针刺取穴等多种中医综合治疗方法，治疗小儿弱视、近视、远视、散光等导致的低视力疾病，深受儿童的欢迎。

外眼睑疾病。小儿脾胃弱，多食积，内火生，上攻目，多出现眼睑红肿、硬结，临床多见于睑腺炎（麦粒肿）、睑板腺囊肿（霰粒肿）及睑缘炎等疾病。家长多不愿让小儿接受手术治疗。我科给予老中医经验方清热解毒，配合顾护脾胃之品辨证用药，联合耳尖放血给邪以出路，或高频短波消肿止痛，疗效明显，深受家长信赖。

2. 学术创新

（1）升脾润目理论。眼科付彦江主任根据《内经》中"脾主升清"和"脾宜升则健"，提出从脾论治白涩症的理论。白涩症干涩灼热的原因是泪液分泌质和量的异常。现代医学认为，睑板腺功能异常是干眼症发生的重要因素。五轮辨证认为，胞睑为肉轮，肉轮属脾。泪液分泌由泪腺和副泪腺完成，泪腺位于眶外壁，副泪腺分布于白睛、胞睑。故付彦江认为白涩症也是肉轮疾病，当从脾论治。脾主升清，脾气散精，水谷精微、津液依靠脾气的推动以达四滂，气血津液的生成、疏布，有赖于脾、肺的功能正常。在滋阴益液的基础上，加用醒脾、升清之药往往能使干涩灼热症状明显减轻。

（2）清润风轮理论。聚星障证见骤生星翳、羞明流泪、抱轮红赤，医家多以实证论治。《证治准绳》曰："聚星障证，乌珠上有细颗或白色或微黄，微黄者急而变重。"我科付彦江主任认为，聚星障初起均为实证或虚实夹杂，尽可用疏风、泻热、清肝、退翳等治法，且祛风、退翳不厌早，清热、退翳不宜迟。过用寒凉会影响脾胃生发之气，又会使邪气冰伏，翳定而不宜消退。聚星障后期邪热留恋或反复发作，则不宜一味地清泻升发。付彦江认为病久必伤阴，风轮位于上位，易受风热燥邪煎灼而伤阴津，因此要护阴养液与祛邪并重，缓缓图之，使正盛邪自消。

（3）八段锦功法降眼压理论。我科杨迎新主任在运动降眼压的基础上提出中医八段锦功法降眼压理论。八段锦是一套独立而完整的健身功法，简单易学，是一种低强度、长时间的有氧运动。八段锦是一套由八节动作编成的功法，是以肢体运动为主的导引术，运动强度和动作的编排次序符合运动学和生理学规律。它是以人形体活动、呼吸吐纳、心理调节相结合为要素的民族传统运动方法。2003 年 3 月，国家体育总局将包括八段锦在内的 4 种健身气功列为我国正式开展的第 97 个体育运动项目，为群众性健身气功的开展奠定了坚实的基础。功法具有柔和缓慢、圆活连贯、松紧结合、动静相兼、神与形和、气寓其中的特点。

在长期实践中发现八段锦能够调心、调息、调形，改善气血运行，调节脏腑功能。可见八段锦功法不仅是一种简单易行的低强度有氧运动，而且是一种合理、科学的肢体运动模式的导引。它可以刺激人体元气的汇集、鼓荡，使元气贯穿于十二经脉并充实于全身。

（二）新技术运用情况

1. 中医新技术的应用

在眼病的治疗方面，我们一致认为虽然眼部疾病发病于眼局部，但有诸内方形诸外，要从全身整体出发，依据脏腑阴阳气血辨证论治，以内服药为主，配合针灸、穴位按摩、雷火灸法、耳穴埋豆、雾化疗法、穴位注射等多种外治法，内外并行，创建中医综合治疗眼病模式。

（1）内服中药。辨证论治是中医学的特点，付彦江认为中医眼科的辨证论治要以脏腑辨证为基础，以五轮辨证为主要手段。付彦江认为从五轮辨证来说，白涩症是肉轮疾病，故当从脾论治。脾主升清，脾气散精，水谷精微、津液依靠脾气的推动以达四溏，气血津液的生成及输布有赖于脾、肺的功能正常。在滋阴益液的基础上，加用醒脾、升清之药往往能使干涩灼热症状明显减轻。这体现了付彦江重视脾气的特点。对于外障眼病，付彦江认为其初起多实证，尽可用疏风、泻热、清肝、退翳等治法。对于退翳来说，不仅仅蝉蜕、木贼等是退翳药物，其他具有疏风、凉血活血、清热、平肝阳、益气血等作用的药，只要其有控制翳障发展、使翳障不同程度地变薄变小的作用，皆是退翳药物。在此理论指导下，我们对翳膜初起、翳膜厚重、翳膜时轻时重等不同阶段的患者进行治疗，均取得了较为满意的效果。

（2）针灸。针灸是祖国医学的瑰宝。针灸的经络辨证和调经气、调阴阳作用在眼科疾病的治疗中发挥了重大作用。《黄帝内经》中记载："五脏六腑之精气皆上注于目而为之精""十二经脉，三百六十五络，其血气皆上于面而走孔窍，其精阳气上走于目而为之睛"。眼部结构精微，赖全身经气血脉濡养，因此我们应用局部取穴与全身取穴相结合的针刺疗法，疏通经络、调和气血、祛除病邪以治眼病。局部取穴可行眼部瘀滞之气血，增加津液，祛邪外出，固护体表，从而使孔窍得濡、正气得充；远端取穴有泻邪热、通经脉、益肝肾的作用。

（3）雷火灸法。我们认为阳气卫外而为固，邪气以两虚相得乃客其形。差的用眼习惯、过用目力、浊气充斥的环境，都会造成眼部气血运行的滞涩、卫外功能的减弱，而邪则乘虚而入客于眼表。雷火灸是药物作用直达患部的眼科外治法，有升阳扶正的作用。其作用部位主要在肉轮。其温热作用和药物的活血消肿作用能够改善肉轮气血，具有升脾阳、固表祛邪的作用。所以，对于一部分干眼症，我们在应用滋阴补液的基础上，还应用雷火灸治疗，行经气、畅气血、鼓阳气，使阴得以充、阳得以卫，自能明显改善症状。

（4）耳穴埋豆。耳穴属于经络理论。现代医学以生物全息论对其进行解释和阐述。根据中医理论施行耳穴埋豆，可以改善全身的气血经络，从而达到祛病强身的作用。根据病变部位取穴，对该部位的疾病有治疗作用。

（5）雾化疗法和药物贴敷。中药煎汤外用，对于浅表器官、组织的疾病有直达病所的优势，有祛除病邪、疏通经络、流通气血、退红消肿、收泪止痒等效果，具有给药维持时间长，药物品种多的特点。中药的雾化还使药物成为细小颗粒，直接作用于眼表，使药物更便于吸收和起效，有更好的治疗效果。

2. 现代诊疗设备的应用

在医院的帮助下，我们的青光眼专科配备了较为齐全的专科检查设备，如角膜厚度仪、压平眼压、房角镜、视野计、立体眼底照相、HFA视野、OCT 等，还配备了视神经分析、视盘立体照相等精确分析软件。在此基础上，我们不断地学习、实践，提高诊疗技术，建立了青光眼患者常年定期随诊的良好机制。眼表疾病专科诊疗充分发挥中医药特色，发掘中医药的特色优势，应用中医理论和内、外治综合治疗方法，使我科形成了科室常见病的中医特色优势治疗和临床路径，使专科门诊就诊人群不断增多。特殊检查包括 OCT、视野、照相、UBM、B 超等，年检查人次约为 10800 人次。特殊检查的应用为青光眼、眼底病等多个疑难眼病的诊治提供了可靠的诊断依据，从而提高了疾病的诊治水平。

3. 逐步完善手术平台的建设

注重科室人员手术意识的培养，积极申请眼科新技术、新项目，扩大手术平台，注重手术医师队伍的建设，逐步开始各级手术。逐步安全提高各级手术量，包括白内障手术、青光眼手术、眼睑手术、翼状胬肉术、泪道手术、激光虹膜打孔术、激光周边成形术、眼底激光治疗术等。

（三）科研方面

眼科既往曾承担"眼保健操防治近视发展的随机对照双盲多中心评价（联合攻关）""基于导引理论探讨中医八段锦功法降低眼压的临床疗效评价""中医治疗病毒性角膜炎抗病毒疗效和机理相关性研究""干眼症的规范化研究"等多项课题的研究，并发表多篇文章，包括 SCI 文章 3 篇，核心期刊文章 10 余篇。同时积极参加各级课题的申报，仅 2013 年，共参加 5 项课题申报，包括国家自然基金 1 项，北京市自然基金 1 项，北京市中医药项目 1 项，北京市首都医学发展科研基金 1 项，院级课题 1 项。目前中标课题：院级课题 1 项。

（四）教学方面

我们承担了每 2 周 1 批（4～5 人次）的住院医师培训眼科轮转。虽然多内容、短时间、高频次的教学增加了我们工作的难度和挑战度，但我们仍不断为年轻医师创造临床实践的机会，使他们能够对眼科知识有更深入的认识。与此同时，我科还承担了首都医科大学中医药学院的中医眼科学理论授课和临床带教任务，每年平均讲课 40 学时、带教临床见习和实习生 180 余人次。

（五）眼科人员梯队情况

在杨迎新主任的带领下，科室形成了一个良好的梯队，包括主任医师 1 人，副主任医师 2 人，主治医师 2 人，住院医师 2 人，返聘专家 2 人，专科护士 2 人；其中博士 1 人，在读博士 1 人，硕士 3 人，在读硕士 1 人；外出进修 1 人。从职称、学历、年龄上，形成了高、中、低三个层次，使科室进入良性循环。

三、未来发展规划

（一） 确立稳定的研究方向

以中医眼科学的基础理论研究、临床研究、诊疗规范体系的建立为主要研究方向，在中医眼科学治疗难治性青光眼、糖尿病视网膜病变、视网膜血管阻塞性疾病的临床及实验研究基础上，进一步对青光眼性视神经萎缩、视网膜血管病等眼底疾病及其中医眼科特色疗法进行研究，以阐明中医眼科学治病机制为核心，达到完善中医眼科学理论、发展中医学术、促进学科建设的目的。

1. 中医眼科特色疗法及中医药治疗青光眼

探讨中医睫状体平坦部外滤过术治疗难治性青光眼、疏肝养血法治疗青光眼性视神经萎缩的作用机制，并客观评价其临床疗效和安全性。

2. 加强与相关科室的合作，提高诊治疗效

我科以"治未病"思想为指导，拟与中医内分泌（糖尿病）专科协作，以糖尿病视网膜病变高危人群为研究对象，确定合理的血糖控制指标及切实可行的综合方案，探讨中医药干预的临床效果，为日后糖尿病视网膜病变的临床防治提供科学依据。

我科以"治未病"思想为指导，拟与中医风湿免疫（干燥综合征）专科协作，以干眼症患者及高危人群为研究对象，确定合理、切实可行的综合方案，探讨中医药干预的临床效果，为日后干眼症的临床防治提供科学依据。

3. 视网膜血管阻塞性疾病的中医规范化研究

"视网膜血管阻塞性疾病的中医规范化研究"为国家中医药管理局重点病种临床治疗方案及中国中医科学院第三批优势病种项目。我科拟通过这两项临床科研工作，对视网膜血管阻塞性疾病的中医诊断标准、辨证标准、治疗方法进行规范化研究，并评价我科传统血证治法对视网膜静脉阻塞的临床疗效。

（二） 制定与完善中医眼科学诊疗规范

在中医眼科理论的基础上探索、创新，深入开展基础与临床研究，带动中医眼科学诊疗规范的制定与进一步完善，使中医眼科学的诊疗技术规范化、系统化，以提高临床疗效、促进学科内涵建设及学术发展。

（三） 逐步培养高层次人才

眼科根据专科发展方向，制定人才培养规划，继承名老中医的宝贵经验、学术思想，多层次培养适合本专科建设需要的人才。眼科注重住院医师、主治医师的临床技能与能力培养，通过派其外出进修，使其眼科临床专业技术水平提高。科研人才培养方面，结合临床研究方向进行相关课题的申报，并积极参加各类科研方法培训班。我科改变以往中医眼科学人才培养大而全的方式，着重培养具有特色专长的人才及科研型与临床型相结合的高层次人才。

（1） 培养学术或学科带头人 1 人，担任省、市级以上副主任委员以上职务，并按计划完成所承担或参与的科研工作。

（2） 培养后备学科带头人 1 人，在 1 年内成为中华医学会眼科学会委员或市级以上中西医结合医学会眼科学会委员；每年参加及协助组织国家级学术交流 1～2 次，发表学术论文 1～2 篇；按计划完成所承担或参与的科研工作。

（3） 培养学科骨干 2 人，在 2 年内成为中华中医药学会眼科学会委员或市级以上中西医结合医学会眼科学会委员；每年参与国家级或省、市级学术交流 1～2 次，发表学术论文 1～2 篇；按计划完成所承担或参与的科研工作。

（杨迎新　马秋艳）

第二十节　小科室，大理想
——耳鼻咽喉科发展历程

一、背景

（一）科室发展重大事件

首都医科大学附属北京中医医院五官科始建于1956年，经过半个多世纪的发展壮大，现已成为集医疗、教学、科研于一体的中医特色突出、中西医结合的临床专科。

1971年北京中医医院正式启动耳鼻咽喉科临床工作，与眼科、口腔科共同组成五官科，由眼科著名老中医丁化民任五官科主任。耳鼻喉科医生有徐鸿庆、李德英。1974年徐鸿庆教授正式组建耳鼻咽喉科。在他的带领下，耳鼻咽喉科在中西医结合治疗耳鼻咽喉科疾病方面开展了大量工作。我科陆续开展了扁桃体切除术、乳突根治术、鼻息肉切除术、鼻中隔偏曲矫正术等手术项目，同时在中药治疗耳鸣、喉痹、喉喑、鼻窒等方面形成了自己的技术特色。我科自行研制的院内制剂耳净散、止血粉，在脓耳、鼻衄的治疗上发挥了重要作用。20世纪80年代初，我科与北京隆福医院耳鼻咽喉科合作，开放床位17张，开展了一系列手术，包括半喉切除术、甲状舌骨囊肿切除术、声带息肉切除术、气管切开术、上颌窦根治术、筛窦开放术、鼓室成型术等。徐鸿庆教授编写的《实用中医耳鼻咽喉科学》（人民卫生出版社，1981年4月1日）一书，是指导中医耳鼻咽喉科临床工作的重要著作之一。

20世纪80年代李德英主任医师主持耳鼻咽喉科日常工作。科室工作重心向临床和中医特色转移，在中医药治疗鼻衄、耳聋耳鸣、眩晕、慢喉喑、鼻渊等方面疗效显著。同时，我科还开展了针灸、耳穴贴豆、中药雾化、针刺放血等中医特色疗法。

20世纪90年代刘树春主任医师担任耳鼻咽喉科主任。刘主任审时度势，制定了以中医药为龙头，中西医并重的科室发展方向，科室迎来了又一次发展契机。在刘树春主任的带领下，1998 年医院重新开放了耳鼻咽喉科病房，引进专科诊疗设备。耳鼻咽喉科门诊配备了多功能纤维鼻咽喉镜、鼻内镜、耳内镜、纯音测听仪和声导抗分析仪、射频治疗仪、微波治疗仪、便携式睡眠呼吸监测仪等设备；病房开展了微创手术，如鼻内镜下功能性内窥镜鼻窦手术（FESS）、悬雍垂腭咽成型术、小儿腺样体切除术、扁桃体切除术、支撑喉镜下喉显微手术等，同时还开展了其他 3、4 级手术科目。科室注重医、教、研共同发展，先后承担了北京中医药大学和首都医科大学等院校医学系、预防医学、中医系等的临床教学和实习任务。我科先后承担并完成了省部级科研课题 2项。2014 年耳鼻咽喉科被评定为院级重点专科。刘树春主任历任卫生部人才中心全国卫生人才评价、培训、研究及管理领域专家，国家食品药品监督管理总局药物价格评审专家，《中国医学科学》杂志编委，中华中医药学会耳鼻咽喉科分会常委，中国中西医结合学会耳鼻喉科专业委员会北京分会副主任委员，首都医科大学耳鼻喉科学院院务委员，《北京中医药》杂志编委，《社区临床常见病证及处理》（中国中医药出版社，2008 年 11 月）编委。

2015 年王俊阁担任耳鼻咽喉科主任。王俊阁是医学博士、主任医师、教授，享受国务院政府特殊津贴专家；他是中华医学会耳鼻咽喉头颈外科分会咽喉学组专家组成员，中华医学会过敏反应学分会委员，中国医师协会耳鼻咽喉分会委员，中国中药协会药物临床评价研究专业委员会常委（耳鼻咽喉专业），中国研究型医院学会眩晕医学专业委员会常委，北京市中西医结合学会耳鼻喉专业委员会副主任委员，北京市医学会眩晕医学专业委员会常委，北京市医学会过敏反应学分会常委，北京市中西医结合学会过敏反应专业委员会常委，北京市医学会耳鼻咽喉头颈外科分会委员，国家安全生产监督管理总局卫生技术系列高级专业技术职务评审委员会委员，《中华耳科学杂志》《中国医学文摘耳鼻咽喉分册》等杂志编委。耳鼻咽喉科从三级学科发展的角度成立了呼吸睡眠疾病诊疗中心、眩晕疾病诊疗中心、鼻过敏反应疾病诊疗中心。耳鼻咽喉科还开展了各式根治性、选择性颈淋巴结廓清术；喉肿瘤切除术包括全喉切除术、各式部分喉切除术、Person 手术（3/4 喉切除手术）；可对晚期喉癌、下咽癌手术后的缺损进行修复的胸大肌皮瓣法、胃上提胃咽吻合术等修复手段；可使全喉切除术后患者能正常生活交流的全喉切除术加一期气管、食管瘘发音重建术或应用发音管等技术；腮腺、颌下腺肿瘤切除手术，包括腮腺浅叶切除术、腮腺全切除术、颌下腺全切除术；咽旁间隙肿瘤手术包括颈外进路、口内进路手术。耳鼻咽喉科的基础研究主要集中在喉癌的信号传导方面，且"Stat3 信号传导通路在喉癌中的作用及其分子机制"的研究已在核心期刊发表 10 篇论文。经过近 60 年的发展，现耳鼻咽喉科已发展为耳鼻咽喉头颈外科，是北京市中医管理局重点建设专科，北京市中医药及中西医结合学会耳鼻喉科分会副主委单位。

（二）科室文化及队伍建设

耳鼻咽喉科现有医生 12 人，其中主任医师 2 人，副主任医师 6 人，医学博士 3 人，医学硕士 3 人，双学士 2 人。耳鼻咽喉科医师全部拥有执业医师执照，中医类别 6 人，临床类别 5 人，中西医结合类别 1 人。耳鼻咽喉科有门诊护士和技师 4 人、病房护士 14 人，年门诊量 5 万余人次。耳鼻咽喉科秉承医院"仁、术、勤、和"的院训，注重科室内涵建设，形成了以医疗为中心，科研、教学为支撑，团结协作的科室文化。科室秉承"医乃明医"的要求，宽厚待人，脚踏实地，继承传统，创新发展。

（三）主要成绩

经过近 60 年的发展，耳鼻咽喉科科室建设取得了长足的进步，在医疗、科研、教学、社会服务的方面取得了较好成绩。在医疗方面，耳鼻咽喉科在医院的大力支持下，引进了先进的诊疗设备；门诊量逐年增长，日门诊量在 200 人次左右；形成了鼻渊、耳聋耳鸣、鼾眠等特色门诊；开展了针灸、穴位贴敷、药罐疗法、耳豆埋穴等中医适宜诊疗技术。在科研方面，耳鼻咽喉科完成了首都医学科研发展基金项目"鼻敏煎对变应性鼻炎患者血清 Th1、Th2 细胞因子的调节作用"、首都特色临床医学应用发展课题"'调神针刺法'治疗过敏性鼻炎治疗方案的规范性研究"等科研课题；在核心期刊发表论文 60 篇。在教学方面，耳鼻咽喉科承担了北京中医药大学、首都医科大学等院校医学系、预防医学、中医系等的临床教学和实习任务；培养研究生 1 人；每年接受北京周边地区和河北、内蒙古等地进修人员多人。在社会服务方面，耳鼻咽喉科于 2003 年外派 1 名医师参加抗击非典医疗队。

二、现状

（一）医疗工作

1. 中医特色

首都医科大学附属北京中医医院耳鼻咽喉科是北京中医医院重点专科，建科之初就汇集了多位京城名医，在百姓中享有良好口碑。近年来，耳鼻咽喉科一直以提高临床疗效和突出中医特色为核心，制定了专科的中长期发展规划和年度工作计划；建立了鼻渊、耳聋耳鸣、鼾眠等优势病种的特色门诊；制定了详细的诊疗和护理规范，包括中药雾化治疗、中药泡洗治疗、穴位贴敷治疗、耳鸣治疗、鼻冲洗治疗等的规范，并严格执行。

耳鼻咽喉科参照国家中医药管理局相关病种的临床路径，结合北京中医医院名老中医临床经验和科室诊疗规范，制定了暴聋的临床路径，并积极实施，入组率和完成率均 80% 以上。临床路径的应用，降低了医疗费用，提高了工作效率。

耳鼻咽喉科重视中医诊疗技术的临床应用，积极开展中医特色非药物治疗及适宜技术，达 10 余种，如手足十二针方、针灸五脏调神法、针灸三通法、足底反射治疗、中药泡洗疗法、电针灸、中药离子导入、药棒治疗、中药雾化治疗、穴位贴敷疗法等。耳鼻咽喉科注重院内制剂的临床应用，研制并开发了耳鼻咽喉科专用中药制剂清肝聪耳合剂、宣痹聪耳合剂、止血粉、耳净散等。耳鼻咽喉科广泛应用清肺丸、止嗽化痰定喘丸、养阴益气合剂、益气生津袋泡茶、化毒散膏、烧伤一号纱条、甘草油等院内制剂治疗疾病。中医适宜技术采用北京中医医院针灸科国家级名老中医贺普仁教授的经验方，结合耳聋耳鸣发病特点，制定了手足十二针方和耳穴针刺相结合的耳聋耳鸣针灸法，提高了疗效；结合鼻鼽患者多肺脾气虚证的特点，运用中医传统"冬病夏治"理论，开展了鼻鼽患者"三伏贴"治疗，收到良好效果。

2. 西医诊疗技术

（1）耳科学。耳鼻咽喉科开展的项目包括中耳炎手术、胆脂瘤手术、耳硬化症手术、耳肿瘤手术、听小骨重建手术、听神经减压术。耳内科开展了眩晕、耳鸣及听力障碍评估与治疗、助听器选配等。听力学检查包括纯音测听、声阻抗、咽鼓管功能检查、听觉脑干诱发电位、多频稳态诱发电位、耳声发射、耳蜗电图、听力言语评估、助听器选配、前庭功能检查等。

（2）鼻科学。耳鼻咽喉科采用鼻内镜外科技术治疗鼻腔、鼻窦各种疾病（鼻息肉、鼻窦炎、鼻窦囊肿、鼻中隔偏曲、内翻性乳头状瘤、鼻咽纤维血管瘤、鼻窦骨瘤等）。耳鼻咽喉科还开展了治疗鼻眼、鼻颅底相关性疾病的经鼻腔泪囊开放术，脑脊液鼻漏修补术，鼻咽纤维血管瘤切除术，经鼻鼻咽良恶性疾病的切除手术，眶减压及视神经管减压术，治疗血管运动性鼻炎和过敏性鼻炎的翼管神经切断术等。

（3）咽科学。耳鼻咽喉科采用等离子射频系统手术切除扁桃体、腺样体。呼吸睡眠疾病诊疗中心对睡眠呼吸暂停综合征进行规范的睡眠监测，并根据睡眠监测结果进行性质和程度的分类，分别采用呼吸机和手术（包括腭咽成形术、舌根消融术、舌骨前徙术、颏舌肌前移术、舌骨悬吊术等）治疗阻塞性睡眠呼吸暂停综合征；采用正压呼吸机、矫治器等治疗中枢性为主的睡眠呼吸暂停综合征和老年患者。

（4）喉科学。耳鼻咽喉科开展了治疗喉麻痹的神经修复术和喉外进路杓状软骨切除并声带外展术（Woodman's 手术）。开展了治疗音调异常的甲状软骨成形术；开展了治疗声门闭合不全性声音嘶哑的声带自体脂肪及筋膜注射术；开展了电子喉镜下喉疾病的门诊微创治疗；在国内较早开展了支撑喉镜下喉疾病（声带息肉、喉囊肿、喉血管瘤、喉乳头状瘤、喉白斑等）等离子射频消融治疗。耳鼻咽喉科还开展嗓音医学研究，采用频闪喉镜、电声门图仪、喉内镜诊察仪，检测声带基频、接触面积的变化，观察声带振动的动相和静相，诊断和治疗各种声带疾患。

（5）气管、食管科学。采用多种方法取出气管、支气管异物是科室的治疗特色，特别是特殊气管、支气管异物（塑料笔帽、自动铅笔金属头、口笛、滚珠等），手术成功率高。食道异物在老人和儿童常见。耳鼻咽喉科可成功地取出如戒指、假牙、骨头、玻璃、钉子、40mm 的缝纫针、各种硬币等各种食道异物。

（6）头颈肿瘤外科学。耳鼻咽喉科在头颈部良恶性肿瘤的诊断和治疗方面具有显著特色和明显优势，拥有最先进的检查和治疗设备，如动态喉镜、电子鼻咽喉镜、接触式喉镜等。耳鼻咽喉科开展了下咽癌功能保全性手术及颈段食管癌切除手术，喉癌各类型喉部分切除术，晚期或复发肿瘤的挽救性手术，颈段气管及喉狭窄成形术，各种类型颈部淋巴结清扫术，全喉切除术后一期发音重建术如一期气管、食管音重建术（Tanaba 手术）及 Blom – singer 发音管手术，面中揭翻治疗鼻 – 颌面肿瘤手术，颌面部（如颊、唇、腭、舌、口底、腮腺、颌下腺、咽旁间隙等）肿瘤切除手术，颅面联合进路鼻腔鼻窦颅底肿瘤切除术，上颌骨异常纤维组织增殖症切除手术，巨大鼻咽纤维血管瘤切除手术。耳鼻咽喉科的修复手段包括前臂皮瓣、胃代食管、胸大肌皮瓣、带血管蒂组织瓣等，可修复喉、下咽、食管缺损和鼻缺损。

（7）变态反应学。科室设有普通门诊、专家门诊及中医变态反应专家门诊，设有过敏原检查室、治疗室、体外过敏原检测实验室、国际标准化脱敏治疗室。科室的诊疗范围包括过敏性鼻炎、结膜炎、支气管炎、哮喘、过敏性皮炎、湿疹、荨麻疹、血管性水肿、食物过敏、药物过敏等，同时对过敏相关疑难杂症，如长期头痛、癫痫、腹泻、不明原因发热、慢性咳嗽、儿童多动症、自闭症、夜尿症、结肠炎、肠激惹综合征、肾病等各个专业的相关变态反应疾病进行食物过敏的筛查。科室开展的过敏原检查项目包括：过敏原皮内试验、皮肤点刺试验、过敏原斑贴试验、血清总 IgE 检测、食物特异性 IgE 和 IgG 检测、吸入物特异性 IgE 和 IgG 检测、鼻黏膜激发试验、峰流速值检测、一氧化氮呼气测定、肺功能测定等。过敏原体外检测标准化实验室拥有国际先进的过敏原检测设备，采用欧洲原装试剂进行过敏原特异性抗体检测，可对尘螨、花粉霉菌、动物皮毛等吸入组过敏原，以及鸡蛋、牛奶、海鲜、花生等食入组过敏原进行定量测定，保证了实验结果的准确性和可靠性。科室采用国际标准化变应原疫苗进行免疫治疗，效果好。

（二）科研

科研工作是医院的重点工作之一。良好的科研意识和规范可以为临床工作提供有力的支撑。耳鼻咽喉科非常重视科研工作。目前已完成局级课题 1 项，参与局级课题 1 项，分别是：首都医学科技发展基金项目"鼻敏煎对变应性鼻炎患者血清 Th1、Th2 细胞因子的调节作用"，首都特色临床医学应用发展课题"'调神针刺法'治疗过敏性鼻炎治疗方案的规范性研究"。

学术论文是临床工作的总结，对临床工作有重要的提升作用。近年来，科室在核心期刊发表论文 60 篇。

名老中医学术思想继承和临床经验整理是中医诊疗技术提高和发展的重要途径，耳鼻咽喉科重视名老中医经验整理，目前正开展相关工作。

（三）教学

2006 年耳鼻咽喉科成立了中医五官科教研室，2013 年更名为中医耳鼻咽喉科教研室。耳鼻咽喉科先后承担了北京中医药大学和首都医科大学中医药学院等院校中医系、预防医学、医学系的课堂教学、临床教学和实习、见习任务。

2012 年作为北京市住院医师培训基地，接收住院医师培训任务，目前住院培训医师出科 200 多人次。本科专家参加国家中医药管理局、北京市中医管理局住院医规范化培训中医耳鼻喉科专业教材的编写工作。

刘树春主任被聘为北京中医药大学教授，培养研究生 1 人。

耳鼻咽喉科重视学科发展和技术推广，每年都接受北京周边地区和河北、内蒙古等地进修人员。

（四）人才

专科发展的关键是人才。耳鼻咽喉科重视人员梯队建设，自 2004 年开始先后引进了 3 名中医耳鼻咽喉科专业硕士研究生。同时，科室注重现有人才培养，先后派年轻医师赴北京同仁医院、北京宣武医院、中日友好医院、北医三院等综合医院进修学习。2015 年科室引进以王俊阁主任为首的 3 名博士团队，使耳鼻咽喉专业的现代医学技术水平明显提高。

三、未来发展规划

耳鼻咽喉科的发展离不开医院的总体发展方向。作为院级重点专科，耳鼻咽喉科期望在未来的 3~5 年里，将鼻－过敏反应疾病中心发展成为北京市中医管理局及国家中医药管理局重点专科。

耳鼻咽喉科在未来发展中继续做好基础研究和中西医结合临床研究；密切与针灸科、脾胃病科、疮疡外科、皮肤科等重点学科的学术交流和协作，形成有中医药特色的耳鼻喉学术体系，在中西结合治疗过敏性鼻炎、耳鸣、慢性鼻－鼻窦炎、眩晕等疾病上取得重大突破。

第二十一节 口腔：健康美丽的门户
——口腔科发展历程

一、背景

（一）科室历史沿袭

北京中医医院口腔科组建于 1981 年，第一任口腔科主任是周长根。口腔科当时位于门诊楼的 4 层，在走廊尽头的偏僻一角。从一个比较隐蔽的小门走进去，是一间只有 30 多平方米的房间，这间小房间装着口腔科的全部设备——2 台简陋的治疗椅、一排器械柜、还有一个老旧的消毒柜。可想而知口腔科每天能诊治的患者也很少。

1990 年随着医院新门诊楼的建成，口腔科有了 7 台治疗椅，设置了综合治疗室、消毒区、X 光室、技工室，还有一个办公室兼更衣室。口腔科开展了口腔内科、外科、修复治疗。技工室可以独立完成活动义齿和固定义齿的修复，及当时刚刚开展的烤瓷冠、烤瓷桥的修复。口腔科有了独立的消毒间和进口的消毒锅，口腔治疗中做到了一人一机一盘，每年 1 次的全国行业质量检查、市区各级院内感染及消毒隔离检查全部合格，检查成绩优异。

2005 年口腔科进行了一次全面的改造，虽然缩小了口腔科的面积，综合治疗台也仅仅保留了 5 台，但是购置了新设备，提高了治疗质量。①口腔科购置了全新的西门子综合治疗椅，每个诊疗椅之间设立隔断和工作台，防止了椅位间交叉感染。②口腔科安装了中央无油泵，不仅减少了室内的噪音，更重要的是手机在喷水时不再有油随着喷出，有助于提高治疗的质量。③口腔科建立了银汞调拌间，减少了金属汞对医护人员和患者的污染。④口腔科设立了独立的消毒室，配备了 2 台意大利优尔达进口消毒锅、超声荡洗机，采用多酶洗剂、液体润滑剂、除锈剂等多种消毒剂，增加了器械的使用寿命，降低了成本。每个使用过的医疗器械都独立包装后进行消毒，包装纸上有明显的消毒标志，完全达到北京市卫生局质量控制中心的隔离消毒标准，让每一位患者都能放心接受治疗。⑤口腔科购置了 2 台封闭式的垃圾车，将生活垃圾和医用垃圾严格分开。2007 年口腔科每个工作台上配置了联想电脑，与医院同步，全面实行了计算机收费、信息交流等，实现网络化医疗管理。2009 年口腔科 X 光室淘汰了旧的 X 光机，配备了 CR 数字影像系统，通过计算机传输做到了椅旁观片，不仅快捷方便，而且让患者更多的了解病情，参与到治疗中来。

（二）科室文化及队伍建设情况

1981 年，口腔科成立。当时有医生 1 人、技师 1 人、护士 2 人，第一任口腔科主任是周长根。1989～1990 年口腔科的医疗人员不断增加，先后接纳了北京大学口腔医学院、首都医科大学的毕业生到科工作。当时口腔科有副主任医师、主治医师各 1 人，住院医师 4 人。2001 年，创建口腔科并一直担任科主任的周长根主任医师退休，科室先后由沈漪、刘建明负责。2004 年，通过引进人才和医生的职称考核，口腔科已有正、副主任医师各 1 人、主治医师 3 人。从 2009 年至今，罗冬青主任医师担任口腔科主任。

（三）取得的主要成绩或成就

近年来。口腔门诊不仅开展了口腔内科、外科、修复、牙体美容等治疗，还发挥了医院中医中药的优势，应用中医药治疗口腔黏膜病，并取得了比较好的效果。口腔科利用医院的良好资源，在制剂室等兄弟科室的帮助和支持下，顺利开展了中医特色治疗，并取得了良好的效果。一些在全国各地辗转多家医院治疗仍不见好转的患者，经过我科的中医药治疗有了明显的好转，因此慕名而来的患者越来越多。我们开展的中医特色治疗包括：中药吴茱萸敷涌泉穴治疗阴虚火旺型口腔溃疡、润喉清咽合剂治疗舌炎、芙蓉膏外敷治疗智齿冠周炎等口腔颌面部炎症、甘草油治疗唇炎等。此外，我们还在核心期刊上发布了数篇相关论文。我们通过努力让祖国医学在口腔领域也发挥了越来越大的作用。

口腔科在学术影响力上有了极大的提高。罗冬青任中华口腔医学会中西医结合专业委员会委员、北京中西医结合学会中西医结合口腔专业委员会副主任委员、北京口腔工作者协会常务理事、北京口腔医学会理事、北京口腔医学会口腔黏膜病专业委员会常务委员、北京口腔医学会牙周专业委员会委员、北京市自然基金委员会评审委员、北京市卫生局2014年度首都卫生发展科研专项项目的评审专家。沈漪任北京中西医结合学会中西医结合口腔专业委员会委员。

二、现状

（一）医疗工作

目前口腔科拥有最新一代的口腔专业的医疗和消毒设备，如口腔综合治疗台5台、进口超声洁牙机、半导体激光治疗仪、光固化机、口腔专用X线机、抛光打磨机等。本科隔离消毒工作认真严谨，在三级甲等医院检查中成绩优秀。科内除一次性口腔器械以外，所有器械均经双消毒后使用。科内具备进口高温负压真空牙科专用消毒锅，使用一次性消毒器械盒，对口腔科专用器械进行严格消毒。本科全面开展了口腔内科、修复科的各项工作，部分开展了口腔外科门诊的诊疗工作，并强调中医特色，开展口腔病的中医治疗，设立了口腔扁平苔藓中西医结合治疗专台。2013年口腔科的年门诊量达到了1.6万人次，总收入265万元，其中医疗收入226万元，药比14.8%。口腔科门诊复诊患者预约率达97.72%，专家出诊率达到了100%，预约挂号比率大于等于40%，门诊处方合格率大于等于95%，门诊病历书写合格率大于等于95%，科主任院周会出席率大于等于95%。本科合理使用抗菌药物，及时会诊，无传染病上报，无重大医疗事故、医疗差错发生，医疗生产安全目标达标，基础护理合格，严格按照卫生部《医疗机构口腔诊疗器械消毒技术操作规范》实施，基本达到北京市卫生局口腔质量控制和改进中心的相关各项管理给定的要求；加强质控小组的工作。科内开展《口腔预防适宜技术操作规范》的再培训，严格执行此规范，使医疗质量提高、保证医疗安全得到保证。

（二）新技术运用情况

（1）口腔科紧跟口腔科技的前进步伐，努力开展新技术，2014年购买意大利产口腔激光治疗仪，开展了激光牙周手术治疗、激光排龈术、激光口内小肿物或囊肿切除术等治疗新技术。

（2）口腔科开展全瓷贴面等新的修复技术；顺利地开展美容牙科的工作，并在牙体美容修复方面取得了良好的效果。

（3）口腔科对牙体牙髓病、根尖周病、牙周病进行综合系统治疗，且效果显著。口腔科还利用先进技术及材料充填龋齿，对残根、残冠及牙周病松动牙进行保存性治疗。

（4）口腔科全面开展了全口义齿、固定义齿、铸造活动义齿及隐形义齿的修复工作，对残根、残冠采用核桩烤瓷冠修复及嵌体、高嵌体修复。

（5）口腔科擅长各种牙齿的拔除，利用先进的麻醉药物和技术进行阻生牙、异位牙、埋伏牙、死髓牙等困难牙的拔除。

（6）口腔科着重发挥中医特色治疗口腔病。本科利用中医中药治疗口腔黏膜病、牙周病、口腔颌面痈肿等疾病，并开设口腔扁平苔藓专台。

（三）科研方面

1. 科研

（1）罗冬青，作为第二参与者完成了与河北医科大学第四医院口腔科合作开展的国家自然基金科研项目（项目批准号30873289）"双黄补对牙周组织修复再生作用的研究"。

（2）罗冬青承担院内科研项目"中药白茅根等在牙周洁治中的应用"。

（3）解昱承担院内项目"三种桩核系统修复后离体牙抗疲劳性实验"。

（4）解昱与首都医科大学附属朝阳医院合作申请的北京市中医管理局科研合作项目"乳香水提取物对牙周炎症控制和新附着形成的临

床研究"已经结题。

2. 论文、著作

（1）罗冬青，刘廷立. 中药愈口清甘油治疗牙宣 54 例临床观察. 北京中医药大学学报，2007，30（8）：563－564.

（2）沈漪. 新型聚酰亚胺碳纤维复合树脂桩钉材料的研制. 口腔颌面修复学杂志，2007，8（3）：213－215.

（3）解昱. 国产碳纤维桩三点弯曲试验. 口腔颌面修复学杂志，2007，8（3）：210－213.

（4）沈漪. 下颌第二磨牙牙根根管数目及形态研究. 中国实用口腔科杂志，2008，1（11）：678－679.

（5）罗冬青，罗丽君. 中药清咽润喉合剂治疗舌乳头炎 55 例疗效观察. 中国中西医结合杂志，2008，28（9）：853.

（6）罗冬青等. 电针下关颊车为主治疗牙交痛胃火牙痛 63 例临床观察. 江苏中医药，2008，40（5）：58－59.

（7）罗冬青等. 愈口清甘油抗炎作用研究. 中国医疗前沿，2009，4（20）：13，16.

（8）沈漪等. 西帕伊固龈液对牙周疾病牙龈出血疗效的临床评价. 中国医疗前沿，2010，9（5）：56，18.

（9）沈漪等. 口腔黏膜天疱疮的临床诊治. 中医杂志，2010，10（51）：75－76.

（10）解昱等. 甘草油治疗口腔糜烂型扁平苔藓临床疗效观察. 中国医药指南，2010，8（32）：243－244.

（11）沈漪等. 中西医结合治疗口腔念珠菌病疗效观察. 辽宁中医杂志，2011，38（1）：114－115.

（12）解昱等. 吴茱萸贴敷涌泉穴治疗复发性阿弗它性口腔溃疡. 北京中医药大学学报，2011，4（6）：424－425，429.

（13）罗冬青. 中药双黄补对人牙周膜细胞在玉米醇溶蛋白支架上得黏附生长及增殖的影响. 中国中西医结合杂志，2011，31（7）：932－935.

（14）解昱. 替硝唑的临床应用. 中国医疗前沿，2012，17（7）：71.

（15）沈漪等. 王莒生治疗口腔扁平苔藓的经验总结. 辽宁中医杂志，2012，39：35 – 37.

（16）解昱等. 鹅口散联合口炎清颗粒治疗复发性阿弗它性口腔溃疡阴虚火旺证疗效观察. 北京中医药，2013，32（11）：51 – 52.

（17）沈漪等. 吴茱萸外用合并中药治疗复发性口腔溃疡 128 例. 中国医疗前沿，2013，8（15）：75 – 76.

（18）沈漪等. 芩柏软膏加紫色消肿膏治疗慢性唇炎. 长春中医药大学学报，2014，30（1）：150 – 151.

（19）沈漪等. 中西医结合治疗口腔糜烂型扁平苔藓 37 例临床观察. 河北中医，2014，36（3）：384 – 386.

（20）罗冬青等. 中药愈口清甘油治疗智齿冠周炎 60 例疗效观察. 北京中医，2006，25（8）：482 – 483.

（21）解昱. 中药鹅口散治疗复发性阿弗它性口腔溃疡的临床疗效观察. 第八次全国口腔黏膜病大会论文集. 2012，10：161.

（22）罗冬青. 口腔疾病防治 400 问. 中国中医药出版社，2005.

（23）罗冬青. 口腔疾病调养与护理. 中国中医药出版社，2005.

（24）罗冬青参编《中国传统医学丛书·中医耳鼻喉科学》（科学出版社，1993）。

（25）罗冬青参编《中医耳鼻咽喉口腔科学》（人民卫生出版社，2001）。

（26）罗冬青参编《中西医结合口腔病学》（中国中医药出版社，2002）。

（四）教学方面

口腔科接收 1 名对口支援单位（延庆中医院）的口腔科医生免费进修，培训合格后于 2010 年结业。

罗冬青参编《中医五官科学》（住院医师规范化培训规划教材）。

（五）人才及其他方面

口腔科也具备了很强的专业技术力量，有正主任医师2名，副主任医师1名，主治医师2名，住院医师2名。

（1）口腔科高度重视本科室的技术力量培养。2005年以来，本科先后派出7人到北京大学口腔医学院等单位进修学习，吸收新知识，了解新动态，引进新技术，不断拓展口腔科的业务范围。口腔科鼓励专业技术人员积极参加各种学术会议和交流活动，撰写专业学术论文，目前已经在各种专业期刊（包括核心期刊）上发表论文数十篇。本科保证了北京中医医院口腔科的专业水平达到目前国内同类医院口腔科的先进标准。本科选派沈漪医师参加北京中医医院新名医师带徒工程，学习中医，加强口腔科中医力量。

（2）口腔科选派医生参加医院组织的"携手工程"，与延庆中医医院、门头沟中医医院（计划外）、平谷区第二卫生院、通州区中医医院等区县中医医院实施对口支援。科室装修改造后，将原有的设备无偿送给延庆中医医院口腔科，并接收该院的医生来我科免费进修。

口腔科积极参与医院组织的社区卫生医疗工作，送医、送药、送宣传到社区。2002～2011年间，本科保证每周1～2次派医生到社区为社区的居民治病，将医疗服务送到居民的身边，深受居民的欢迎。每年都有医生到社区以讲座的形式开展健康教育活动。同时，本科专家在北京电台爱家广播《健康在线》进行的"牙周病的中医药治疗"讲座中讲授健康知识。通过这种宣传形式使更多的人懂得了口腔卫生保健知识，了解了中医对口腔疾病的治疗作用。

（3）口腔科积极开展科研工作，申报院内科研项目2项。口腔科利用我们的中医优势，同兄弟医院广泛开展科研合作。其与首都医科大学附属朝阳医院合作申请的北京市中医管理局科研合作项目"乳香水提取物对牙周炎症控制和新附着形成的临床研究"已经结题。其完成了与河北医科大学第四医院口腔科合作开展的国家自然基金科研项目"双黄补对牙周组织修复再生作用的研究"（项目批准号30873289）。

回顾这 20 多年的历程，口腔科伴随着医院不断发展，在临床医疗和科研方面有了很大的进步。

三、未来发展规划

（一）主要研究方向

口腔科突出中医特色，开展牙周病和黏膜病的中医治疗。其依据中医基础理论和临床经验，对牙宣、口疮、口糜、牙痛等疾病进行中药的组方配伍等方面的改进，提高中医治疗口腔病的疗效。

（二）外联合作

口腔科从治疗中汲取经验，努力探索运用中药治疗口腔炎症、肿瘤和关节疾病的方法，期望将诊室外延，与针灸科、疼痛科、骨科、健康中心等合作，开展部分疑难病的诊疗工作，并总结中医专科医院专家的经验使之为我所用。

（三）发展现状和趋势

我科的学术地位及影响力逐步提高。多名医护人员参加了口腔相关专题的研讨会、经验交流会和培训班，具备一定的专业水准。走中西医结合之路是我科发展的大趋势。

（四）学术水平和特色

不断提高口腔科的学术水平，并开设中医治疗黏膜病的特色门诊。

（罗冬青　解　昱）

第二十二节　不要害怕肿瘤，一路有我！
——肿瘤科发展历程

一、背景

早在 1958 年，北京中医医院内科就成立了肿瘤组，当时西医学对肿瘤的治疗几乎是一筹莫展。毛泽东主席批示"中国医药学是一个伟大的宝库，应当努力发掘、整理提高。"在这一方针的指导下，由秦厚生主持的肿瘤组，主要探索中医对肿瘤的认识以及中医药治疗肿瘤的手段、方法。当时肿瘤组几位老中医白啸山、丁化民、胡庚辰等专门搜罗摘抄了古代文献中与肿瘤有关的论述和理法方药的经验。在当时条件下，这是非常不容易的。他们对这一工作倾注了大量的心血，3 年时间内共积攒了 1000 余张卡片。这为进一步总结中医对肿瘤的认识和治法提供了丰富的资料，为肿瘤科突出中医特色打下了良好基础。另外，秦厚生对中医治疗肿瘤的方法进行了积极而富有开拓性的探索：以加热等物理治疗手段控制肿瘤，即热疗的前身——蒸汽疗法；以有毒药物对肿瘤进行攻伐——以毒攻毒法。这些努力在有些患者身上看到了疗效。他们也尝试了许多中医药单验偏方，北京市中医研究所在实验研究中发现了红娘子（斑蝥幼虫）的抗癌作用（当时称为 632 方），并参加了 1963年在上海举行的全国肿瘤学术大会。

　　1968 年，郁仁存代表北京地区，与北京医科大学徐光炜教授、友谊医院于中麟教授一起，参加了当年卫生部召开的全国肿瘤工作会议（天津），要求各省、市开展肿瘤防治工作并建立肿瘤科。回院后，郁仁存主任一方面参加北京市肿瘤普查以及市肿瘤防办成立的筹备工作，另一方面将肿瘤组从内科分出，单独成科，成立北京中医医院肿瘤科，担任肿瘤科副主任。这是国内较早建立的中西医结合肿瘤专科之一。

　　郁仁存主任毕业于北京市第一届西医离职学习中医班，他主持肿瘤科后，对如何在肿瘤的临诊中发挥中医药的优势进行了深入思考，并积极寻找中医治疗肿瘤的优势所在。首先，他从文献入手，将记述与肿瘤有关的论述和理法方药经验的古代文献卡片系统整理，总结出"中医对肿瘤的认识和治法"等文章，发表在《中华内科》杂志上，并作为讲座材料。其次，他积极从实践中摸索。对于恶性肿瘤的治疗，虽然现代医学的手术和放射治疗及化学药物治疗对消除癌灶、抑制肿瘤有肯定疗效，但相应的也给患者机体带来很多毒副作用，而这些毒副作用正是中医辨证施治的适应症。郁仁存主任针对当时放、化疗中最常见的血象下降、免疫功能下降等表现，以升血汤为主（生黄芪、黄精、鸡血藤、女贞子、枸杞子、菟丝子等）治疗，并进行临床试验观察，发现加中药组在化疗的完成率、血象的保护和减轻免疫功能抑制方面有很好的作用，对患者内环境平衡有调节作用。中、西医有机结合，取长补短，相辅相成，减轻了放、化疗的毒副作用，提高了治疗效果，特别是远期疗效，服中药的患者远期生存率及生活质量均高于单纯中医或西医治疗者。这更坚定了郁仁存主任研究中医药在治疗肿瘤中重大作用的信心。以此为发端，郁仁存主任带领杨志英、金铃、金静愉、胡玉芳、王禹堂、关天瑜、饶燮卿、田兆黎等老专家，开始在中西医结合领域辛勤耕耘，奠定了肿瘤科发展的坚实基础。

二、发展与现状

依托北京中医医院坚实的文化底蕴，肿瘤科的发展可谓是蒸蒸日上。肿瘤科 1998 年被批准为北京市中医肿瘤重点专科建设单位开始专科建设，2000 年通过验收，2002 年被批准为国家中医药管理局"十五"中医肿瘤重点专科建设单位，2007 年 11 月被列为"十一五"肿瘤重点专科强化建设单位，并滚动建设。2010 年肿瘤科成功申报成为国家中医药管理局肿瘤重点学科，并成立了肿瘤研究室。2013 年肿瘤科成为国家临床重点专科。

1987 年本科成为中西医结合专业硕士培养点。王笑民教授于 2006 年获得北京中医药大学博士生导师资格，2010 年获得首都医科大学博士生导师资格。杨国旺、张青、唐武军主任医师为硕士研究生导师。本学科目前承担首都医科大学及北京中医药大学中西医结合专业研究生培养，目前在读研究生 15 人，师生比例约为 1:4，比较合理。本学科的两位第五批国家级名老中医郁仁存教授、王禹堂教授，是继承人的学位培养导师。此外，本科另有 8 人参加研究生理论授课及临床和实验指导。目前本科正在积极争取成为首都医科大学中西医结合博士培养点。本学科多年来一直承担首都医科大学中医药学院研究生（硕士、博士）

及北京中医药大学七年制硕士研究生、博士研究生的培养和临床带教实习工作。肿瘤科在本建设周期内培养博士研究生 5 人，已毕业 3 人；培养硕士研究生 30 人，已毕业 18 人。

（一）门诊

肿瘤科建科时即设立了门诊，当时治疗以中药为主，可应用深部 X 线治疗宫颈癌。

2001 年，肿瘤科加强了门诊工作，保证每天上午 2 位专家门诊，下午 1 位专家门诊，2 位主治门诊。肿瘤科门诊治疗以中医中药为主，设有肺癌、乳癌、肠癌专台，有专人负责，自制专科用药有清瘤丸、化瘀丸、肺积胶囊、固本抑瘤Ⅱ号等。2002 年肿瘤科建立肿瘤介入治疗专台、肿瘤中西医结合综合诊疗咨询专台，年门诊量 12569 人次。其后逐年发展，经历数次装修，现肿瘤门诊位于门诊大楼三层中段，占地面积 180m²，有 6 个独立诊室和门诊治疗室，能够满足每天 350 位门诊患者就诊；门诊周一至周五全天均有专家应诊，出诊医生全部为知名专家和临床骨干；原有专台精简为肺癌、乳腺癌、大肠癌、胰腺癌、介入等 5 个。2003 年 5 月底肿瘤科开始正式启用了肿瘤门诊治疗室，目前开展中药注射剂输注、气压式循环驱动仪治疗乳腺癌术后上肢淋巴水肿、中医外治等一系列中西医结合肿瘤治疗。2014 年肿瘤科门诊量超过 75000 人次。肿瘤科门诊坚持以中医药为主，依据辨证加辨病原则，应用中药汤剂及自制中成药治疗，效果显著，深受患者好评，社会效益显著。

（二）病房

肿瘤科成立之初，病房位于住院楼七层西侧，有病床 42 张，年收治患者不足 300 人次；其后数次变更位置，病床数略有增减。为了使中医药治疗肿瘤更好地与现代治疗肿瘤的新技术相结合，我科于 2000 年成立了介入治疗室，主要负责人为迟惠昌医生。迟惠昌主要从事中医药与介入治疗结合治疗肿瘤的研究。他将中医药与化学药物动脉灌注、动脉栓塞相结合（包括一些抗肿瘤中成药注射剂的动脉灌注），应用于肝癌、胰腺癌、骨肿瘤等恶性肿瘤的治疗，效果明显。其后，肿瘤科一直不断坚持探索，成为当时北京三级甲等中医院中开展最早、介入病例数最多的科室。

2004年上半年，我科连续搬家两次，成立了专门收治肿瘤患者的综三病区，使床位数由过去的36张扩增至64张，大大缩短了患者等候床位的时间，也使我科的医疗资源得以充分利用。这也与我科作为北京市卫生重点学科及全国中西医结合肿瘤防治重点专科建设单位的要求相符合。

2006年3月肿瘤科引入美国BSD2000深部肿瘤相控热疗系统，开展腹、盆腔良恶性肿瘤及恶性胸腹水的热疗。2009年肿瘤科委派专人学习高强度超声聚焦治疗技术，引进高能超声聚焦系统（HIFU）治疗盆腹腔恶性肿瘤如胰腺癌、淋巴结转移癌以及子宫肌瘤等良性肿瘤；同年，肿瘤科还开展了经皮肝穿胆汁引流及射频消融治疗肝脏肿瘤和胸部肿瘤技术。在介入治疗的良好基础上，肿瘤科通过热疗、海扶、射频等多种微创治疗手段的开展，形成了中西医结合微创治疗的特色。目前我科所拥有的微创治疗技术治疗效果明显，对患者机体损伤小，结合中医治疗后可以进一步发挥减毒和增效作用，在国内同级中医院中居于先进地位。

2014年3月医院成立的血液病房，位于红楼4层，床位17张，并入肿瘤科管理。

现肿瘤病房位于红楼病房的一、二、四层，病房设施齐全，床位85张，2014年全年收治患者超过2200人次。医务人员具有丰富的中西医结合治疗肿瘤的临床经验，采用中医药与化疗、放疗、免疫、对症支持治疗相结合的中西医综合疗法。多年的临床观察证实中西医结合综合治疗在提高患者生存质量和减轻放、化疗毒副反应以及延长患者生命方面较单纯西医西药治疗具有明显的优势。为发挥中医简、便、廉、验的优势，我们依据前期工作基础，选择临床常见而现代治疗相对棘手的一些病症，主要是肿瘤相关或肿瘤治疗所致的并发症，包括放射性和化学性皮肤损伤、疲乏、抑郁和焦虑、乳腺癌术后水肿、便秘等，运用多种手段，如药物、针灸、心理治疗、中医外治等，开展系统的治疗和科研观察，并建立标准操作规程。

从肿瘤科成立至今，先后担任科主任的有郁仁存、饶燮卿、王禹堂、王笑民、杨国旺。先后担任科副主任的有金玲、胡玉芳、关天瑜、徐咏梅、于洁。担任护士长的有祖国兰、闻凤玲、魏暑华、朱小红、温荣民、魏秀玲、关丽。

（三）实验室

肿瘤实验室创始人为郁仁存教授，历届主任为郁仁存、张建华，现任负责人为王笑民。肿瘤科在成立之初，就极为重视科研对临床的促进作用。郁仁存主任"西学中"的学术背景，使他在中西医结合的道路上，注重用科研、客观的观察评定中医治疗手段的效果，探索其取效机制。他在科室成立之初，就建立了肿瘤免疫学实验室。此实验室是全国较早开展中医肿瘤研究的单位之一。他参加和主持过国家"六五""七五""九五"的中医肿瘤科技攻关课题研究，且曾获卫生部、国家中医药管理局、北京市和北京市卫生局（中医管理局）的科研成果或科学进步奖 20 项。

实验室在创建之初开展了有效抗肿瘤中药筛选的临床及基础研究工作。1973 年在世界上缺乏小鼠慢性肿瘤模型的时期，本学科实验室就建立了小鼠慢性食管鳞癌 SGA73 模型。该模型被中国医学科学院药物研究所等 10 余家单位引种。甄永苏院士用该模型筛选出盐酸博来霉素抗肿瘤作用并得到国际认可。小鼠可移植性食管鳞癌 SGA73 的发明获得了 1978 年全国医药科技卫生大会奖（0774）。20 世纪 90 年代以来，郁老提出了肿瘤发病的"虚痰瘀毒"病因病机学说、"气血学术"以及肿瘤治疗的"平衡学说"。实验室研究人员针对"益气活血法"抗肿瘤的中医肿瘤治疗法则，进行了大量的临床及实验研究，研发了系列抗肿瘤方药，如治疗放化疗性皮炎的"血余蛋黄油"，用于肺癌气虚血瘀证的"三参冲剂"，益气活血的"固本消瘤胶囊"，辅助放化疗抗肿瘤的固本抑瘤Ⅰ号、Ⅱ号、Ⅲ号，改善肿瘤患者的血液高凝状态的"化瘀丸"（北京同仁堂制药厂）；开发了用于肿瘤术后和康复期及放化疗后的辅助治疗的"明乐胶囊"（江西神和制药厂）。"益气活血法配合化疗对肿瘤患者血液流变学及其免疫功能的影响""固本抑瘤Ⅱ号抗肿瘤的研究""益气活血散结法配合化疗治疗非小细胞肺癌临床与实验研究""益气活血法抗肿瘤的临床和实验研究"等分别获得北京市科技进步奖及北京市中医管理局科技成果奖；"榄香烯脂质体系列靶向抗癌天然药物产业化技术及其应用"获得国家科技进步二等奖；"小动物成像系统中遮盖原发瘤观察转移瘤的装置"获得国家专利。

实验室与国内外研究机构建立了稳定的合作研究关系，与瑞典乌普萨拉大学生物医学中心、法国巴黎十二大学生命科学院建立了稳定的国际合作关系，与国际知名肿瘤学家 Prof Isreal Vlodavsky、Jinping Li 开展中医药抗肿瘤研究。实验室与国内的中国医学科学院药物研究所、中国医学科学院微生物所、中国中医科学院中药研究所、中国医学科学院药用植物研究所、北京中医药大学、中国中医科学院广安门医院、中日友好医院、北京中医药大学东方医院、北京中医药大学东直门医院建立了稳定的合作关系。

实验室围绕肿瘤细胞"自噬"及"微环境"，开展了中医药抗肿瘤实验研究；围绕中医药对肿瘤患者"疲乏""芳香化酶抑制剂骨关节症状""呕吐"等的作用开展了中医药抗肿瘤及其并发症的临床试验研究。实验室目前承担国家自然基金项目 5 项、北京市自然基金项目 4 项、北京市科委科技计划研发公关重大项目 1 项、北京市医院管理局扬帆计划临床技术创新项目 1 项。

实验室占地 158.76m²，现有基础科研仪器设备总值 1000 余万元，包括小动物活体成像分析系统（Caliper）、全自动高内涵活细胞成像分析系统（Molecular Device）、数字 PCR（Bio-Rad）、双向蛋白电泳系统（Bio-Rad）、实时无标记细胞行为分析仪（ECIS Zθ）、荧光定量 PCR（Bio-Rad）、冻干机（EPSILON 204 LSC）、蛋白纯化分析系统（GE ARCTA）、荧光显微镜（Olympus）、恒温 CO_2 培养箱（SANYO）、酶标仪（Thermo Scientific）、制冰机（SANYO）、全自动高速冷冻离心机（Beckman）、纯水系统（Minipore）、－80℃低温冰箱（Thermo Scientific）等仪器设备。

三、未来发展规划

目前肿瘤科是国家中医药管理局中医肿瘤重点学科和重点专科，也是北京市中医管理局重点学科和重点专科。2013 年肿瘤科成为卫生部临床重点专科。肿瘤科现阶段的定位是北京地区拥有较高影响的中西医结合肿瘤医、教、研机构。经过多年的学术沉淀，肿瘤重点学科研究方向趋于稳定，目前凝炼、归纳为 4 个研究方向，即：常见恶性肿瘤中西医结合规范化诊疗方案的研究；中药（益气活血解毒法）抗肿瘤的效应机制研究；中医药在恶性肿瘤姑息、康复治疗中的作用研究；（基于虚痰瘀毒核心病机的）中医肿瘤基础理论研究。

本科室发展目标为以临床医疗为基础、以科研为主导，以学科、专科建设、机制创新和中医内涵建设为发展重点，着力打造一支高素质的创新团队，逐步建立自己的科研体系和学术特色、诊疗体系和专科特色，成为在国内有影响的"中医优势突出、综合疗效显著、多层次服务并举"的中西医结合肿瘤重点学科和专科。

在今后的学科及专科建设中，肿瘤科将坚持"继承－发展－创新"的学术发展主轴与方向，以既往肿瘤学科建设的成果为基础，紧紧围绕中医治疗的特色与优势，进一步开展中医肿瘤学科的内涵与外延、学科建设方法学、中西医结合肿瘤临床、中医肿瘤基础和理论等方面的研究，以科研项目（课题）带动学科发展，将临床优势转化为科研优势；着力打造一支高素质的创新团队，提升科技创新能力，建立自己的科研体系与学术特色，为创建基于客观化、标准化、规范化的，且核心理论明晰、研究证据充分的现代中医肿瘤理论体系做出不懈的努力，使得学科建设总体达到国内先进水平。

第二十三节　顶天立地，傲骨铮铮
——骨科发展历程

一、背景

北京中医医院骨科中心是新中国成立后北京市较早的骨科专业科室之一，经过几代人的努力奋斗在国内外享有一定的声誉，已成为国家级重点专科、药品研究基地、住院医师规范化培训基地。骨科现拥有40张病床，是一个集科研、临床和教学为一体的综合骨科基地，承担着20余项国家自然基金及省部级课题。

建科始，骨科名为正骨科，仅设有门诊。第一位主任是萨仁山先生，之后成业田、李树仁（1979～1982）、侯世明（1994～1996）、郭振江（2001～2003）、雷仲民（2003～　　）任骨科主任。1973年骨科开始建立病房，有病床8张，主要收治骨折、脱位等患者，治疗以中医保守为主，手术较少，每周约1～2台。1978年骨科病区有床位约42张，病种仍以创伤患者为主，手术每周约3台。

二、现状

（一）医疗工作

10余年来，骨科积极开展各项中医诊疗项目，包括中医传统手法、颈椎病和腰椎间盘突出症正骨手法、推拿、骨折整复、关节脱位整复、下颌关节脱位复位、肘关节半脱位复位、石膏制作及固定、拔罐、闪罐、中频疗法、低频疗法、电磁疗法、红外线照射、半导体激光照射、中药泡洗、穴位贴敷、颈椎电脑牵引、腰椎电脑牵引、脉冲治疗、中药湿敷、骨折愈合治疗、针灸、针麻止痛、针刀闭合术、铍针、中药换药等。

骨科在继承和发展中医诊疗技术的同时，努力学习并掌握、从事各种国内外先进的手术。骨科于1993年开展了人工全髋关节置换术；

2003年开展了人工全膝关节置换术、颈椎及腰椎后路椎板减压椎弓根钉内固定术、化学髓核溶解术、腰椎间盘突出切吸治疗等手术；2004年开展了股骨粗隆间骨折PFN内固定术；2005年开展颈椎前路人工椎间盘置换术、膝关节镜检术；2007年率先在国内开展腰椎动态稳定系统（WALLIS）内固定术；2009年开展腰椎低温等离子射频消融术；2011年开展胸腰椎椎体压缩骨折球囊扩张椎体成形术、颈椎低温等离子射频消融术。近几年我科年手术量在350～400台。

2009年开始骨科确定颈椎病、肩周炎、腰椎间盘突出症为本科优势病种，起草优势病种诊疗方案，且每年对此方案进行优化和总结。骨科于2011年底成功申报国家中医药管理局重点专科；于2012年初参加腰椎间盘突出症协作组；同年参加国家中医药管理局中医医疗技术协作组，并成为铍针技术组组长单位。2009年铍针技术被列为国家中医药管理局第一批诊疗推广项目，并被北京中医管理局列为推广项目。

我科目前开设有：颈性眩晕专台、肩周炎专台、骨质疏松专台、腱鞘炎专台、铍针专台、射频消融术专台、关节镜专台。各专台均有经验丰富的专家医师为广大患者提高优质医疗服务。

（二）新技术运用情况

2012年骨科开展射频电流导管技术，年治疗量100～150人。2013年骨科开展椎间盘镜技术，年治疗量50人。同年骨科开展经筋刀技术，年治疗量200人左右。2014年骨科开展了微创通道下经皮椎弓根钉技术和椎间孔镜技术。

（三）科研情况（包括科研项目、发表论文、学术交流情况）

1. 科研项目

（1）国家自然基金："铍针治疗皮神经卡压性疼痛的机理研究"（编号81072822）。

（2）国家自然基金："铍针活血通络法干预皮神经卡压综合征ERK、p38MAPK和JNK信号转导通路的机制研究"（编号81473771）。

（3）国家中医药管理局中医临床诊疗技术整理与研究项目："皮神

经卡压性颈肩部疼痛的铍针治疗"（编号 2003ZL5）。

（4）北京市科学技术委员会："铍针治疗张力性疼痛的临床研究"。

（5）首都医学发展基金："铍针治疗皮神经卡压综合征的诊疗规范及示范推广研究"（编号 SF‐2007‐Ⅲ‐25），"静脉麻醉下推拿治疗肩关节周围炎的诊疗规范化研究"（编号 SF‐2009‐Ⅲ‐22）。

（6）北京市中医管理局："推割式针刀治疗狭窄性腱鞘炎诊疗技术研究"（编号 JJ2001‐27），"铍针治疗四肢皮神经卡压综合征的临床研究"（编号 JJ‐2006‐22），"铍针治疗皮神经卡压性跟痛症的疗效研究""铍针结合中药辨证治疗膝骨关节炎的疗效研究"（编号 JJ‐2009‐34）。

2. 发表论文

表 2‐5 骨科论文发表情况

姓名	论文名称	期刊名称	刊登时间
雷仲民	定痛膏抗炎镇痛作用实验研究	北京中医药	2010/12
	腰椎棘突间动态稳定系统（Wallis）在腰椎退行性疾病中的应用及近期效果观察	中国中医骨伤科杂志	2009/10
	铍针治疗颈椎病性颈痛 61 例临床观察	中国骨伤	2008/05
梁建新	推拿结合走罐治疗腰肌劳损 60 例	中国社区医师（医学专业）	2010/28
	铍针治疗肩背肌筋膜炎 50 例体会	中华中医药杂志	2009/S1
	铍针治疗颈型颈椎病 60 例临床观察	北京中医药	2008/07
罗涛	椎间开窗单纯髓核摘除术治疗巨大型腰椎间盘突出症	中国骨伤	2010/10
黄明华	健脾益气方治疗股骨头缺血性坏死 56 例	吉林中医药	2010/10
	铍针治疗肱骨外上髁炎 38 例	吉林中医药	2009/10
	针刀疗法治疗腰肌筋膜疼痛综合征	北京中医药	2008/07

续表

姓名	论文名称	期刊名称	刊登时间
尹辛成	加压冷疗治疗膝关节镜检术后膝部肿痛的疗效观察	中国临床医生	2010/08
	铍针治疗跟痛症的疗效观察	中华中医药杂志	2008/05
	铍针治疗上肢皮神经卡压综合征的临床观察	中国骨伤	2009/08
	铍针为主治疗神经根型颈椎病54例	陕西中医	2008/06
郭韧	针刀配合颈椎小角度旋转复位法治疗颈性眩晕103例临床观察	北京中医药	2009/12
赵凯	铍针治疗皮神经卡压性跟痛症108例的疗效观察	湖南中医药大学学报	2010/10
	奇正消痛贴膏治疗骨性关节炎临床观察	首都医药	2010/14
	麻醉推拿治疗腰椎间盘突出症神经疼痛的疗效分析	湖南中医药大学学报	2010/04
	关节镜下清理术治疗膝关节骨关节疼痛的临床疗效分析	中国中医骨伤科杂志	2009/07
	中药温里法在膝关节镜术后温经止痛的临床研究	中国中医骨伤科杂志	2008/03
赵峰	铍针结合定痛膏外敷治疗髌骨外侧高压综合征疗效观察	北京中医药	2010/09
	铍针治疗下肢皮神经卡压综合征的疗效观察	北京中医药	2009/12
张翔	Wallis在腰椎间盘突出症临床治疗中的疗效观察	湖南中医药大学学报	2010/04

（四）教学方面：发表论文、学术交流情况等

我科多年来一直承担北京中医药大学和首都医科大学中医药学院的《伤科学》《推拿学》的教学任务。骨科在《中医教育》杂志发表教学论文"应用参与式方法提高中医伤科学的教学质量"（雷仲民、尹辛成）。

（五）科室团队情况及其他方面：博士、硕士、本科等学历人数、承办重大会议、会务情况等

现科室主任雷仲民，为主任医师、教授、研究生导师，目前担任北京中西医结合学会骨科专业委员会主任委员。科室有医师17人，均为本科以上学历，其中正主任医师7人，副主任医师2人；硕士导师2人；博士学位2人，硕士学位5人，本科学历8人。现科室护士长张新，主管护师。科室有护士16人，其中主管护师2人，护师9人。

2012年我科雷仲民主任拜中国医学科学院孙树椿教授为师，使北京中医医院骨科在中医学术思想和技术上有了进一步的传承与发展。

2013年3月我科主任雷仲民担任北京中西医结合学会第四届骨科专业委员会主任委员，当月参加了北京中西医结合学会第四届骨科专业委员会换届工作会议暨学术研讨会，并于2013年7月、2014年3月参加学术研讨会。

（六）社会公益活动

2008年四川发生地震，我科主任雷仲民、彭亚作为北京中医医院医疗队的骨干参加抗震救灾。之后赵峰、尹辛成、马彦旭前往什邡市中医医院参加北京市援建什邡市的医疗重建工作。2010年青海玉树地震后，我科雷仲民主任和张翔医师前往玉树灾区进行医疗救助。

（尹辛成）

第二十四节　志在方寸，荡气回肠
——肛肠科发展历程

一、背景

1956年北京中医医院建院时肛肠科属外科的一部分，拥有王嘉麟、

杜家模、杜家驹、王玉祥、许志鹏、王志超等擅长中医治疗痔瘘、肛肠疾病的著名老中医。中医治疗肛肠疾病特色显著、疗效甚佳，比当时西医的手术治疗痛苦小、副作用少。上述数位中医均为中医世家，曾私人开业行医，1956 年响应国家号召在中医医院成立之始就来到医院，因而每日门诊患者盈门。建院初期痔瘘科住院的肛肠病患者最多时可达 200 余人。

为适应诊疗需要，更好的继承、发扬中医治疗痔瘘及肛肠疾患的特色医术，1984 年科室正式从外科中分离出来，成立了北京中医医院痔瘘科，并设本科的专用病床，成为独立的一级科室，病床 38 张。肛肠科首任科主任为杜文（杜家驹之子，1970 年毕业于河北医科大学），护士长为焦玉玲。杜文任主任期间为了使肛肠科技术水平进一步提高，自 1986 年起科内陆续派出多位医生进修普外科，并调入西医外科高年资主治医师马秀华，为顺利开展大肠外科手术打下良好基础。1989 年痔瘘科改名肛肠科，马秀华任科主任（1988 年接任痔瘘科主任），朱美霞任护士长。同年，肛肠科成功开展第一例直肠癌根治术，使得肛肠科的治疗层次得到提高。

1956 年由卫生部组织成立的"重庆痔瘘小组"，为筹建中医研究院肛肠科而赴京，暂驻足于北京中医医院，并与痔瘘科合作，实现了南北多位著名痔瘘医师公开交流与合作，为此后肛肠专业在全国医疗系统以一个独立专业出现并发展壮大打下良好的基础，也足见当年中医医院痔瘘科在全国的影响力。

建院初期痔瘘科采用结扎、挂线、内服外敷、塞栓、坐浴等中医传统疗法，并总结老中医经验首创开展了枯痔注射等新方法治疗痔瘘疾病，疗效好、痛苦小深受患者欢迎。1957 年开始北京中医医院痔瘘科医生为了解决枯痔法中所使用药物的毒性问题，外出学习，后采用现代医学科研方法，亲自动手做动物实验，（王嘉麟老中医见证），筛选有效而无毒的药物，制成枯痔油（即明矾甘油注射液），首创中药枯痔注射液。而且，痔瘘科还把枯痔注射法扩展到直肠黏膜脱垂的治疗，用

8％的明矾甘油注射液注射治疗直肠黏膜脱垂，实为国内首创。

1961年由北京中医医院外科痔瘘科数位老中医（杜家谟、杜家驹、王志超、王嘉麟、许志鹏、王玉祥等）共同编写《痔瘘中医治疗经验》，由人民卫生出版社出版。该书册小页薄，但内容朴实无华，简明实用，在当时引起很大反响，是各位中医第一次将自己临床经验总结出版。

1985年，北京中医医院痔瘘科承办由北京中医学会华侨咨询部主办的"海外华侨肛肠学习班"，并全程负责讲课及带教实习，推动肛肠传统疗法向国际传播，向世界展示中国传统医学在治疗肛肠疾病方面的水平。

1988年痔瘘科杜文、王嘉麟凭借"长效麻醉剂Ⅱ号用于肛门手术止痛效果观察"获北京市卫生局科技成果二等奖。

1984年以来肛肠科一方面注重继承、发扬中医传统疗法，为老中医选派助手，配徒弟，总结前人经验，并在此基础上又灵活地加以发展，如对古结扎法的不足创出了"梯形结扎法"及"结扎加后位肛管内括约肌部分切断法"较好地解决了结扎术后肛门狭窄的弊病，将挂线法用于治疗肛裂，出血少，痛苦小，疗效好，凡此种种，不胜枚举；另一方面亦十分重视现代医学技术的学习，选派多位年轻医师外出进修学习，并成功开展直肠癌根治术，使得肛肠科的治疗层次得到提高。

1990年起王嘉麟主任医师被评为全国首批名老中医药专家，先后担任第一至四批老中医药专家学术经验继承工作指导老师，培养学术继承人6人。

2003年5位王嘉麟学术继承人荣文舟、杨志生、温小一、陈誩、许山鹰共同编写《王嘉麟医案医话》一书并出版，2005年该书获得国家科学著作奖。

近年肛肠科引进了电子乙状结肠镜、直肠压力检测仪、远红外线治疗仪、激光治疗仪、高频电刀及结肠灌洗治疗机等现代化治疗和检测设备，充分发挥中西医结合优势，形成了一整套独具特色的诊疗方法。肛肠科使用痔科浴液、祛毒汤、红纱条、化毒散膏、止血粉等多种北京中医医院老中医的独家传统专用制剂，疗效显著，深受患者赞誉。

肛肠科历任科主任有：杜文（1984~1988）、马秀华（1988~1995）、李泽生（1995~2003）、荣文舟（2003~2006）、许山鹰（2006~2015）。历任护士长有：焦玉玲（1984~1989）、朱美霞（1989~1995）、徐振敏（1995~2004）、刘丽娟（2004~2015）、许云霞（2015~）。

二、现状

（一）医疗工作

（1）肛肠科年门诊量18000余人次；有慢性便秘、慢性泄泻、复杂肛瘘专病专台；有独立病区，病床33张，年收治患者900余人，手术850余人次；可以开展痔疮、肛瘘、肛周脓肿、肛裂、直肠息肉、肛管直肠狭窄、直肠黏膜脱垂、排便障碍性便秘（直肠前突、耻骨直肠肌痉挛）等疾病的手术，特别是中西医结合、内外科结合、全身与局部结合治疗慢性泄泻、慢性便秘更能突显现代中医院肛肠专科的特色。

（2）目前肛肠科临床工作，既保留有中医传统治疗方法（如痔结扎术、复杂肛瘘挂线术等）和特色院内制剂（如痔疮洗剂、痔科止血散等），还拥有现代诊疗设备，如电子直乙镜、生物反馈治疗仪、结肠灌洗治疗机等，同时拥有国家级名老中医传承团队。

（3）2010年起北京中医医院与内蒙古锡林郭勒盟东乌珠穆沁旗蒙医院建立对口支援的关系，定期派出医师赴该院进行医疗工作。北京中医医院肛肠科与内蒙古奈曼旗蒙医院肛肠科建立对口支援的关系，接受该院肛肠科医师进修学习；与延庆县中医医院建立对口支援的关系，医师定期去该院出诊、会诊疑难病例、示范手术等。肛肠科2013年接受宁夏回族自治区优才培养人员1人；2014年接受内蒙古自治区京蒙对口帮扶合作人才培训人员2人；2015年接受新疆乌鲁木齐干部到北京市属医院挂职人员1人。2014年，肛肠科派出高级医师1名每周赴北京中医医院所属医联体顺义区中医院肛肠科对口支援，指导医疗工作，出诊、查房、手术。

（二）新技术运用情况

（1）近 10 年肛肠科开展新技术手术，如齿线上黏膜环切术（PPH）（2004 年始）治疗以脱出为主的混合痔及直肠黏膜脱垂，经肛吻合器直肠切除术（STARR）治疗排便障碍型便秘之直肠前突、直肠黏膜内脱垂等，年手术约 100 余例。

（2）肛肠科开展新检查项目，如排粪造影（2003 年）、直肠压力检测（1999 年）等，对便秘的诊断有了客观的依据。

（3）肛肠科围绕着慢性便秘开展了新的治疗项目，如结肠灌洗（2009 年）治疗顽固性便秘、肛门生物反馈（2012 年）治疗排便障碍型便秘、数字化音乐电胃肠功能治疗仪（2014 年）治疗慢传输性便秘等，使得便秘这一难治疾病有了多种治疗手段。

（三）科研方面

1. 科研项目

（1）1999 年肛肠科承担北京市科技干部局"局部注射法治疗直肠前突的临床观察与实验研究"项目。

（2）2003 年肛肠科承担国家中医药管理局中医临床诊疗技术整理与研究项目"扩肛法治疗肛裂规范研究"。

（3）2007 年肛肠科承担国家中医药管理局国家科技支撑计划项目"名老中医临床经验、学术思想研究——王嘉麟临床经验、学术思想研究"。

（4）2013 年肛肠科承担北京中医医院级项目"烫伤一号纱条消毒开封使用后微生物检测的研究"。

（5）2008 年肛肠科被批准为具有药物临床试验机构资格的科室，先后承担了 8 项临床药物试验研究。

2. 发表论文

肛肠科近 5 年发表论文 28 篇，如："中药灌肠加西药内服治疗溃疡性结肠炎"（中国临床医生）、"补中益气加减治疗慢性出口梗阻型便秘的临床观察"（北京中医药）、"内口切除引流术治疗高位复杂性肛瘘的临床研究"（临床外科杂志）、"蓝罗液肛周皮下封闭术治疗肛周湿疹的临床研究"（中国医药指南）、"王嘉麟治疗溃疡性结肠炎经验"（中国中医基础杂志）等。

（四）教学方面

（1）医疗教学承担本科生、住院医师规范化培训医师、社区医师及基层医师的授课、临床培训。护理教学承担护理岗前培训、国际护理班培训、基层护理技能授课。

（2）发表教学论文："中医肛肠科手术实习中如何训练外科基本功""中医肛肠病临床教学方法探讨""肛肠科护理教学方法的探讨""临床护理带教心得体会"。

（五）人才及其他方面

1. 人员结构

肛肠科现有主任医师 3 人，副主任医师 1 人；硕士 3 人，在读硕士 1 人，本科学历 6 人；主管护师 2 人。

2. 名老中医传承工作

（1）2010 年肛肠科承担国家级室站——王嘉麟传承工作室任务。2012 年 11 月肛肠科举办国家级继续教育项目"王嘉麟学术思想传承研讨暨肛肠实用性临床经验交流"大会。肛肠科拍摄纪录片"大医精诚——王嘉麟"。通过网络平台上传手术录像资料、诊疗病例以供业内共享。

（2）2014 年肛肠科申报北京中医药"薪火传承 3 + 3 工程"，王嘉麟名家研究室落成。

（六）科室建设方面

2012 年 12 月成功申报成为北京市中医管理局所属"十二五"重点专科。

三、未来发展规划

（1）期盼未来引进高水平的学科带头人，带动科室发展，在科研、临床医疗方面有显著提升。

（2）建立肛肠专科功能检查室、专科治疗室。

（3）争取再次开展结、直肠手术（目前仅开展肛门、直肠部位良性疾病手术）。

（许山鹰）

第二十五节　不要小看这根针
——针灸科发展历程

一、科室背景简介

（一）针灸科大事记

北京中医医院针灸科成立于 1956 年 7 月，王乐亭任科主任，当时针灸科有医师 7 人，护士 2 人。

1979 年夏寿人、贺普仁、王乐亭被列为北京市继承重点，医院为他们配备了助手，承担整理继承工作。同年夏寿人、贺普仁、于书庄等老中医受邀参加第一届全国针灸针麻学术讨论会，并向大会提交了学术论文。同年，将神经内科专家邵玉玺从北京顺义区中医院调入针灸科，带领大家筹建病房。1980 年 4 月正式成立针灸病房，当时有 38 张床位，5 名医师，12 名护士，邵玉玺主持病房工作，潘仪任护士长。随着住院患者的增加，病种逐渐增多，但主要以神经内科疾病为主，采用中西医结合疗法，针灸、中药、西药并用，病房使用率达到 98% 以上。1981年为进一步保护和发挥老中医的积极性，做好继承工作，经北京市研究确定了第一、二批名老中医名单。第一批名老中医有：夏寿人、王乐亭。第二批名老中医有：田稔民。1984 年夏寿人、贺普仁、于书庄应邀参加第二届全国针灸、针麻学术讨论会。1990 年贺普仁被列入全国老中医药专家学术经验继承工作者。1997 年 3 月 25 日成立针灸二病房，

38 张床位，6 名医师，12 名护士，张晓霞主持病房工作，李奕任护士长，至此全科共有床位 76 张。1998 年针灸科通过市级重点专科评估。针灸科被批准为北京市中医管理局重点专科建设单位。

2001 年医院针灸科被北京市中医管理局评为重点学科，获资助 100 万元。2002 年针灸科被批准为国家中医药管理局重点专科。2003 年第三批全国老中医药专家学术经验继承工作开始，北京市 44 名老专家中，北京中医医院有 18 名老专家光荣入选。其中针灸科有周德安、贺普仁。同年 10 月针灸科正式成立中医卒中单元。同年 11 月 19 日成立针灸三病房，20 张床位，夏淑文主持病房工作，程海英作为正主任医师每周查房，何红任护士长。2004 年 2 月 2 日针灸科成为北京神经科学会会员单位，是中医临床机构唯一的会员单位，有 20 名医师成为新会员，王麟鹏主任当选为学会理事。

2005 年针灸科通过了北京市中医管理局组织的医院重点学科的专家验收，成为北京市中医药重点学科滚动建设单位。2005 年 8 月 4 日医院针灸科夏淑文医生启程赴埃塞俄比亚进行为期半年的志愿服务。8 月 10 日医院针灸科王桂玲医生赴新疆进行为期 1 年的援疆工作。

2006 年 9 月针灸科通过国家中医药管理局重点专科验收。2007 年 1 月 12 日针灸科成为北京市中医管理局"北京市中医特色诊疗中心"的建设单位。

2008 年 1 月北京中医医院获批 8 个北京市中医管理局"名老中医药专家学术思想抢救挖掘与优秀传承人才培养联动"工程（简称"薪火传承 3 + 3 工程"）"二室一站"建设项目，其中针灸科有"贺普仁名老中医工作室"。4 月 22 日"传统医药国家级非物质文化遗产代表性传承人"颁授典礼在北京举行，全国共有 29 人由国务院批准、被文化部确定为我国传统医药国家级非物质文化遗产代表性传承人，其中北京中医医院贺普仁教授获此殊荣。

2009 年北京中医医院针灸中心成立。王麟鹏任针灸中心主任，刘秀岭任针灸中心总护士长。2015 年 1 月孟峻任针灸中心总护士长。

2010 年针灸中心获得北京市人民政府颁发的"北京市模范集体"称号。2011 年 6 月针灸科成为卫生部国家临床重点专科的建设单位。2014 年针灸中心获得中华全国总工会颁发的"全国工人先锋号"称号。在各级领导关心和支持下,经过几十年建设,针灸科现已成为国家中医药管理局针灸重点学科和北京市针灸重点学科,国家临床重点专科和国家中医药管理局针灸重点专科及北京市针灸特色诊疗中心。

(二)科室文化与团队建设

1. 脉络传承

针灸科历史上名医荟萃,流派云集,是北京地区针灸学科的重要代表。当时曾聚集了几乎中国北方地区所有的、在全国颇具影响的针灸名家。"金针"王乐亭于 1957 年始对瘫痪病进行辨证论治,制定了截瘫治疗七法,并陆续补充完善,扩大到治截十一法,应用于临床;治疗中风病 232 例加以总结整理,制定了中风十三治;针对肠胃疾患拟定的老十针,以及治疗高血压病、半身不遂等症的手足十二针,广泛应用于临床。"六寸金针治疗瘰疬的临床总结"于 1958 年在本院办的《中医争鸣》中刊登。曾带徒弟韩福如、于会川及钮运铎等。名医夏寿人学识渊博、医理精深、擅治三叉神经痛,曾带徒弟孔宪芬等。贺惠吾属于日本学派,善用管针治疗胃下垂、胃扭转。于新甫临床经验丰富,取穴少而精,疗效显著。方瑞丰擅长治疗临床杂病和妇科疾病,针刺手法中兼用气功,疗效好。田稔民擅治小儿麻痹。贺普仁擅用火针、三棱针放血治疗疑难杂症。袁丽萍及王慧年擅治临床杂症。陈培元擅治眼病以及用"鬼门十三针"治疗神志病。逐步形成了在针灸临床上的多流派、多风格。

2. 秉承各名家学术思想

在配穴组方上有王乐亭的手足十二针、督脉十三针、老十针、十二透穴等,也有目前周德安的补中益气方、四神方、颈四针等;在针具研究上有王乐亭的金针、贺惠吾的管针、贺普仁的火针;在刺法上有贺普仁的三通法、王乐亭的截法等;在辨证治则方面有于书庄的经络辨证、王居易的查经辨证等，对临床治疗学的发展做出了巨大的贡献。产生了针对中风、面瘫、痹证（痛证）、痿证（截瘫）、郁证、失眠、头痛等多种疾病的特色诊疗体系，形成了非常丰厚的底蕴。

3. 国医大师贺普仁教授与"贺氏针灸三通法"

国医大师贺普仁教授提出了"病多气滞"的针灸病机学说和"法用三通"的治疗法则，创立了"贺氏针灸三通法"学术理论体系（即微通法、温通法、强通法），在国内外具有广泛的学术影响。

"贺氏针灸三通法"被卫生部确定为"面向农村和城市社区推广适宜技术十年百项计划"推广项目、被国家中医药管理局确定为"第一期常见病、多发病中医药适宜技术"国家级推广项目。目前该针法已推广到国内53家医院，涉及内、外、妇、儿等67种疾病，并在全国及世界多个国家举办了"贺氏三通法"学习班及专题讲座，产生了深远的学术影响。李先念主席1990年曾为其题词"银针寓深情，拳拳爱人心"。

2008年针灸科成立了"贺普仁名医工作室"，建立了师带徒、学术研究等多种形式的名医传承模式，围绕重大疾病及疑难病开展名老中医经验的疗效验证、机制研究及传承推广。

2010年针灸科与北京科技大学、华北电力大学等多学科专家学者合作，借助科学手段对贺氏火针针具进行多学科研究。2012年11月针灸科申报北京市地方标准："贺氏针灸三通法"应用规范制定研究。2012年12月，针灸科历时8年完成的《中华针灸宝库·贺普仁临床点评本（明清卷）》作为第一部官修针灸丛书首发。

4. 著名针灸名家周德安教授与"六治思想"

周德安教授在学术思想形成过程中，重视对《黄帝内经》《针灸甲乙经》《针灸大成》等中医典籍的学习，深受"金针"王乐亭和国医大师贺普仁、夏寿人等北京中医医院针灸科诸多前辈影响，结合多年实践，逐渐形成了针灸治神、治痰、治痛、治风、治聋、治动的"针灸六治"理论。

针灸治神、治痰、治痛、治风、治聋、治动的"针灸六治"理论，是周德安教授多年经验积累所形成的针灸学术精华。周德安教授将治神作为六治之首，提出"治病先治神"的理论，是针灸治病的要旨；根据"怪病多痰"，提出针灸治痰法，广泛用于疑难杂症。针灸长于治痛，然痛病纷杂，辨治何以为宗？周德安教授以虚实、痛位、气血辨治，多种针具结合使用；风、动、聋概括了周德安教授擅长的三类疾病范畴，治风、治动、治聋包含了对老年多发病中风、眩晕以及儿童常见病多动症、抽动症和多发、难治病神经性耳聋、耳鸣等的独到的辨治理论和方法。

2011年针灸科建立"周德安名老中医传承工作室"，建立了师带徒、学术研究等多种形式的名医传承模式。

5. 人才梯队

针灸中心拥有博士后、博士、硕士等一批高层次针灸人才，1956年起历任科主任包括：王乐亭、贺普仁、刘增、周德安、王麟鹏。针灸科学术带头人贺普仁教授获首届"国医大师"称号，是国家级非物质文化遗产代表性传承人、全国老中医药专家学术经验继承工作指导老师、"贺氏针灸三通法"学术理论的创立者。

学科带头人王麟鹏教授，是中国针灸学会副会长、北京针灸学会会长、国家科学技术奖审评专家、北京市自然基金评委。他长期从事针刺对中风病的综合防治研究，在国内率先建立中医卒中单元模式，主持和完成包括国家中医药管理局课题、北京市科技计划、国家"973"计划课题在内的省部级以上课题10余项，获省部级科技成果奖2项。王麟鹏教授发表学术论文90余篇，其中21篇被SCI收录。

二、针灸科现状

(一) 医疗工作与重点专科建设

目前，针灸科拥有包括神经科重症监护室（NICU）、康复病区在内的3个病区，面积1931m²，其中运动/作业疗法（PT/OT）康复室/语言训练室面积100m²，床位116张，病床使用率超过100%，年病房收治患者数 2500 余人次。针灸门诊面积 950m², 诊室 12 间, 治疗床位 70 张, 年门诊量 16～17 万人。门诊开设了抑郁症、睡眠障碍、头痛、肌肉病、神经性耳聋等多个专台。

1. 头痛专台

针灸科针对偏头痛发病率高, 药物疗效不满意的现状, 吸纳 "贺氏针灸三通法" 等针灸名家治疗头痛的经验, 采用多中心随机对照研究, 评价了针刺治疗偏头痛的临床疗效。研究发现, 针刺对急性发作期和缓解期偏头痛均有明显的治疗作用, 临床显效率达到 59%。这是目前针灸学科的主要研究方向之一, 有学科内容支持, 有整体研究计划。科室现承担省部级以上课题 3 项, 发表学术论文 10 篇, 其中 SCI 收录 3 篇。

2. 失眠专台

目前, 失眠专台已经形成初步规模, 门诊量 30 人次/日。根据失眠专台经验, 初步提出了基于《黄帝内经》"昼精夜冥" 思想的针刺对失眠日间醒觉状态影响的思路, 首次采用国际公认的 Epworth 和 SSS 评价量表, 对针刺治疗失眠的临床疗效进行科学评价, 获得了北京市中医管理局青年基金、北京市委优秀人才项目资助。

3. 抑郁专台

2007 年针灸科成立心身医学科; 2012 年 7 月心身医学科独立为一级科室。抑郁专台创建以来不断发展壮大, 诊治水平不断提高, 开展了多种情志疾病的临床研究, 形成了中西医结合、针药结合、药物治疗与心理治疗结合的诊治体系, 日门诊量达 100～120 人次。承担课题 2 项, 发表论文 8 篇。

(二) 新技术运用

2000 年, 针灸科开始筹建中医卒中单元, 建立 ICU 监护病房、功能完善的监护中心站, 配备了先进的床旁多参数监护仪、除颤机、呼吸机等急症抢救设备。2001 年我科派夏淑文到朝阳医院神经外科学习颅内血肿微创清除术, 派马淑惠到宣武医院学习神内介入技术。2002 年我科派巫熙南、兰长安到中国康复中心学习 PT/OT 训练。2003 年 4 月我科又派胡俊霞到中国康复中心学习神经康复语言训练。2003 年 10 月中医卒中单元正式成立。其可以开展包括急症监护抢救、溶栓/血肿微创引流、针灸中药治疗、早期 PT/OT 康复、健康宣教等内容的单元规范化治疗。2009 年针灸科运用隔盐、隔姜灸法治疗卒中后排尿障碍。2013 年针灸科游伟到中国康复中心学习床边康复。2014 年针灸科开展针灸埋线技术治疗单纯性肥胖及卒中后便秘。

科室目前可采用针刺、拔罐、走罐、艾灸、放血疗法、耳穴压豆、穴位贴敷、穴位注射、电针、火针、金针等 10 余项非药物疗法。其中专科特色诊疗方法包括"金针"王乐亭首创的"醒神开窍"法和"中风十三治"系列处方、贺普仁教授创立的"贺氏针灸三通法"理论体系和其创新的火针疗法、周德安教授的治神十法、王麟鹏主任的偏头痛经络论治方案。

（三）科学研究

针灸中心形成了中风病的综合防治研究、针刺治疗脑病的作用机制研究、名老中医学术思想传承研究 3 个稳定的研究方向，2004 年以来承担各级科研课题 42 项，科研总经费 1519.3 万元。针灸科获得省部级以上科技奖励 8 项，其中"贺氏针灸三通法理论及其治疗中风病的应用研究"先后获得中国针灸学会科学技术三等奖和北京市科学技术三等奖。

科研方向一为常见脑病的针灸临床研究。其主要内容为针灸对中风病的综合防治研究。突出针灸治疗特色的连续性综合 - 康复中医卒中单元模式研究，开展针灸特色治疗与西医常规治疗作对照的 RCT 研究，科学评价临床疗效，为连续性综合 - 康复中医单元模式提供证据支持；还包括针灸治疗中风病临床重点、难点问题的研究；主要支撑材料有临床课题 12 项。科研方向二为针刺的神经保护机制研究。其主要研究内容为针刺治疗血管性痴呆的作用机制研究，主要支撑材料有临床课题 15 项。科研方向三为名老中医学术思想研究，其主要支撑材料有临床课题 15 项。

学科整体水平处于国内领先地位，近 5 年发表学术论文总数 300 余篇，其中 SCI 收录论文 42 篇，影响因子合计达 87.54，在国内外产生了广泛的学术影响。其中针刺治疗偏头痛的临床研究证实针刺治疗偏头痛可有效降低患者发病次数和减轻疼痛，且其研究结果发表在国际知名杂志《PAIN》（影响因子：5.37）上，这是中国大陆学者首次在该杂志发表的临床研究论文。此后，该论文被国际医学机构 Faculty of 1000 Medicine 收录并被评为必读级，是我国中医药领域被该机构收录的第 2 篇和针灸研究领域的第 1 篇文献。整理出版专著 20 余部。

（四）人才建设

学术团队中拥有国家级优秀中医临床人才 1 人，教育部新世纪优秀人才 1 人，入选北京市"十百千"卫生人才"十"层次人选 1 人，北京市中医药人才培养计划（"125 计划"）Ⅰ类人才 3 人，北京市科技新星 1 人，国家名老中医学术继承人 13 人。

科室现有科研、教学人员 28 人，其中中级职称以上人员 25 人，博士学位 6 人，硕士学位 13 人，硕士生导师 8 人，共培养硕士研究生 50 余人。博士生导师 2 名，培养在读博士 2 人。

2012 年科室授予奥地利格拉兹医科大学麻醉与重症监护中心主任 Gerhard Litscher 博士我学科荣誉教授称号，且医院聘用其为首都医科大学的客座教授。这是针灸学科历史上首次授予并聘请外籍教授。该机构与本学科一直开展着科研合作，已经联合发表 SCI 论文 1 篇。2014 年科室聘请美国堪萨斯大学 Ines Eisner 博士，进行针刺中风后脑功能可塑研究。针刺治疗偏头痛的研究达到国际领先水平。

2009 年针灸科引入从事针刺抗氧化机制研究的博士后刘存志。2012 年刘存志获批国家自然基金"优秀青年基金"项目。2012 年谢新才主任医师获得"全国优秀中医临床人才"项目。

（五）教学与学术交流

1. 教研室情况

针灸科是北京中医药大学和首都医科大学中医药学院（原北京联合大学中医药学院）的针灸临床教研基地，承担针灸课教学和临床实习带教任务。1991年针灸科在医院主管院长的领导下参与十段教学法的实施、研究以及影像学资料的整理工作，且该项目1992年获北京联合大学教学成果一等奖。2003年针灸科获得首都医科大学系统"三育新人"奖。2007年针灸科获得首都医科大学系统"教育教学先进集体三等奖"；同年获批首都医科大学校长基金课题"加强《针灸学》临床实践的教学研究"。2008年针灸科获批首都医科大学校级精品课程《针灸学》。2011年针灸科获批首都医科大学校级双语精品课程《针灸学》；同年荣获首都医科大学校级"优秀教学团队"称号。自2003年以来针灸教研室多次获得首都医科大学"先进教研室"称号，有多位教师获得"先进个人"称号。2013年底针灸科获批成为北京市中医住院医师规范化培训针灸推拿科主任委员单位，主编国家卫生和计划生育委员会"十二五"规划教材和全国高等医药教材建设研究会规划教材及中医、中西医结合住院医师规范化培训教材《针灸推拿学》。

2. 北京市国际针灸培训中心情况

北京市国际针灸培训中心成立于1981年。多年来，国际针灸培训中心在医院的领导下，以针灸科、骨科为主要教学单位，充分发挥名老中医众多、学术流派纷呈、临床技能精湛的特点，吸引了大批国际上的中医爱好者和针灸专业人士。国际针灸培训中心接待了上至国家元首下至普通百姓的大量国际人士，宣传和弘扬了中医文化，展示了针灸、推拿、中医中药等传统技能与技术，受到了国际友人的好评。同时国际针灸培训中心还派出了大批的医护人员参与援外医疗队、国际讲学、国际针灸培训等工作，为中医药文化的国际传播做出了重要贡献。

3. 承办会议情况

2008 年针灸科成立了"北京地区针灸沙龙",以北京针灸学会为依托,以本学科人员为基础,坚持每年开展了 2～3 次学术活动。

2009 年针灸科举办了国医大师贺普仁教授学术思想研讨推广和全国针灸学术研讨会 1 次,强化了针灸学术氛围,受到各医院同道的欢迎与积极响应。会议参会人员 200 余人,汇编论文集收集文章 74 篇,促进了专科诊疗方案的推广与应用。

2010 年针灸科负责组织北京市首届中医药国际论坛"国际针灸临床研究现状与挑战"分会场,受到大会好评,获得大会组织奖杯。组织学科国际会议 1 次。针灸科还组织了"贺氏针灸三通法临床推广高级研讨班暨火针推广工程启动会",北京地区共有 10 余家单位参加;参与主办了中华医学会疼痛分会"第八届学术年会中医分会场"。2010 年 11 月本专科以北京中医协会、北京针灸学会为依托,承办了"北京市社区全科医师针灸适宜技术师资培训班"。针灸科制作了北京市继续教育项目——好医生网站课件:贺氏针灸三通法治疗中风。王麟鹏主任在第十四届世界临床疼痛大会和第一届亚洲疼痛大会上作"针刺治疗头痛相关问题探讨"的发言,在波兰奥伯莱理工大学临床康复医学系做针灸临床应用讲座。他还在全国心身医学、针灸循证医学、针麻镇痛、护理等多个会议,演讲论文 17 篇。

2011 年度针灸科提供代表性传承人贺普仁教授的材料,参与了国家申报联合国教科文组织非物质文化遗产名录——中医针灸的申报工作并取得成功。2011 年 7 月针灸科与世界针联、中国针灸学会、北京针灸学会联合召开"针灸传承研讨会"。

2011 年 9 月 22～24 日举办了"2011 针灸国际研讨会"。研讨会由北京市科学技术协会、北京市中医管理局、首都医科大学主办,北京中医医院和北京市中医药对外交流与技术合作中心等单位共同承办。在国际针灸学研究领域颇有建树的知名专家学者、国内外针灸工作者和学生共 150 余人与会。中国科学院院士韩济生教授、成都中医药大学梁繁荣副校长、首都医科大学王晓民副校长和针灸学科带头人王麟鹏主任分别做了题为"针灸及转化医学""经穴特异性研究进展""电针对帕金森大鼠模型的疗效评价与机制研究""偏头痛研究的科学证据与思考"等报告。本次研讨会是针灸学科为推动学科建设计划而首次举办的国际会议。会议本着"重精重深"的原则，不追求规模而强调"研讨"。学科以国际SCI论文的研究现状为背景邀请了中国香港以及奥地利、意大利、挪威、英国、巴西、韩国、澳大利亚、德国、美国等国家的学者10余人。9名国外学者在会上分别作了主题演讲，从寻找证据、针灸与高科技、针灸临床设计、针灸机制研究等方面报告了他们的研究成果。国内外的高水平针灸研究报告是本次会议的主要亮点，受到与会的国际、国内专家和参会者的一致好评。大家普遍使用"意外""精彩""非常出色"等词汇高度评价会议，很多专家反映很久没有见到这样的国际会议了。

本次会议的另一个亮点是由针灸中心组织的针灸科学研究的自由讨论会。令我们意外的是所有国外嘉宾都参加了讨论。各位专家当仁不让的争先发言，气氛热烈，傍晚开始的会议一直讨论到夜间近11点。最后在组织者——针灸科的倡议下，参会者一致同意成立一个共同进行中医针灸科学研究的学术组织（国际针灸研究协作组 – CIASR），为各方提供学术和文化交流的平台。会上，形成了框架合作协议并在会议闭幕式上，各方共同出席了协议的签字仪式。

2012年为加强人才培养工作力度，促进学科梯队建设稳步推进，针灸科举办"2012中医药针灸国际交流会"，就中医药研究新进展及对外交流成果进行了精彩的学术演讲，来自30余个国家和地区近200名医学专业人士出席会议并参加研讨。针灸科与北京针灸学会共同承办"中国针灸学会文献专业委员会学术年会"。王麟鹏教授主持"第二届北京中西医结合国际研讨大会"的针灸论坛，邀请奥地利格拉兹医科大学麻醉与重症监护中心主任 Litscher Gerhard 博士作主题发言。

王麟鹏教授参加中国、美国、英国、澳大利亚、加拿大、日本、巴西和斯堪的纳维亚（丹麦、芬兰、冰岛、挪威和瑞典）生理学会共同举办的"2012国际生理学学术大会"，并作"中风病针灸临床研究进展"的学术报告。刘红教授参加2012年6月在台湾举行的"海峡两岸中医药学术年会"，2012年9月在新加坡举行的"同济医院建院145周年学术活动"，且均做了学术发言。

2013年3月24日针灸科主办"2013针灸临床研究方法学专题学术报告会"，来自挪威特洛姆瑟大学的Torkel Snellingen教授及丹麦奥尔堡大学的Kelun Wang教授做精彩演讲。与会者通过本次大会对循证医学的发展和意义有了全新的认识，从一个不同的视角重新审视了针灸临床试验的研究方法，学习了先进、科学的疼痛试验的研究方法，对针灸临床研究方法有了更多启示。

2014年6月12~13日针灸科主办了"2014北京国际针灸与神经病学研讨会"。本次会议以高起点、高水平的学术交流为办会核心，邀请了多位国内外顶级专家到场进行专题发言。此次学术研讨会围绕脑病、失眠、疼痛3个重点，进行与针刺及神经病学相关的主题发言，在"针刺疗法与神经调控""神经影像学技术与经穴特异性""运动疗法及感觉刺激与神经康复""慢性疼痛、偏头痛与脑血管病"等诸多方面进行了深入讨论，并商讨了针刺临床研究的未来合作计划。

三、未来发展规划

今后的学科及专科建设拟仍紧紧围绕深入发展卒中单元、发展与壮大门诊专病专台，挖掘、整理、继承名老中医经验及学术思想，配合北京市针灸学发展战略思想，积极吸取前沿相关学科的先进理论和技术，通过临床、实验与文献研究，充实和发展学术，提高临床疗效；培养高层次、高质量、多模式的专业人才；取得一批国内领先或先进的科技成果，发表高水平的学术论文和学术专著。培养一批具有较高水平的技术骨干和学科带头人；建立一个国内一流的且集医、教、研于一体的中医针灸及中西医结合防治中风及相关疾病的临床与基础研究中心，带动北京市乃至全国的针灸学科的发展。北京中医医院针灸科人本着务实、肯干、勤奋、钻研的精神，为针灸科的明天共同努力着，他们为自己描绘了这样的明天——乘风破浪会有时，直挂云帆有新天！

（王麟鹏）

第二十六节 用最无创的手段，做最好的治疗
——推拿科发展历程

一、简介

北京市中医医院推拿科成立于 2013 年 3 月，前身为"传统疗法门诊"，马彦旭（主任医师）担任科室主任。工作重点从以多项传统疗法治疗内科疾病为主转向以中医传统手法治疗骨伤科疾病为主。颈肩腰腿痛为科室医疗工作中的一大特点，在规范化管理下，最高日门诊量曾达到 200 人次以上。由于医疗业务的发展，科内医师人数不断增多，科内人员的职称、学历水平也逐渐稳步提升，医疗力量进一步加强。推拿科于 2013 年开始承担首都医科大学中医系学生的临床实习带教任务，并先后承担北京中医药大学、湖北中医药大学推拿学系等的推拿教学任务与临床带教工作。目前，推拿科已经形成了首都医科大学本科教学与临床带教、研究生培养、留学生带教、全科医师培训等各种层次的教学工作模式。目前推拿科成为北京市住院医师规范化培训基地临床教学科室之一。

二、医疗特色

推拿科在"通法"理论指导下，运用中医学原理、生物力学原理以及解剖学、生理病理学等现代医学知识，采取整体脊柱平衡推拿疗法、短杠杆力整复手法、循经针推疗法等治疗颈椎病、腰椎间盘突出症、脊柱错位等骨伤科疾病；运用针推综合疗法治疗头痛、失眠等内科

· 197 ·

疾病，并运用针灸调理亚健康，对头痛、失眠、神经衰弱、疲劳综合症、腰腿痛等疾病和亚健康状态的临床疗效良好，深受患者欢迎。

三、教学任务

科室承担首都医科大学、北京中医药大学的研究生、中医本科、针推康复专业的课程教学，开设了《推拿基础学》《推拿手法学》《推拿功法学》《推拿治疗学》《手法医学》《推拿学》等各级专业课程，其中《推拿手法学》为校级精品课程。科室年课时数达 2500 课时。带教见习、实习生约 900 人，进修生约 30 人，国外留学生 20 余人次。

四、宗旨和目标

推拿科本着"仁、术、勤、和"的宗旨，依托首都医科大学临床、科研、教学力量，发挥名院、名科、名医优势，该科将逐步完善推拿疗法治疗原理，总结和传承中医传统疗法治疗脊柱相关疾病的经验，制定四肢关节损伤的推拿康复方案，对学科研究方向内的科学问题进行前瞻性、系统性和规范化的研究，逐步形成完整而又系统的中医推拿临床、科研、教学及产业体系。努力将本科建设成为国内先进的推拿研究中心，成为具有国内示范意义的推拿临床基地，形成集科学研究、人才培养、产业发展、学术交流为一体的综合学科平台，从而带动中医推拿学科的整体发展。

五、专科特色

1. 颈椎病

推拿科针对长期伏案工作容易引起的颈部疼痛、肩臂痛、头痛、头晕、神经衰弱、注意力难集中等症状进行探索和治疗，形成一套行之有效的治疗手法和保健方法，见效快，预防复发，提高长期伏案工作人员的工作效率。颈椎病、落枕等病症是本科专科专病开展得较早、疗效较确切的病种之一，本科室对其发病原因、推拿手法治疗机制进行了深入研究。

2. 腰椎病

腰椎骨关节病推拿手法是保守治疗较理想的方法，国内外学者认为非手术治疗可使 80% ~90% 的腰椎骨关节病患者达到临床治愈或缓解。目前非手术治疗仍为该病的基本治疗方法，也是本科专科专病开展得最早、疗效最确切的病种之一。急性腰扭伤、脊柱侧弯、腰椎滑脱、腰肌筋膜炎、慢性腰肌劳损、梨状肌损伤等疗效达国内领先水平。

3. 痛痹

推拿科主要治疗筋膜炎、滑膜炎、骨质增生、肩周炎、膝关节退行性变、踝关节扭伤、外伤后运动功能障碍等。

六、科室大事记

2013 年 3 月正式更名为推拿科（传统疗法门诊）。科室主任为马彦旭（主任医师），工作重点从以多项传统疗法治疗内科疾病为主转向以中医传统手法治疗骨伤科疾病为主，门诊医师为吴春节（副主任医师）、杜捷（副主任医师）。2013 年 4 月 1 日魏俊杰、王铖医师正式进入推拿科工作。2013 年 6 ~8 月科室开展夏季关节穴位贴敷，完成病例近 1000 人次，贴敷次数达 3000 人次。2013 年 9 月我科手法治疗人次突破 2500 人次。2013 年 10 月我科理疗单日治疗人次首次突破 500 人次。2014 年 1 月我科圆满完成并全面总结 2013 年绩效工作。科室设立颈椎、腰椎病专台，全面负责首都医科大学推拿教学任务以及住院医师规范化培训任务，门诊量、治疗量逐年提升，药占比逐年下降，并很好控制了医保次均费用。2013 年我科 5 位同志获 "年度特色标兵"。2014 年 6 月克服困难接受 6 位针灸科退休老专家来我科出诊。2014 年 6 ~8 月我科开展夏季关节穴位贴敷，完成病例近 2000 人次，贴敷次数达 4500 人次。2014 年 9 月我科理疗单日人次突破 600 人次。2015 年 1 月我科全面完成医院绩效任务，排名入全院前三。

（推拿科）

第二十七节　守护生命
——急诊科发展历程

一、背景

北京中医医院的急诊科始建于 1978 年，1984 年升级为一级科室，并逐步完善扩建。1990 年北京中医医院新的门诊楼投入使用，急诊科有了独立的空间，配备了急诊化验室、收费处、药房、治疗室、抢救室和观察室。2001 年北京中医医院在急诊建立了重症监护室（ICU），负责收治全院的危重症患者。2008 年急诊科电脑网络开通，优化了就诊流程，方便了患者就医，实现了电子病历。同年，医院投资 300 万元改建急诊科，急诊门诊部分按重症抢救、流水诊疗、留观病区不同层次的工作需要分成 3 个工作区域，工作流程更趋合理，综合服务能力大幅度提高。改造后的急诊科拥有中央空调、中央供气、中央呼叫系统等，患者的留观条件明显改观。重症抢救室按国际流行方式设立了医疗抢救柱，将抢救设备全部安装在医疗抢救柱上，优化了急诊抢救操作的程序；配备了先进的多功能床、中央监护设备及连续血流动力学监测设备，可以完成对危重患者的呼吸、心电、血流动力学的多功能监护，为患者提供了更加有力的生命支持。改造后 ICU 病房迁至病房楼一层东侧，并扩至 6 张病床。北京中医医院增加急诊病房，床位 8 张，以解决 ICU 患者的转出及急诊疑难、危重患者住院困难的情况。2013 年我院再次扩大 ICU，调整为 10 张床。

急诊科取得的主要成绩或成就如下。2003 年急诊科获得北京市卫生局"抗击非典先进集体"称号；多名医护人员获得市级、局级、院级"先进个人"称号，并获得当年度院"先进集体"称号。范圣凯医生被评为"北京市优秀青年志愿者"。贾媛洁荣获北京中医医院"优秀共青团员"称号。2009 年急诊科获院"先进集体"称号。2010 年急诊科荣获急诊专业委员会"最佳活动奖"。2012年获院"创先争优先进班组"称号、院"青年文明号"称号。姚卫海主任任北京中医药学会主任委员，并携急诊专业委员会团队赢得了2013年"三星学会"的光荣称号、2014年北京市"三八红旗集体"称号。姚卫海获"北京市政协系统信息工作先进个人"。

二、现状

首都医科大学附属北京中医医院急诊科成立30余年，历经4代学科带头人，科室认真传承经验，不断创新发展，在临床医疗、科学研究、教学各方面都取得了突出成绩。

（一）医疗工作

2006年急诊科成为国家中医药管理局中医、中西医结合急诊临床建设基地的建设单位。2007年，急诊科召开了发展战略研讨会，明晰急诊战略定位和发展目标。2009年1月17日，北京中医药学会急诊专业委员会进行了换届改选，北京中医医院急诊科主任姚卫海当选新一届主任委员，王家骥任顾问，周爱国任委员，郭玉红任秘书。自2009年开始，急诊科与首都医科大学急诊医学系联合举办"全国急诊高峰论坛"，并负责中西医急诊分论坛，急诊科主任姚卫海作为分论坛主席进行精彩的演讲，至今已成功举办了5届。2009年急诊科作为副组长单位参加全国重点专科、重点病种验证工作，开始"AECOPD中医治疗"的验证工作，并于2010年顺利完成了"AECOPD中医治疗"和"脓毒症中医治疗"的全国重点专科、重点病种验证，制定了外感发热中医路径及脓毒症的中西医结合路径。2011年急诊科通过了国家中医药管理局"十一五"重点专科的验收，并顺利成为国家中医药管理局"十二五"重点专科、重点学科。2013年急诊科成为卫生部重点专科。急诊科近年来对病毒性感冒、脓毒症、喘证等急诊优势病种的诊疗方案进行了的梳理，并进一步验证评价。

在现代社会中，灾难和突发事件已成为一个重要的公共问题。无论是SARS和新型H1N1等的急性传染病的救治、中毒等突发公共卫生事件的处理，还是奥运会、国庆等国家重大事件的保障工作，急诊科作为医院的一线窗口单位，承担着众多社会任务。急诊科医护人员顾全大局，服从命令听指挥，发扬敢打硬仗、勇于拼搏的精神，舍小家，顾大家；舍局部利益，顾全体利益，在工作中恪尽职守，尽职尽责，表现了崇高的职业道德，并出色地完成了任务。急诊人用自己的汗水、甚至生命，谱写着一曲曲生命的赞歌。2003年"非典"，急诊科获得北京市卫生局"抗击非典先进集体"称号，当年度院"先进集体"称号。2004年11月急诊科成功处理"集体食物中毒"事件。2008年奥运会期间，急诊科全员参加市卫生局组织的奥运急诊急救技能培训，同时为院内医生、护士、急救小分队进行了多次培训；还与医务处、门诊部共同研究、商讨、修改了北京中医医院"大规模突发紧急公共卫生事件处理流程"，配合医务处编写了《应急培训手册》。在奥运期间急诊科全体人员兢兢业业，安全地完成医疗急救任务，为医院圆满完成奥运医疗保障任务贡献了力量。急诊科被评为"医院奥运先进集体"，多人被评为"先进个人"。2009年急诊科安全地完成"国庆60周年"医疗保障和医疗急救任务，为医院圆满完成国庆医疗保障任务贡献了力量。无论是流感、登革热，还是中东呼吸道综合征，急诊科与相关科室一起共同完善北京中医医院的传染病收治流程、防护措施，并积极储备物资，积极应对，向全国人民展示了我中医院急诊人召之即来，来之能战，战之能胜的风采。

2010年，北京地区中医医院急诊及ICU质量评价与控制中心正式启动，并在北京中医管理局的指导下迅速开展业务，凝聚北京市乃至全国的中医、西医方面的专家进行急诊及ICU的质控工作，对三级中医医院ICU资质认证检查以及等级评审后的持续改进工作进行督查。急诊科多次组织全市性和全国性大型学术活动，如每年组织急诊基本技能培训班2次，共培训北京市学员100余人次；每年组织中医急诊高峰论坛（讲座）2次，吸引了全国各地的专业人员200余人次参会；每年组织临床病例讨论2次；每年组织专家会议5次。急诊科组织参加全国、全市综合性学术研讨活动；参加市优秀论文评选，学术活动质量较高。组织参加国家、中医药学会活动，承办北京市科学技术协会、北京市中医管理局重大学术活动。

（二）新技术运用情况

2001 年随着 ICU 的建立，急诊科开始开展气管插管、机械通气、临时起搏、急诊溶栓、各种有创血流动力学监测等诊疗新技术。2005年开始，连续性血液净化技术（CRRT）以及 PICCO、无创心排监测等新技术引进我科。2008 年我科逐步开展有创心排监测、便携式支气管镜等新技术，为科室的良性发展奠定了基础。2009 年，PICCO 监测技术逐渐成熟，并广泛应用于临床，使急诊科的技术水平迈上新台阶。2010 年随着需要气管切开的危重症患者的增多，ICU 及时地开展了微创气管切开技术。2014 年北京中医医院引进了体外膜肺氧合器氧合疗法（ECMO），极大地提高了对危重患者的抢救、支持能力。

（三）科研方面

急诊科逐步开展科研工作，1994～1996 年与中医研究所合作，并成功申报市青年基金课题"清解栓治疗外感高热的临床研究"和"连草口服液治疗外感高热的临床研究"2 项课题。2002 年急诊科参与组织了北京地区 12 家三级医院急性心肌梗死治疗现状的调查工作，参加了北京市多脏器功能障碍综合征（MODS）诊治课题组"严重创伤和脓毒症早期的抗凝治疗多中心、前瞻、随机、对照临床研究"，参加了"血必净治疗脓毒症的临床观察""大青龙口服液的 II 期临床观察"等多项科研观察。2006 年急诊科与中国中医科学院基础所合作进行"发热性疾病中医诊疗监测技术平台研究"。急诊科与中国中医科学院临床评价中心合作，参与了国家中医药管理局的省部级项目"中医药防控人禽流感研究特别专项——疑似流感中医临床特征研究"。2010 年急诊科与广东省合作，完成国家中医药管理局"传染病防治行业专项——中医药治疗甲型流感轻证的临床研究"。2011 年急诊科与中国中医科学院中医临床基础医学研究所合作参与了"国家科技重大专项——中医药临床救治辅助决策系统研究""新药创制科技重大专项——中药新药处方优化平台"。急诊科与北京市疾病预防控制中心 CDC 和东城区 CDC 合作了北京市科学技术委员会的"社区获得性肺炎监测体系与疾病负担"的项目。急诊科作为分中心，参与了"金花清感颗粒治疗流行性感冒（风热犯肺证）的临床试验——金花清感颗粒Ⅱ期、Ⅲ期的临床观察"。承担了首都医学发展科研基金项目——北京友谊医院"关于脓毒症中医辨证的研究"。2014 年急诊科完成了"热感糖浆的临床观察"。同年，急诊科成立了病毒及耐药细菌感染中医基础研究实验室。

（四）教学方面

"是故学然后知不足，教然后知困。知不足然后能自反也，知困然后能自强也。故曰教学相长也"。急诊科自建立就注重传承及教学。自1997 年开始，急诊科先后承担了北京中医药学院、首都医科大学的课堂授课、带教任务。急诊科参加了北京中医药大学、首都医科大学危重症医学系的教材编写。2010 年急诊科完成 4 万字的《北京中医医院急诊工作手册》的编写。全体护士参加了"北京市护理人员急诊急救专项技能培训"，通过考核，取得证书。2012 年，急诊教研室正式成立。

急诊科开展党建、技术帮扶、支援基层行动，对北京及北京周边的基层医院进行学术、技术辐射。急诊科参加北京地区中医院－内蒙古自治区蒙医（中医）院对口支援工作，随医院专家组赴锡林郭勒盟阿巴嘎旗、东乌旗、锡林浩特市（蒙）中医院，进行义诊、讲学。2011 年北京中医医院与北京鼓楼中医医院签约，携手共建，定期进行主任查房、会诊活动，形成绿色通道双向转诊，科内人员互动学习。科主任姚卫海作为北京市丰台区中西医结合医院急诊科的学术带头人，开始了对当地医院的收徒带教活动。正式接管北京市顺义区中医院，对顺义区中医院急诊科进行对接服务，并协助其建立重症监护室。

近年来，急诊科发表学术论文 100 余篇，获得省部级三等科技进步奖 1 项。出版学术专著 5 部。学科专家多次参加国际学术会议并做专题演讲。

急诊科主编了《中医急诊学》（第三版，普通高等教育"十二五"国家级规划教材、新世纪全国高等中医药院校规划教材及参编教材）、《中医急危重症学》（卫生部"十二五"规划教材、全国高等中医药院校教材）、《中西医结合急诊学》（住院医师规范化培训统编教材），参加编写了《危重症医学》（卫生部"十一五"规划教材）。

急诊科外出进修急诊科、ICU 人员 4 人；培养硕士研究生 2 名；建立结构合理的高层次学术团队。急诊科鼓励和支持专科骨干参加重要的国际学术交流，研修学习，不断提高他们的临床科研创新能力。

（五）人才及其他方面

急诊科专科团队人才梯队合理。科室职工人数 45 人（医生 13 人、护理 32 人），其中教授、主任医师 1 人。科室博、硕士比例 40% 以上。科室有国家中医药管理局第三批全国优秀中医临床人才 1 人，国家名老中医学术继承人 2 人，北京市名老中医学术继承人 1 人，"125"Ⅲ类人才 1 人。

刘清泉院长任中华中医药学会急诊分会副主任委员、北京中西医结合学会会长、卫生部突发公共卫生事件专家委员会委员、国家中医药管理局急诊重点专科协作组主委、中国中西医结合学会急救专业委员会常委、北京市中西医结合急救专业委员会主任委员、中华中医药学会急诊专业委员会常委兼副秘书长、北京中医药学会中医急诊专业委员会委员兼秘书长；还担任《中国中医急症杂志》《中国中西医结合急救杂志》《中华中西临床杂志》《中国社区医师杂志》编委等。姚卫海主任担任中华中医药学会急诊分会常委、北京中西医结合学会理事、北京医师协会急诊分会理事、中华毒理学会中毒与救治专业委员会委员。

三、未来发展规划

通过 5 年的建设，急诊科充分发挥急诊专科特色和优势，提高医学科技竞争能力，使其总体水平达到国内一流、国际先进水平。

加大对急诊专科的投入，改善硬件条件。专科计划新增普通床位及 ICU 床位，年急门诊量 5 万人次以上。急诊科根据专科医疗需要增加相应诊疗设备。通过 5 年的专科建设，进一步发挥急诊专科在医院发展中的作用，使更多的患者接受中医药急救诊疗。

急诊科在现有基础上，紧密结合临床需要，积极开拓专科新的研究领域，争取形成新的专科优势。急诊科在传承名老中医学术思想的基础上，开展系列临床研究工作，丰富中医急诊学理论的内涵和外延，提炼形成治疗急危重症及其相关疾病的新理论、新技术和新方法。

进一步规范突出中医特色，藉此开展系统的、名家经验和循证医学证据的中西医规范化治疗，减少危重病病死率、严重并发症的发生率，提高北京地区危重病综合诊治水平，达到国内先进水平。

急诊科根据专科专病方向，总结专科常见疾病的中医诊治特点规律，制定本专业（病种）全国、省级行业指南，进行推广应用，争取得到国内外同行的广泛认可。

实施培养与引进相结合的战略，有目的、有计划地进行人才培养，使专科团队的学历结构和人才结构更加合理。计划扩大医生和护士的规模，以满足新增病床和门诊规模的需要，形成结构合理的临床医师队伍、护理队伍。同时，积极引进多学科交叉人才，加大对主要研究方向和关键岗位上的人才引进力度，建立结构合理的高层次学术团队。计划培养国家级优秀中医临床人才、"百千万"人才工程人才、北京市"十百千"卫生人才、北京市卫生系统高层次人才培养计划人才、北京市中医药人才培养计划（"125"计划）人才，省级以上名老中医继承人、国家名老中医学术继承人。鼓励中青年骨干攻读学位，并加强博导、硕导的培育。

充分利用质控中心平台，举北京市中医管理局、学会、医院之力，完成北京地区中医医院急诊及 ICU 质量评价与控制中心基础信息调查，逐步推进北京地区中医急诊危重症基础全员培训。

正如清代徐春甫在《古今医统大全》中所言，"行医之要，惟存心救人，小心敬慎……"，医者仁心，急诊人会在急诊和危重症的战场上继续秉承着悬壶济世的博爱精神，践行北京中医医院"仁术勤和"的宗旨，守护生命！

（姚卫海　曹　迎）

第二十八节　关爱健康，远离疾病
——健康服务部发展历程

　　随着时代的进步、科技的发展、医疗改革的不断深入，在切实保障人民群众基本医疗卫生服务需求的基础上，以提高"未病先防、即病防变、瘥后防复"的中医治未病思想为核心，以推动中医药健康服务发展和继承、创新为根本，依托医院各重点学科、专科、医技、药剂的力量，掌握中医药健康服务的发展方向，创新服务模式，把提升民众的健康素质和水平始终作为预防保健科发展的根本出发点、落脚点，切实为人民群众健康服务。

一、背景

（一）历史沿革

　　北京中医医院早在 20 世纪 60 年代中期至 70 年代后期，就按照上级的指示精神组建了"赤脚医生医疗队"，建立农村合作医疗，巡诊于田间地头，送医送药到家，不仅解决了北京郊区百姓缺医少药的实际困难，也锻炼出了一支全科医师队伍。在 20 世纪 90 年代北京中医医院又成立了"地段保健科"，负责辖区居民的疫苗接种、计划生育等工作。伴随着改革发展的步伐，北京中医医院于 2007 年成立了"治未病中心"，并于同年 12 月成功申报为国家中医药管理局首批"治未病"试点单位，时任门诊部主任的王国玮兼任治未病中心主任。治未病中心开展了社会医疗托管、体检等工作。

　　2009 年 6 月为满足不同层次人群的就医需求，医院成立了健康服务中心，吴剑坤任主任，分管体检中心、社会医疗部、治未病中心。健康服务中心开展了预防保健工作。苗艳、董津、马思薇先后担任社会医疗部护士组长，高新爽、郭昕任体检中心组长。2010年初北京中医医院开始组建膏方门诊。同年11月在首届中医药膏方节上主管院长徐春军接过了北京市中医管理局授予的"北京市膏方定点服务单位"的牌匾。2011年8月治未病中心成功申报北京市中医管理局北京市中医治未病重点专科。2011年9月体检中心通过了机动车驾驶员审核验收工作。2012年7月体检中心经过4年艰苦卓绝的奋斗，顺利通过北京市卫生局、北京市中医管理局健康体检资质现场审核验收，成为北京市首家通过资质审核的三甲中医医疗机构体检中心。2014年2月14日院领导对健康服务中心进行了首次行政查房，解决了体检设备陈旧、人员短缺、绩效分配等长期阻碍发展的瓶颈问题，使体检工作迈上了新台阶。2014年5月体检中心通过北京市体检质控中心对北京中医医院体检中心的现场复检验收。专家组充分肯定了北京中医医院的健康体检工作，认为其各项管理制度完善，技术操作规范，医院感染记录充分，管理有轨迹，并为检后健康管理工作的进一步开展指明了努力的方向。2014年4月为规范科室命名，健康服务中心更名为预防保健科。

（二）文化及队伍建设

健康服务部注重科室人员梯队建设。预防保健科由最初的15名医护人员发展至现在，有32名医护人员，包括医生16人（退休返聘5人），护士14人（退休返聘3人），平均年龄48岁，其中高级职称9人，中级职称14人，初级职称8人。其中博士1人，硕士4人，硕士生导师1人，本科14人，大专13人。科室人员来自医药、护技不同专业，但其中有30%的医护人员要兼顾完成体检和社区的医疗工作。为鼓励和调动医护人员的积极性，吴剑坤主任提出了"一专多能、一人多岗"的工作要求，在工作中互相补台，既要完成全科诊疗、健康体检的相关任务，又要在原有的专业上有所提升。有时一名医生既是体检中心的主检医师，又要可以在功能社区坐诊、在原科室和膏方门诊出诊，还要能在企事业单位进行健康讲座和义诊，可谓"十八般武艺，样样都要精通"才行。吴剑坤主任还根据护技人员的自身特点、技能特长有方向性地进行培养，在不影响日常工作情况下，积极派遣外出培训，年均参加 20 场左右，包括主检医师培训、全国体检机构实战管理技能提升培训、心理健康管理培训等。为丰富中医诊疗手段，科室派专人参加"治未病工作站培训班"，学习生物电疗技术、经脉排瘀技术、罐诊罐疗技术、经络检测技术，为治未病中心工作的进一步开展奠定基础。

注重加强科室文化建设，突出中医特色，让中医文化融入工作的方方面面。科室在健康宣教室及膏方门诊设立中草药饮片展示柜、药食同源食材展示柜、食物交换份模型，在各诊室悬挂经络图，在体检报告封皮设计上突出中医文化特色并融入中医体质辨识、中医养生保健等科普知识，使客人更深入地认识中医、了解中医，也便于对健康、亚健康人群进行健康教育。

注重加强医德、医风建设，培育医护人员良好的职业操守和团队精神。通过开展医德、医风教育，使科室工作人员具备仪表端庄、态度诚恳、体贴耐心、尊重人格、严谨求实、拒收礼金等精神风貌。时刻强调医护人员要"以客人为中心"，为客人提供人性化服务，不断提高服务质量。为增强全体医护人员的凝聚力，科室在办公区设计照片墙，展示科内重要活动照片，培育团队精神，增强集体荣誉感，不断促进医护人员身心的健康发展。

（三）取得的主要成绩或成就

我科于 2011 年、2012 年被评为"先进集体"；2012 年被评为"创先争优先进党小组"。

二、现状

（一）医疗工作

1. 提供规范的、个性化的健康体检服务

北京中医医院体检中心是以北京中医医院临床为依托成立的大型综

合体检中心，也是北京市首家开展"中医体质辨识""中医经络辨识"等中医式体检的医疗机构。体检中心集内科、外科、眼科、五官科、妇科、放射科、B超、脑超、检验科等科室于一体，开展"一站式"的服务模式，为不同人群、不同年龄、不同职业、不同需求的社会各阶层人士提供量身定做的各类"体检套餐"，充分体现"以人为本"的服务理念。体检中心严格执行体检相关制度要求，一贯坚持医疗规范化服务，努力提高检前、检中、检后的服务质量。近4年来，体检中心体检量以每年25%的速度递增，2011年体检收入首次突破500万元，2013年体检人数首次突破10000人次。体检中发现恶性占位、实性结节、空腹血糖异常增高、血压和血脂异常升高等重要阳性体征每年平均约为130人次，全部做到随访。

2. 膏方门诊——"一人一方一制作，量身打造独特膏方"

膏方门诊于2010年11月8日正式开诊，采取预约、挂号、就诊、交费、取药"一站式"的服务形式。膏方门诊按照北京市中医管理局的要求，服务过程中实行"四统一"政策，即服务流程统一、制作规范统一、服务价格统一、培训内容统一。医务处对参与膏方门诊的医师进行了资质的审核与备案，凡主任医师及5年以上副主任医师采取自愿报名的方式，经过培训与考核后方能出诊。膏方门诊的开诊在为广大患者、亚健康人群提供膏方养生保健服务的同时，也丰富了"冬令进补、慢病治疗"的中医药特色诊疗内容。自2010年11月至今，膏方门诊有55名医生出诊，共加工制作膏方5000余料。

3. 将功能社区作为预防疾病传播的第一道防线，积极开展慢病管理工作

2001年7月社会医疗部成立。2005年开设人教门诊、外企门诊。2008年7月成立朝内头条社区卫生服务站。在慢病管理方面，不断完善居民的健康档案、生活方式档案等信息，自2008年至今建立健康档案10029份。随着卫生服务领域的多元化，为满足广大居民、干部职工的卫生服务需求，社区卫生站从最早的4家，不断发展壮大到14家功

能社区单位。2009 年开设中国建设银行门诊、中国出口信用保险公司门诊；2011 年开设北京市政府门诊；2012 年开设中国共产党中央委员会宣传部机关门诊、北京市纪律检查委员会门诊、北京市疾控中心门诊、中共中央政法委员会门诊、中粮集团门诊；2013 年开设中国农业发展银行门诊、交通管理局门诊、中国中化集团门诊；2014 年开设中国储备粮管理总公司门诊、长城资产投资管理有限公司门诊；2015 年开设中国石油化工集团门诊。科室选派全科及专科医生、护士定期坐诊，服务人群 55000 人，为功能社区的干部职工提供了安全、有效、方便、优质的基本医疗和中医诊疗服务。科室利用各种健康日，每年在社区卫生站、功能社区单位、团检单位为干部职工开展义诊咨询、健康讲座。特别是从 2009 年开始，科室连续 4 年在北京中医医院门诊大厅举办"冬至养生义诊咨询"活动，每年院领导、各科专家都会如期而至，为现场患者进行疾病诊疗、养生保健、膏方调理等方面的义诊咨询，受到广大患者的欢迎。

（二）新技术运用情况

1. 开展具有北京中医医院特色的中医式健康状态评估

本科室遵照《国家中医药管理局关于积极发展中医预防保健服务的实施意见》及《"治未病"健康工程实施方案（2008～2011 年)》的有关要求，遵循"知己建档、知己求己、知己求医"的理念，依靠北京中医医院传统中医特色示范病房的临床经验，运用中医体质辨识、中医经络辨识，通过对个人基本健康信息、膳食结构、体力活动与锻炼、行为习惯等项目进行信息采集，建立永久、连续性的电子健康档案，做出个人体质与健康状况评估，制定个体或群体的保健养生与疾病诊疗的指导计划。治未病中心于 2007 年开展中医体质辨识，年辨识人数不足 1000 人次。2009～2010 年中医体质辨识项目主要以团体体检赠送为主，年辨识人数 1500 人次左右。2011 年体检中心增加中医经络检测，成为北京市首家将"中医体质辨识""中医经络辨识"与四诊相结合、具有中医特色体检套餐的体检中心。2011 年 4 月本科室与北京科教频道

《健康大智慧》栏目共同制作《查体质、治未病》节目，该节目以"关爱父母健康，感受中医体检"为主题，邀请了20位热心观众来院体验中医体检，程海英教授现场报告解读，与场内外观众互动。节目一经播出，中医式健康体检得到社会的广泛关注，前来体验者络绎不绝，体检中心也收到了较好的社会效益和经济效益。近5年来，体检中心累计接待中医健康体检客人20000人次，利用检测的评估结果，为个检客人量身打造健康管理方案，为团检单位干部职工有针对性地进行义诊咨询、健康讲座，受到个人及团检单位的好评。

2. 利用北京中医医院资源，设计精品饮片代茶饮

陆羽《茶经》云："茶之为饮，发乎神农氏，闻于鲁周公"。早在神农时期，茶及其药用价值就已被发现，并由药用逐渐演变成日常生活饮品。而中药代茶饮是我国茶文化的延伸和发展，将中药直接以水冲代茶频频饮服，也是中医治病的一种特殊形式。代茶饮其实是一种"不拘时服药"的治疗方法，运用代茶饮，预防疾病或配合主方辅佐治疗，多获佳效。2010年北京中医医院在人教门诊诊疗过程中发现，约30%的教师罹患慢性咽炎，考虑与教师说话多的职业行为有关，一般治疗只能尽量控制炎症，减少对于咽部的刺激，才有可能真正治愈，但正是由于教师这个职业很难做到这一点，所以慢性咽炎的治愈率很低。北京中医医院针对该人群特点研制了利咽茶。该方具有清热解毒、凉血利咽、消肿止痛的功效，由于代茶饮本身"不拘时服药"的特点，治疗上更利于教师依从。另外，北京中医医院在每年健康体检中发现，约35%的受检者患有不同程度的高脂血症，亦发现大部分人长期面对电脑用眼过度，大便燥结，于是有针对性的研制了降脂明目饮这一中药饮片代茶饮处方，清肝明目、润肠消食，解决了长期困扰受检人群的健康问题。目前北京中医医院除利咽茶、降脂明目茶外，还依据国家级名老中医李乾构教授的处方加减研制了三花茶。临床实践表明三花茶对头昏脑涨、耳鸣眼花、胸闷胁痛、焦虑失眠、高血压等干预效果显著。从2011年至今平均每年应用代茶饮99000剂。

3. 开设全营养辨证施膳咨询

全营养辨证施膳技术是利用中医经络检测结果，依据十二经络导电性计算人体各经络对营养物质的需求，开具中医食疗及营养补给方案，使方案具有量化的可控标准，从而使人们可以从科学角度获得"阴阳调和"的个性化中医食疗方案。通过持续的全营养辨证施膳调理，人体的经络导电性平均值及各经络导电性的偏离率均可达到正常值范围，即营养平衡状态。体检客人进行中医经络检测后，建立健康档案，依据检测报告结果，开具营养指导方案，配备相关食材，饮用 10～15 天后再次进行中医经络检测评估，理想疗程为 3～6 个月。

（三）科研和教学方面

我科 2012 年被北京市中医管理局评为"北京市中医治未病重点专科"，并逐步将科研教学工作作为科室持续发展的动力，积极参与北京市自然基金、院内课题的申报工作。我科承担国家中医药管理局中医"治未病"标准制修订项目两项："中医健康体检服务规范""中医体质偏颇人群健康干预标准"；承担两个骨干计划课题："压力因素在'治未病'中的作用及相关证候研究""中医药大数据的多元关系数据挖掘方法"。我科完成"北京市扶正气组合方对亚健康调理临床药物观察"课题；完成院内课题"中医补益类方剂的剂型研究""痰湿质高血压病人群的健康干预前后体质对比研究"。我科发表"社区中老年慢性病人群生存质量与中医九种体制的相关性分析""中医九型体质量表应用中的问题探讨"等论文 17 篇，科普著作 6 部。

三、未来发展规划

根据医院的整体部署和总体安排，按照中医预防保健服务的精神要求，预防保健科将始终坚持以人为本和以客户为中心的宗旨，始终围绕健康、亚健康人群坚持以中医特色健康状态评估为主攻方向、以各种中医治未病实施方法为优势、以质量效益为原则、以人才队伍建设为关键、以完善基础功能为支撑、以扩大对外交流为延伸、以深化改革创新为动力、以强化管理服务为保障的发展思路，以更加扎实的工作作风，更加完善的服务举措，团结拼搏，为把北京中医医院体检中心、治未病中心、社会医疗部建设成为设施配套、医疗质量高、人民群众满意、具有北京中医医院中医特色的、现代化综合性的预防保健中心而不懈努力。

（吴剑坤）

第二十九节　从细微处见"真谛"
——放射科发展历程

一、背景

（一）栉风沐雨，砥砺前行

1956年5月1日北京中医医院放射科正式成立，主任谢梓新（主治医师）带领2名医生，1台透视机、1台500mA西门子X光机记录和见证了放射科发展的原点。1992年5月我科投入使用第一台CT机，使放射科成像进入了一个新的领域。1997年7月岛津血管机装机，在刘景芳主任（主任医师）的带领下开创了中医医院放射介入诊断治疗的先河，标志着放射科由单纯的形态学影像诊断向中西医结合诊治的迈进。2003年11月飞利浦Intera 1.0T核磁共振机装机，实现了放射科成像领域的全面化。2003年12月间接数字化X光机（CR）装机，开启了放射科数字化进程的新篇章。2006年6月Philips lntegris All数字减影机装机，实现了放射科与心血管科、肿瘤科、外科、骨科等学科在诊治领域的全面对接。2006年9月直接数字化X光机（DR）装机，标志着放射科全面进入数字化时代。2006年9月GE Lightspeed16排螺旋CT装机，使放射科的CT影像诊断水平迈上了一个新台阶。2009年12月中国北方第一台西门子SOMATOM Definition AS 64排128层螺旋CT机在我科装机，在现任主任郑新（主任医师）的带领下实现了放射科由低端成像向高端成像的飞跃。

从普通 X 光机到 CR，再到 DR、CT、MRI 检查，放射科设备有了质的飞越，图像分辨率越来越高，扫描速度越来越快，对人体的认识已从大体解剖到局部解剖，对疾病的诊断已从宏观领域步入微观领域（分子生物学领域）。放射科目前拥有高端仪器设备 10 台，即 DR 机 2 台、数字胃肠机 1 台、CR 系统 1 套、DSA 2 台和数字化乳腺钼钯机 1 台，CT 机 2 台；飞利浦磁共振仪 1 台。这些高精尖医疗设备检查范围广，涵盖了全身各器官的 DR、CT、MRI 常规检查和各种特殊检查（如各种造影）以及穿刺活检、介入治疗，可早期发现微小瘤灶。从早期的暗室洗片、手写报告到 2011 年数字化图像传输存贮系统（PACS）的应用，实现了无片化、网络化、信息化，缩短了报告时间，减少漏诊率，为患者提供更加优质的服务。2014 年放射科检查人次超 12 万，取得了良好的社会效益和经济效益。

（二）励精图治，传承发扬

1. 文化建设

科室秉承"仁、术、勤、和"的院训，并将其具体为理念文化、行为文化、制度文化来作为放射科科室文化。

（1）医者仁心，提供优质服务。放射科本着"心系患者，诚信服务"的理念，为患者提供检查预约、电话随访、专业咨询等多种人性化服务，让患者及家属就医时感受到方便、快捷、科学。科室把医德、医风建设作为文化建设的重点，坚持"以病人为中心"，针对患者对某些医疗服务环节不满意的问题及时整改，让每一位患者满意而归。

（2）狠抓学习，培养高素质人才。我科通过组织学习、读片、讲课，采取走出去（进修、学习）、请进来（请专家讲课）等多种方式，提高科室诊断水平和业务素质。

（3）增强科室凝聚力，激发团队精神做好"一人一事"的思想工作，关心员工生活。把"以病人为中心"的服务理念变成每个员工共同的理想和期盼，激发他们的主人翁意识，塑造科室的良好形象。每个患者的影像检查需要登录、投照、注射、诊断、审核5道程序，5人合作完成，缺一不可。影像检查所需时间长短不一，最长的CT、MRI检查需要3个小时，只有充分发挥科室的团队精神，在医技、护等科室人员的共同努力下才能获得高质量的影像诊断结果，让患者满意，让临床满意。

（4）加强与临床合作，不断创新，加速发展。放射科每月举办一次开放式读片会，同临床科室、病理科共同讨论病例，根据患者和临床医师对诊断的需求创出自己的技术特色，走"科室专业化，个人专长化"的道路，医、教、研一手抓。鼓励科室人员学习新技术、拓展新项目。加强人才培养和引进，谁拥有人才，谁就拥有未来。

2. 队伍建设

强化团队建设，放射科现有工作人员35人：主任医师3人，副主任医师2人，主治医师7人，住院医师1人，副主任技师1人，主管技师7人，技师9人，主管护士3人，登记员2人；其中硕士学历5人，本科学历14人。分为普放组、CT组、核磁组、介入组。科室有党员10人，真正是一支以党员为先锋，讲学习、讲工作、讲团结、讲进步、讲正气、讲奉献、能吃苦、能战斗的优秀团队。

（三）流光溢彩，铸造辉煌

1. 集体荣誉

1996、2003、2013年获"院先进科室"称号。CT室在1992、1993、1994年获"院先进班组"称号。核磁室在2006、2014年获"院先进班组"称号。

2. 个人荣誉

1994年郑新、1996年赵雪、1997年高庆宝、1998年张淑琴、1999年董志明、2000年马乃华、2001年黎萍、2002年贡鸣、2003年赵一屏、2004年张凤全、2005年曹洪云、2006年刘军莲、2007年赵一屏、2008年常泰、2009年关竟云、2010年刘军莲、2011年赵金勇、2012年韩雪、2013 年张淑琴、2014 年戴娜获"院先进个人"称号。1996 年郑新获"十佳优秀青年医师"称号。2011 年韩雪、2012 年郑新、2013 年常泰获"院优秀共产党员"称号。2003 年马乃华、赵一屏、高庆宝、赵雪获"抗击非典先进个人"称号。

二、现状

50 多年来，科室历经组建期、基础发展期、跨越期、信息化初始期 4 个阶段，发展为今天的规模，在郑新主任的带领下，根据院领导"严格质量管理"的指示精神，围绕"公平、公正、公开""以人为本""以病人为中心"的宗旨开展工作，充分发挥党员的模范带头作用，加强科学性、规范化、量化管理，设定科室 12 项行政管理人员的工作（责、权、利到位），加强质量检查，提高照片、报告质量。放射科组建临床医技教研室，郑新任主任，常泰任秘书。

（一）医疗工作

（1）影像检查：每年 12.5 万人次，其中每年加班检查 8850 人次，与 2012 年同期相比增长 7.75%；经济收入 4061 万元，增长 15.35%。

（2）报告发放：在保证成像质量的前提下，抓紧分分秒秒，最大限度地缩短检查与诊断时间。急诊报告平均 27 分钟，普放门诊报告平均 29 分钟。住院患者影像资料 24 小时内由专人送达。

（3）影像检查平均阳性率：普通放射 76%，CT 83%，核磁 91%，介入 93%。

（4）定期病例讨论与随访：每日早交班病例讨论，追访结果。

（5）定期疑难病例讨论：组织开放式疑难病例读片会。

（6）质控工作：我科定期组织质控小组检查诊断、照相质量。诊断报告合格率平均为 96%，诊断与临床符合率平均为 77%，CR 甲片率平均为 93%。

（7）预约时间：普通 X 线片实现零预约，造影检查平均预约时间为 48 小时，CT 增强、核磁为零预约。

（8）落实 MR、CT 增强报告的审核：每年 20501 人次。

（9）从 2010 年起，MR、CT 检查及总检查人数均逐年增多（如图 2-1、2-2、2-3）。同时科室还拥有多种高端检查设备，用于检查和诊断种疾病。

1）普放组。①数字化普通 X 线检查：放射科拥有双板多功能 DR 2 台，即美国 GE RevoLution XR/d 数字化 X 射线系统及美国锐柯 VX3733-SYS 数字化 X 射线系统。这些设备图像分辨率高，可用于儿童和成人全身各部位检查和疾病的诊断，如各器官的先天变异、畸形、外伤、炎症、结核、肿瘤、消化道梗阻、穿孔、骨关节退行性变等。②数字胃肠造影检查、多种特殊造影检查：放射科拥有日本东芝 ULTIMAX（sysytem-3）BA 数字化多功能 X 光机。这些设备可用于诊断消化系统疾病（先天变异与畸形、炎症、结核、溃疡、肿瘤等），了解消化道排泄、肾脏排泌和下肢静脉瓣的功能，观察胆道术后情况、窦道深度及其与邻近脏器的关系，以及查找便秘的原因等。③数字乳腺检查：放射科拥有美国 Hologic Lorad Selenia 全数字平板乳腺摄影系统。这些设备可用于乳癌的筛查和乳腺增生、炎症、腺瘤、乳腺癌等疾病的诊断。

2）CT 组。现有西门子 SOMATOM Definition AS 64 排 128 层螺旋 CT 机、美国 GE Lightspeed16 排螺旋 CT 机。这些设备扫描时间短、范围大、后处理功能强、图像分辨率高，结合 VR、CTC、MPR、NAVG、MIP、MINIP、CPR 等多种三维成像方法，更有利于病变细节的显示，为临床提供了直观、立体的图像，大大提高了疾病诊断的准确率。64 排螺旋 CT 对诊断全身各系统的各种疾病有较高价值，特别是其早期普查功能，可用于筛查肿瘤、冠心病以及鉴别肿瘤的良、恶性和评价治疗后的效果及复发情况。高分辨率薄层 CT 能对肺部弥漫性病变（如肺间质纤维化）做出鉴别诊断，获得了临床科室的认可和好评。放射科开展了冠状动脉 CT 成像、CT 动脉造影、全身各器官增强扫描，可对冠状动脉粥样硬化、急性冠脉综合征、主动脉夹层、肺动脉栓塞、动脉瘤、血管畸形等做出诊断。CT 增强扫描能了解病灶的血供情况，对 CT 平扫发现的病灶做出定性诊断，并可显示病灶与邻近血管的关系，为确定治疗方案提供依据。放射科还开展 CT 仿真内窥镜检查。此检查可用于直结肠癌、息肉、结核、溃疡等疾病的筛查和初步诊断以及了解肠管形态和查找便秘原因。

3）核磁组。放射科开展了 MRI 平扫、MR 胆管成像（MRCP）、MR 泌尿系统成像（MRU）、MR 血管成像和 MR 增强检查。这些检查用于头颅、脊柱、四肢关节、腹部、盆腔、血管等器官疾病（如各器官的先天变异、畸形、外伤、肿瘤、结核、炎症，脑血管病、骨关节的退行性变等）的诊断和查找胆道、泌尿系统梗阻原因。

4）介入组。放射科采用中西医结合方法进行介入诊治项目，治疗多种肿瘤及冠状动脉疾病，如肝癌、肺癌、冠状动脉狭窄及股骨头坏死等。

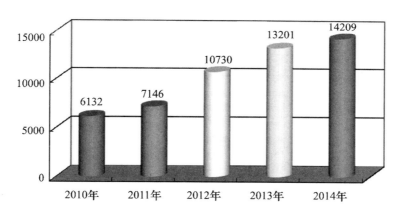

图 2-1　MR 检查人数

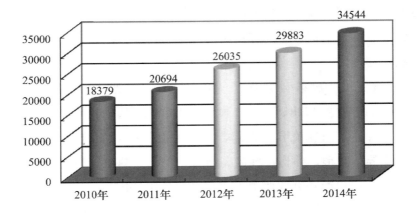

图 2 - 2　CT 检查人数

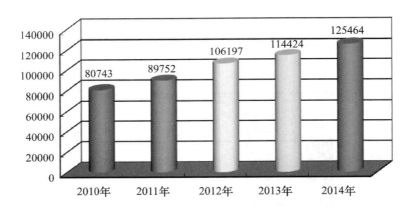

图 2 - 3　总检查人数

（二）学术收获

（1）郑新，主任医师，中国中西医结合学会医学影像专业委员会委员、北京中西结合学会放射专业委员会副主任委员、首都医科大学医学影像学系委员。1993 年郑新主持院级课题"中风病中医分型与 CT 研究"，获 1994 年北京中医管理局科技成果二等奖。2005 年郑新参与编写《中西医结合社区医疗丛书外科分册》。郑新发表的论文有："高血压病中医分型与 CT 研究"（中国中西医结合杂志，1997.12）、"CT 定量分析脂肪肝的临床应用"（医学影像学杂志，2009.6）、"16 排螺旋

CT 在结肠癌及息肉的临床应用"（医学影像学杂志，2009.2）、"银屑病性关节炎的临床特点及影像表现"（医学综述，2008.12）。

（2）韩雪，主任医师。其发表的论文有："鞍区 Rathke 裂囊肿的影像诊断"（医学影像学杂志，2010.2）、"Chiari I 型畸形的 CT 及 MRI 特征"（实用医学杂志，2011）、"X 线平片腰骶椎间隙测量及对腰椎间盘病变诊断价值研究"（中国中西医结合影像学杂志，2011.9）、"自发性局限性蛛网膜下腔出血的临床病例分析"（中国卒中杂志，2011.6）、"肝脏囊性转移瘤的 CT 诊断"（第三届亚洲腹部放射学会第 14 届全国腹部放射学术会议，2011.5）、"CT 肺动脉阻塞指数与血气分析值评价急性肺栓塞严重性的研究"（医学影像学杂志，2012.9）。

（3）赵金勇，主任医师。其发表的论文有："胃下垂与脾胃气虚相关性研究"（中国中西医结合杂志，2002.6）、"梅核气影像学检查分析"（中国中医药学报，2002.8）、"非典型性肺炎的中医辨证分型与 X 线分析"（中国中西医结合影像杂志，2003.5）、"胃下垂程度与胃动力的相关性"（中国中西医结合影像学杂志，2010.8）、"脾胃气虚对胃排空影响的研究"（中国中医基础医学杂志，2011）、"会阴下降 X 线诊断及其与便秘的关系"（胃肠病学和肝病学杂志，2012.1）、"CT 定量测定探讨单纯性肥胖与脂肪肝的关系"（中国病案，2013.2）。

（4）霍健伟，男，放射科副主任，副主任医师。他主要从事医学影像诊断专业，较全面掌握了 CT、MR、普通放射、介入诊断及治疗，擅长心血管及消化系统影像诊断。主持完成"螺旋 CT 冠脉造影研究"课题，且此课题获得部级科学技术进步三等奖。他主要参与完成多项课题，且"体部磁共振血管成像研究""脊柱损伤 MR 研究"分别获得部级科学技术进步二、三等奖。目前霍健伟担任中西医结合医学影像学会委员、朝阳区影像质控中心副主任委员、《CT 理论与应用研究杂志》编委。

（5）常泰，副主任医师。其发表的论文有："正常胰腺 T1WISPIR 的影像特点及其应用价值"（医学影像学杂志，2006.3）、"64 排 CT 灌注成像对前列腺癌与良性前列腺增生的诊断价值"（医学临床研究，2011.12）、"肩关节二维与三维影像学测量的对照性研究"（中国中西医结合影像学杂志，2013.2）、"缺血性脑卒中的中医辨证分型与 MRI、MRA 的对照性研究"（贵阳中医学院学报，2013.3）、"胰腺癌 CTPI 的临床应用"（中国中西医结合影像学杂志，2013.10）。其论文"任务驱动教学法在中医住培医师放射科实习带教中的应用初探"获"北京中医药大学教学大会优秀论文"。

（6）张凤全，副主任技师。其发表的论文有："IP 板编码在 CR 中的应用"（中国影像学杂志，2004.12）、"CT 引导性肝肿瘤射频消融定位扫描方法探讨"（中国医学装备，2012.8）、"螺旋 CT 仿真结肠内窥镜检查前的准备与操作方法"（中国医学装备，2013.10）、"CT 引导下腰椎射频电流导管消融术定位扫描的应用"（中国医学装备，2014.1）。

（三）人才队伍

我科有正高职称 3 人，副高职称 3 人，硕士学历 3 人（11.4%），本科学历 16 人（59.26%），其中 8 名技术员通过自己努力学习考试，取得本科的学历。

三、再展宏图

放射科紧跟医院改革的步伐，吸取国内外先进的技术经验，在专业技术上以 3T 核磁及 256 层 CT 为平台，大力发展功能成像、代谢成像等前沿技术，拓展 CT 成像应用范围，探索能谱成像的临床应用。放射科在人才梯队建设方面坚持培养和引进相结合，为青年人才的成长搭建平台。

放射科全体医务人员将始终以饱满的工作热情和严谨的工作作风，竭诚为广大就诊者提供优质便捷的服务；以精湛的医疗技术、先进的影像设备，去显示疾病、发现疾病，从细微的组织结构探索生命的真谛。

（郑　新　常　泰　韩　雪）

第三十节 陌生而重要的医学领域

——核医学科发展历程

一、背景

科室从 1978 年王广才主任建立科室至今，历经两届主任的努力，已经发展成为全医院临床科室中的重要科室之一。科室开展的工作对多种疾病的诊治都有重要的意义，它包含了放射诊断、标记免疫、核素治疗等项目。科室从建立发展至今，人员更迭，新陈代谢，工作越来越多、内容也越来越丰富，设备更为先进，为患者提供了更多的服务项目。

科室从 2000 年开始才真正意义上进入核医学科的行列，因为拥有了医院第一台单探头 SPECT 显像设备，真正能够显示出清晰的图像。虽然这款设备当时已经濒临淘汰，但对于中医系统来说还是非常先进的检查设备，全北京市中医医院中第一台 SPECT 设备，这也表现出了医院领导思维的超前性。2012 年由于该设备长期使用，故障频出，科室将该设备更新成为当年美国最新研发出的双探头 SPECT - CT。科室目前共有工作人员 6 人，医师 2 人、技师 3 人、护师 1 人。其中正高 1 人、中级 3 人、初级 2 人。现任科室主任温庆祥在核医学专业、检验专业领域均为学科带头人，在两个专业中均为高级职称，专业技术知识丰富，带动了科室的发展。科室人员也积极学习相关知识，能很快掌握先进设备的操作和使用，同时还学习新的诊断技术，为提高诊断的准确性不断充实自己。

科室这些年来多次获得医院荣誉表彰。大家共同努力、奋斗，想科室所想、急科室所急，先科室利益后个人利益，使科室能够不断前进，在院里得到好评。科室在 2002、2006 年获得医院 "年度先进科室" 称号。科室职工获得医院 "先进工作者" "优秀共产党员" 称号等共 10

余次。在科室人员的认真、努力工作中，从 2000 年来，科室的工作量每年以 30% 以上的速度增加，最大增速年增幅达 50% 以上。在科室仅仅有 6 人的情况下，创下最高月收入 190 万元的记录。现在基本每月患者总数达 1 万多人。

二、现状

（一）医疗工作

科室积极开展工作，增加检查项目，满足其他科室的工作需求，做到有求必应。同时，我科工作人员每月定期到各个科室进行走访，征求意见和建议，并及时反馈消息给需求科室，按要求解决问题，为相关科室做好服务，受到各个科室的好评。在本科室有新检查、新技术时，利用中午休息时间到其他各个科室进行讲解、宣传，提高其对检查的认知度。没有新技术时也经常到各科室进行知识、技术的讲课、宣传，在教中不断提高自己的能力。在"患者最满意的科室"评分中核医学科得分名列前茅。这是由科室人员的服务态度所决定的，每人对患者都付出了一片爱心。科室目前开展的工作有：全身骨骼、腮腺、甲状腺、胸腹部等重要脏器显像，血管瘤鉴别，胃肠道出血定位常规淋巴结显像，甲状腺、肾脏和心脏的功能分析，骨密度检查等。现有设备的功能和利用已经非常充分，科室工作人员也是人尽其用，各个专业岗位都是有很专业的人员，在为患者服务。

（二）新技术运用情况

科室工作人员积极学习新知识、新技术，将设备功能全部发挥到极致，严格流程、认真质控，保证工作的顺利进行。科室工作人员不仅学习核医学的专业知识外，还学习相关领域的知识，如放射科、超声科、检验科等相关知识。科室人员轮流进行外出培训，每年都有 3 ~ 5 人次派到学习班或兄弟医院进行学习，以提高其对新技术、新知识的理解和掌握，以及个人的专业知识、素质和能力，使其将所学应用到科室的工作中来。2000 年科室引进新设备、新技术，开展了各种显像检查，这是中医医首次开展核素显像检查，在人员、技术力量不足的情况下，将科室人员送到协和医院、北京医院、北大医院进行学习、进修，保证科室顺利开展此项工作。

（三）科研方面

科研方面，本科室采取共同设计、共同研究、共同受益的原则进行科研工作，与相关科室共同完成省部级、市级课题7项，科室人员从建科以来，在核心期刊以第一作者身份发表论文共30余篇。科室人员还积极参加学术沙龙、讲座、学术会议等。

（四）教学方面

科室积极参与首都医科大学的教学工作，参加教学会议和教学比赛等活动，考取教学职称。本科室为兄弟科室进行讲座，为进修人员提供培训、知识讲座。此外，科室还发表教学论文数篇。

（五）人才及其他方面

科室发展至今人员变化很大，建科初期仅仅有1名本科毕业人员，其他均为中专毕业，到如今，科室高学历人员占一半以上，有硕士1人、本科2人、大专3人。各个专业需要的上岗证、培训证都齐全，人员素质较以前有大幅度提高。这些不仅仅表现在学历、知识水平上，人员综合素质也是非常好的，在医院的调查问卷中，核医学科的患者投诉最少，满意度最高。在设备方面，科室还配有双能X线骨密度分析仪。这台设备是科室在2008年安装的，其性能完善，在当时也是属于同行业中的先进水平。

三、未来发展规划

核医学科是医院部门中一个很重要的科室，而且随着科技和经济水平的发展，其重要性越来越凸显出来。在科室的基本建设上，医院对医技科室有了统一的安排。科室的建筑设计是医院建筑设计理论中最为薄弱的环节，我们要走访多家医院、环保部门，综合分析，为医院核医学科的整体规划提出参考方案，同时对辐射防护的设计、防护用品的准备等充分调研，以确保医务人员、患者及家属的健康安全。

核医学科除了房屋设计、防护设计等基础设施外，在很多方面还需要继续发展。从建科以来历任主任运筹帷幄、努力创新、团结科室同志，共同努力，不断规划科室发展方向。科室从无到有，在人才配备上逐渐加强，科室制度建设、诊疗水平和诊断技术等方面也拙见成效，医、教、研的格局逐步完善。目前科室的各项工作已经井然有序，争取成为硕士培养点，使科室达到北京市同级别医院的先进水平。这就急需引进新鲜血液，使科室能够有更多的人力、物力、财力进行科研、教学、论文等工作，使科室尽早成为国内有一定影响力的科室。

（温庆祥）

第三十一节　成长中的超声诊断科
——超声诊断科发展历程

一、发展历程

与北京中医医院悠久的历史相比，超声诊断科为年轻的科室，其前身为 B 超室，成立于 1979 年。当时 B 超室并未独立建科，而是隶属于物理诊断科。B 超室成立之初，只有程汉章、彭欣 2 名技术人员，当时程汉章为物理诊断科主任，使用的超声仪为臂式 RT120。北京中医医院曾请协和医院及妇产医院主任对程汉章主任进行培训及指导。1982 年邱文倩调入，并任 B 超室主任，她在 1982～1995 年在职期间进行了大量临床、教学及科研工作，并担任超声医学会的理事，被评为全国"三八红旗手"。1983 年，B 超室引入第一台心脏超声仪（黑白），1991 年引入第一台彩色超声仪，从而使北京中医医院的心脏超声水平进入市级先进行列。此后，超声科规模不断扩大，人员不断增加，2004～2014 年 6 月梁燕任物理诊断科及超声诊断科主任，2014 年 7 月廖盛日调入，任超声诊断科主任。

二、科室现状

目前超声科承担着全院门诊、急诊、病房、床旁、肝病门诊、健康体检、肿瘤科超声聚焦定位等的超声检查工作，拥有先进的检查设备，现有数字化高档超声仪 11 台，便携式彩超仪 1 台，脑超仪 1 台，并配备先进的医学影像工作站。目前科室超声诊断科仪器先进、工作人员技术全面，可对全身多系统、多脏器进行检查，例如对颅脑（颅内动脉、椎－基底动脉）、腹部脏器（肝、胆、胰、脾、肾、泌尿系、妇科）、小器官（乳腺、甲状腺、浅表肿物、男科）、心脏、外周血管（颈动脉、四肢动静脉）等部位进行检查诊断。科室还开展了一系列特殊检查，如胆囊收缩功能试验、卵泡监测、经直肠及阴道超声、超声造影、超声引导下穿刺活检等。此外，床旁超声检查为急危重症和行动不便患者提供了便利。

目前超声诊断科共有在编医技人员 15 名，其中医生 14 名（副高以上职称 2 名），技师 1 名；合同护士 2 名；另外还有返聘医护人员 3 名。这些医技人员组成了一支综合素质好、责任心强、具有丰富临床经验的超声队伍，在历届主任的带领下扎根于临床、服务于临床，与各科室密切合作，积极支持临床科室临床工作及相关科研研究，树立了良好的口碑。

三、展望与规划

经过近 30 年的发展，超声诊断科已有长足的进步，在为临床提供优质服务的同时，也成为医院的创收大户。但与同级的西医院相比，北京中医医院超声科还存在许多不足之处。科室人员忙于工作，而且多出身中医，或由临床科室调入，缺乏系统的超声学习，科室专业水平需要进一步提高，诊疗常规需要进一步规范。此外，人才梯队不合理，全科副高以上职称仅 2 名，也是我科的不足之处。我们需采取一系列措施，提高超声科在医、教、研方面的水平，力争使超声科的规模、效益、技术水平、学术地位位列中医系统前茅，不输三甲西医院。

（一）加强科室管理提高科室业务水平

（1）明确科室各岗位的工作职责。

（2）进一步完善诊疗常规。

（3）建立疑难病例会诊制度、临床随访制度，定期对漏、误诊病例进行讨论。

（4）为年轻医生制定培养计划，加强考核。

（5）加强业务学习，鼓励业务骨干外出进修，学习新理论、新技术，鼓励大家参加各种学术活动，并定期在科内开展业务学习。

（二）开展新技术

1. 建立介入治疗室

开展超声引导下穿刺活检，与临床密切配合，开展射频治疗、经皮经肝胆管引流术（PTCD）、囊肿穿刺治疗等，从常规超声检查向微创介入治疗领域延伸，扩大超声的应用范围。这不仅能增加医院收入，而且能扩大医院名声，为医院吸引更多病源，从而使北京中医医院超声介入诊断治疗水平达到北京市的先进水平。

2. 大力推广经直肠及经阴道的检查

肛肠科及妇科为北京中医医院优势学科，病源多。采用经直肠及经阴道的检查，将显著提高超声对直肠周围病变、妇科病变的检出率和诊断准确性，更好地满足临床的需要，使北京中医医院的超声诊断水平更上一层楼。

3. 推广弹性成像技术

肝病科为北京中医医院重点学科，病例多，弹性成像技术在肝脏疾病方面的应用已成为研究热点，开展弹性成像技术在慢性肝病方面的研究，有利于提高超声科在肝病方面的研究水平。

（三）扩大科室规模

扩充人员、增加仪器、扩大诊室，尽力满足临床需求，同时为垡头新院培养后备力量。

（四）引进人才

大力引进人才，形成良好的人才储备和人才梯队。优化人员结构，提高整体素质。加大对科研的倾斜力度，使科研与经济效益相辅相成，促进员工不断学习提高。

（五）实现信息化管理

与信息中心合作，完善网络系统的超声信息管理，完善信息显示及叫号预约系统，方便临床医师调阅及超声医师回顾总结病例。实现网络连接，信息共享远程会诊。

（廖盛日）

第三十二节 医院的"第二药房"
——营养科发展历程

一、背景

临床营养是一门新兴的学科，随着现代医学的发展以及人们对疾病的深入研究，发现很多疾病的发生、发展与人类的营养状况不良或错误的饮食行为密切相关；很多种疾病的死亡因素不单是疾病的本身，而是与患者营养状况差所致的抵抗力低下有关。因此，人们越来越重视临床营养的治疗和支持作用。现代循证医学也证实，合理运用营养手段能够减少住院时间，降低医疗成本。

临床营养作为医疗工作的重要组成部分，也愈发受到国家卫生部门的重视。1985年卫生部下发《关于加强临床营养工作的意见》，对营养科和营养专业队伍的建设以及临床营养的科研等做出了规定。2009年，《卫生部医政司关于开展临床营养科设置试点工作的通知》中发布了《临床营养科建设与管理指南（试行）》。随着临床医学的发展和医药卫生体制改革的深入，营养科面临着明确定位、加强建设和完善管理等问题。2012 年，国家中医药管理局《三级中医医院评审标准实施细则》（简称"《细则》"）要求三级甲等中医院设置营养科。北京中医医院营养科在以刘清泉院长为首的院领导的高度重视下，按照《细则》具体要求，于 2012 年 5 月正式挂牌成立，并定位为医院独立的医技科室。

营养科前身为营养部下属营养师办公室。目前科室有专业技术人员 3 名，营养医师 1 名，营养技师 1 名，营养护士 1 名。营养科主要负责患者营养风险评估、门诊患者营养咨询、住院患者营养会诊、危重患者肠内及肠外营养治疗处方的制定，同时负责住院患者各种治疗膳食食谱编制和院内医护人员营养知识教育以及营养相关科研等工作，促进临床营养治疗在临床综合治疗中的合理应用。

二、现状

我科室拥有硕士研究生 1 人，本科生 2 人，其中中级职称 2 人，初级职称 1 人。科室人员均经营养专业培训或外院营养科进修。营养科自成立至今，为住院患者会诊近 1000 余次，积极参加院内大会诊，并对所有会诊患者后续随诊以及一对一特色营养宣教。2015 年 3 月起开设营养门诊，为门诊患者专行营养咨询，开具营养处方，给患者提供营养治疗方案。举办院内医务人员临床营养知识培训 10 余次；每月对营养部治疗膳食相关工作人员进行培训并考核，每日进行治疗膳食尝膳工作。营养科积极参与临床营养相关科研，目前拥有院级科研课题 1 项，发表科普文章数篇。带教外院护士数名，本科实习生数名。

科际会诊为我科室重要工作，在营养科成立前，院内营养会诊量较少，每年约 3~5 人次；2012 年成立科室后，会诊量明显提升，目前为每月 50 余人次。除营养会诊数量明显增长外，我科室对急危重症患者营养治疗的比例亦有所增加。经统计，2013 年营养会诊患者中肠外、肠内营养治疗患者比例约为 2012 年该患群的 1.9 倍，提示院内各科室对临床营养治疗重视度提高了，我科室对急危重症患者营养治疗的能力也在不断提高并得到了临床科室的认可。营养科会诊不同于临床其他科室会诊，营养治疗效果与患者执行度、营养配方及途径耐受程度、相关护理情况等多种因素相关，营养治疗需要营养科、临床科室、患者三方密切配合。目前大多数医院营养科只有营养会诊，无会诊患者个体化营养宣教，更无后续随诊，无法掌握患者营养配方执行情况及耐受情况，亦未根据患者病情变化及时调整营养配方，故无法充分发挥营养治疗在临床综合治疗中的作用。为了更好地使临床营养治疗发挥作用，我科制定了"营养科会诊流程"，每位会诊患者都需经过营养医师会诊、营养护士（技师）宣教及营养护士（技师）随诊全过程，使患者充分理解并实施营养处方。该流程加强了我科室与患者、临床科室的沟通，强化了营养宣教、及时随症修改营养治疗处方，充分发挥了营养治疗在临床综合治疗中的重要作用，得到了临床科室及患者的普遍认可。

营养门诊主要针对糖尿病、肾功能不全、肥胖病、高脂血症、痛风等慢性疾病患者以及孕妇、老年人等需要特殊饮食指导者，纠正其不良饮食习惯，给予正确饮食指导及配方，帮助患者尽快恢复健康。

三、未来发展规划

随着医学科学的发展、医学模式的转变，营养在疾病救治中的作用，越来越被人们了解和重视。营养治疗已成为临床综合治疗的重要组成部分。因此提高临床营养工作质量，加强营养科建设势在必行。

营养科虽为医技科室，但从工作内容与工作程序来看，与临床医疗科室相同，与医技科室、后勤科室不同。营养医师通过检验与查房做出诊断，根据营养诊断提出营养治疗原则或营养保健原则，研究协定处方（肠内或肠外营养、治疗膳食）。经口或管饲患者由营养技师及营养厨师根据协定处方配膳；肠内或肠外营养治疗患者由营养护士根据协定处方配液。此外营养医师还开展营养咨询专台对门诊患者进行营养咨询。上述内容跟临床医疗科室的工作内容及各项要求基本相同，是以诊断为手段，以营养治疗与保健为中心，达到治病、防病的目的。据此，营养科是一个管理上极复杂的科室，工种多、科员多、技术含量高，是医院的"第二药房"。

　　未来营养科在目前建设基础上，将下设独立科办公室、门诊办公室、代谢实验室、营养宣教室、肠内营养制剂配制室，并与药学部合作肠外营养制剂配制室、与营养部合作治疗膳食制配工作。建设营养专业人员队伍，包括医师、技师、护士、研究员序列。积极完成临床营养的医疗、教学、科研（临床疾病与营养代谢相关的科学研究）工作；完成营养门诊及住院患者（包括危重症患者）的营养状态评价、营养诊断（各种疾病状态或营养不良的评价、诊断）、营养宣教工作；确立营养治疗方法（肠外或肠内营养、治疗膳食）；制定营养治疗方案；实施营养治疗，包括肠外营养、肠内营养液、匀浆膳等的配制以及治疗膳食制作指导；根据临床营养学理论指导临床医生合理使用营养相关性药品（肠外或肠内使用的氨基酸、脂肪乳、微量元素类、维生素类及营养复合制剂等）。

　　另外，北京中医医院营养科优势为传统中医食疗，辨证施膳。中医食疗遵循中医理论的指导，取材容易，应用方法丰富、简便，不良反应小，便于长期食用。中医药膳则是以食物为主体，配以滋补药物，或具有特定功效的药物为原料，精心烹调而成。药膳重视整体，注重辨证，既有食物味，又有药物性。中医食疗在治疗中常能起到药物不能替代的作用，其原理也在营养食品和保健品中迅速流行，被广大患者接受和认可。我科室未来将建立中医辨证施膳营养治疗专业团队，在院内及业界扩大影响，将营养治疗深入人心，开展有中医特色的营养治疗和咨询，发挥中医特色，形成较完善的中医辨证施膳营养治疗体系，开发中医特色营养制剂，培养中医临床营养人才，规范中医营养治疗流程并推广，成为业界一流的中医营养专业团队。

（佟　丽）

第三章

职能处室发展大事记

第一节　承上启下，协调各方，服务全局

——党委办公室发展历程

党委办公室是党委综合办事机构，决策的执行部门，党委领导的参谋助手；处于承上启下、联系内外、协调各方、凝心聚力的重要位置；承担着党的思想、组织、作风建设，干部、人才管理，宣传与思想政治教育，统一战线等工作。

党委办公室的工作特点：政治性，贯彻、执行党的路线、方针、政策，具有极强的政治性和政策性；从属性，始终严格遵循、执行上级领导的指示；事务性，工作量大，繁杂琐碎。

一、历史沿革

建院初期，北京中医医院的党组织只是一个独立党支部，受东四区委领导，由支部书记负责医院的党务工作。

1958 年医院建立党总支后，成立一个综合办公室，负责党务和行政工作。1961 年 11 月医院由党总支改为党委，同时成立党委办公室，鲁博同志任办公室主任。1972 年 12 月机构调整，由贺建同志任党办主任。1987 年 6 月贺建同志离休后，由赵恒耀同志任党办主任。1991 年 6 月赵恒耀同志调工会任职，由任军同志任党办主任。1994 年 8 月党办人员调整，任军同志到离退休办公室任职，由张静梅同志任党办主任。2004 年 4 月张静梅同志退休，医院决定将党办与院办合并，由陈勇同志任办公室主任。2004 年至 2006 年，陈勇同志任办公室主任。2006 年至 2012 年，由许越之同志任办公室主任。2012 年 1～9 月，李彬同志任办公室主任。2012 年 9 月至今，由许越之同志任办公室主任。

二、日常工作

（1）负责起草党委的年度及阶段性的工作计划和总结，起草党委的各种请示、报告。

（2）负责党委会及党委召开的各种会议的组织安排、通知和会议记录。

（3）督促各支部、科室和有关部门认真贯彻落实党委的工作部署和决定。

（4）深入基层，调查研究，收集信息，撰写调查报告，向党委提出建设性意见，当好党委的参谋助手。

（5）管理上级机关下发的文件，及时组织传阅和传达。

（6）负责党委公章、各种介绍信、外调信的管理和使用，并做好人民来信来访的接待、登记和处理工作。

（7）做好院领导和上级主管部门临时交办的各项事宜。

三、组织工作

（1）认真贯彻党的组织路线、干部路线，定期考察了解中层干部的思想作风、文化素质、业务技能、管理工作能力等基本情况，及时提出选拔、任用、考核、民主测评和管理的意见和建议。

（2）认真做好积极分子的培养、教育、考察和发展工作。

（3）负责办理党员调动，接转组织关系。

（4）督促、检查各支部量化考核情况。

（5）做好党费的收缴、管理和使用工作。

（6）负责党员的年终统计报表和各类人员的日常情况统计报表。

（7）组织召开党员大会，表彰先进党员、优秀党支部、优秀党小组和先进党务工作者。

四、党员教育及宣传工作

（1）负责组织全院党员、干部的政治理论学习和培训工作。

（2）负责对全院职工进行精神文明和职业道德教育。

（3）组织重大政治事件和重要节日的庆祝、宣传工作。

（4）与工会和共青团共同组织开展多种形式的医院文化活动。

五、主要成效

（一）党建与党统

目前，全院共有党员 753 人，比 2009 年支部换届时增长了 22%。占全院在职职工的 40%，其中在职党员 461 人，离退休党员 250 人，学生党员 42 人。在职党员中，45 岁以下的 327 人，占 70.9%，比 2009 年增长了 51.4%；大专以上学历 413 人，占 89.6%，比 2009 年增长了 38.6%。党员队伍的年龄及知识结构有了很大程度的改善，整体素质不断提高。目前，全院共有党支部 15 个，其中在职的 11 个，专职支部书记 9 人。近年来，各支部以服务群众、做好群众工作为主要任务，以群众满意为根本标准，围绕医改以及医院、科室中心工作，不断增强创造力、凝聚力和战斗力，提高服务能力，开展了许多特色鲜明、行之有效的活动，充分发挥了基层党组织的战斗堡垒作用和党员先锋模范作用。

党委办公室建立以来，认真履行工作职责，落实党委的各项工作部署，不断完善各项规章制度，完成了各年度的工作计划、总结和各项统计报表；组织安排了党委召开的各种会议；按年度对党员和中层干部进行管理与考核；坚持理论中心组学习，每年对支部书记、中层干部和党员进行政治理论培训；对入党积极分子做好培养教育和考察，每年举办发展对象培训班。党委办公室认真贯彻党的统战政策，做好统战工作，每年召开 1～2 次统战座谈会，通报医院发展建设和改革情况，并认真听取他们的意见和建议，调动各方面的积极因素为医院发展建设做贡献。坚持开展党建带团建活动。

（二）支部建设

院党委十分重视基层党支部建设，根据不同时期的不同情况，及时调整支部的设置，选配政治素质好、工作能力强的同志担任支部书记，且根据实际工作需要，采取专职和兼职相结合的方式，使支部工作与医疗和行政工作紧密结合。院党委对支部书记和党务工作者定期进行培训，使支部书记的政治素质和组织管理工作的能力不断提高。2005 年开展支部量化考核工作以来，院党委坚持按季度对支部工作进行考核，使党支部工作进一步规范化、科学化、制度化。此项工作获得北京市卫生局党委好评，并在北京市卫生局系统得到推广。2009 年和 2014 年党支部顺利完成换届选举。2014 年首次在教育党支部开展了"公推直选"的换届选举工作，且这项工作获得北京市医院管理局党委的肯定。

（三）干部队伍建设

院党委通过提拔使用、公开竞聘、公推直选等形式做好中层干部的选用，到目前为止全院共有院级领导 10 人，中层干部 112 人。

（四）人才队伍建设

经过不懈努力，目前医院专业技术人员队伍规模不断扩大，结构更趋合理；管理干部整体素质不断提高。2001 年至今北京中医医院共有 32 个项目获得北京市委组织部优秀人才培养资助，其中有 15 个科研项目已经结题，17 个科研项目仍在进行中。这些项目的开展极大地提高了北京中医医院人才的综合素质和业务能力，提升了其学术地位和影响力。参与课题项目人员中，3 人被提拔为院级领导干部，13 人被提拔为中层干部。北京中医医院有 8 人承担国家自然基金项目，17 人承担省部级科研项目，7 人担任专业学术委员会副主委以上职务。

（五）统战工作

统战工作是党的工作的重要组成部分。北京中医医院的统战工作由党委直接领导，统战工作主要包括民主党派工作、归侨侨眷工作、对台工作、民族宗教工作和党外知识分子工作。院党委每年都要召开统战座谈会等，及时通报医院改革重大举措和医院发展情况，认真听取党外人士对医院发展建设的意见和建议，调动各方面积极因素，共同为医院建设献计献策。

（六）制度建设

党办成立以来，先后制定了《党委办公室工作制度》《会议制度》（《党委会制度》《党员领导干部民主生活会制度》《党支部书记例会制度》）、《院领导中心组学习制度》《书记、院长接待日制度》《党费管理制度》《催办、查办工作制度》《发展党员公示制度》《党员转接组织关系制度》《院领导群众接待日制度》《政工例会制度》《支部工作量化考核标准实施细则》《支部工作量化管理考核标准》《流动党员管理制度》《关于援疆干部援疆期间待遇的规定》《北京中医医院党政领导干部请销假管理规定》《北京中医医院中层干部选拔任用考核管理制度》《北京中医医院领导班子成员支部联系点制度》《院史馆管理规定》《党员经常性教育管理台账》《中层后备干部管理办法》《基层党支部服务群众"品牌项目""精辟项目"管理办法》《优秀人才资助工作管理办法》《优秀人才培养资助工作的填报指南》《统战工作制度》。

（许越之　陆媛媛　陈柯羽）

第二节　打造温暖、和谐、进取的职工家园
——工会发展历程

院工会是院党委领导下的群众组织，是党联系职工群众的桥梁和纽带。北京中医医院工会成立后，在党委和上级工会的领导下，积极开展工作，充分发挥职能，切实维护职工群众的合法权益，为职工排忧解难；紧密配合医院的中心工作，组织职工参与医院的民主管理、民主决策和民主监督，积极参与医院的改革和建设；组织职工开展形式多样、丰富多彩的文体活动，丰富职工生活，提高医院凝聚力。

一、沿革

1956年建院当年，北京中医医院工会组织成立，徐琦为工会负责人。

1957年进行第一次工会选举，工会主席赵怀恩。第一届工会委员会于1967年进行调整，冷宾任负责人。

1979年换届改选，选举产生工会主席张岫岚，副主席徐琦。第二

届工会委员会于 1982、1984、1990 年进行了 3 次调整，由赵怀恩担任主席，沈玉峰、昝万清任副主席，石希明任负责人。

1991 年 7 月 10 日换届改选。召开第三次工会会员代表大会。出席大会的代表 130 名。会议选举产生了第三届工会委员：赵恒耀、石希明、侯保健、郭大生、程海英、李宝增、吴群育、杨淑英、姚敏芸、曹玉茹、佘继林、郭振江、罗涛；工会副主席：赵恒耀、侯保健；第一届工会经费审查委员会成员：侯保健、吴群育、王天、何俊仁、段瑞莲。

1994 年 3 月 12 日召开第一届职工代表大会，参会代表 144 人，分属临床代表团、医技代表团、机关后勤代表团，大会选举产生了提案委员会、干部评议委员会、职工福利委员会。

1995 年赵恒耀当选工会主席。

1995 年 2 月 17 日，召开了第一届职工代表大会第二次会议，会议决定成立女职工委员会，委员会由 5 人组成，王青同志任女工委员会副主任。

1997 年 5 月 3 日召开第四届会员代表大会暨第二届职工代表大会，参加会议的代表 133 人。大会选举产生了第四届院工会委员会和第二届工会经费审查委员会。选举赵恒耀为工会主席，王大仟为工会副主席，程海英为经费审查委员会主任。

2001 年 1 月 26 日召开第五届工会会员代表大会暨第三届职工代表大会，选举产生第五届工会委员会及第三届工会经费审查委员会。选举赵恒耀为工会主席，马彦旭为工会副主席，段京直为经费审查委员会主任。

2006 年 12 月 15 日召开第六届工会会员代表大会暨第四届职工代表大会。选举蔡念宁为工会主席，马宪为专职副主席，马彦旭为兼职副主席。大会还选举产生了第六届工会委员：马宪、马彦旭、王联琦、古颖、关京浩、任卫东、何薇、周建平、赵国英、郝丽、姚敏云、蔡念宁、雷仲民；第四届工会经费审查委员会委员：许山鹰、李建华、段京直、傅作英、靳淑明，段京直任主任。

2011 年 12 月召开工会委员会，选举增补樊惠兰、关西平为工会委员，樊惠兰为专职副主席。

2012 年 8 月 23 日，北京市医院管理局党委建议江宏才同志为北京中医医院工会主席人选。

二、现状

院工会在院党委和上级工会的领导下，始终以党的理论和《工会法》为先导，紧密结合医院实际，立足工会的维护、建设、参与、教育四大基本职能，开拓创新，主动作为，不断提升工会工作效能，打造职工温暖、和谐、进取的家。现有在职会员 1368 名，职工（包括全体合同工）入会率达到 100%。

（一）加强民主管理，维护职工合法权益

院工会每年定期召开职工代表大会和工会会员代表大会，听取、审议院长工作报告、财务工作报告、工会工作报告和工会经审报告，听取、审议院级领导干部述职报告，对院级领导干部进行民主测评。院工会根据医院建设、改革和发展的需要，及时召开专门会议，征询职工合理化建议以及讨论职工代表提案。

职工代表大会闭会期间，根据医院建设、改革及发展情况，以党政联席会议、院周会、院情通报会、职工代表座谈会等形式充分听取职工代表意见。各分会主席参加院周会并进入各科室科务管理班子，直接了解医院大事和参与科室建设。每月至少召开 1 次分会主席工作会，不定期召开工委会和女工委工作会。设立"职工意见箱""院领导接待日"，畅通普通职工与院领导班子直接对话的渠道，解决职工反映的问题。

2007 年 12 月，院工会组织"迎奥运，我为医院建设献计策"活动，共收到 260 名职工、458 人次的提案 249 项，涵盖医院发展建设、医疗服务、党务人事、后勤保障、奖金福利类等项目。已经落实提案 103 项，进一步论证提案 93 项，对医院发展建设有极大的促进作用。

2009 年，院工会组织召开"学习实践科学发展观"职工代表座谈会，提出合理化意见、建议 11 条，医院已全部落实解决。

2013 年，在群众路线教育实践活动中，职工代表提出意见、建议 3 类共计 35 条，已经解决近 30 条。

2014 年 6 月 11 日，召开第四届职代会十四次全体会议，75 名职工代表对北京中医医院垡头院区规划设计方案进行审议、投票。

（二）开展素质教育，提高职工思想和业务水平

院工会历来十分重视职工的教育培养，通过岗位练兵、技能竞赛、教育讲座等方式，不断提高职工思想和业务水平。

2009 年，工会开展"迎国庆、树窗口形象、创优质服务"系列劳动竞赛活动：门诊分会就窗口服务人员的服务技巧、仪表体态等内容进行了培训，财务分会举办了"喜迎国庆讲文明，爱岗敬业树新风"窗口服务演讲会，医务处质控办在全院医生中开展了优秀病例评比活动，后勤分会举办职工食堂和营养食堂的厨师擂台赛。工会组织职工英语兴趣学习班，并就职业倦怠以及应对策略、医患沟通技巧、夫妻如何经营和谐婚姻关系、如何应对生活中的压力等内容开展教育讲座。

2010 年，院工会举办"情绪调节三部曲""解读心理治疗""如何认识生活中的压力及负性事件""医患沟通新理念""家庭婚姻中的心理健康""夫妻兵法——如何经营和谐婚姻""泌尿系感染的防治""皮肤养护"等关爱职工心身健康的系列讲座，有近 1000 人次参加。

2011 年，院工会举办全院职工"提升岗位技能、提高综合素质"大型竞赛活动，近 700 人次参加，内容涉及饮片识别、经络填图、汤方填药、成药填空、看图辨法、综合技能等六大组，内容涉及药剂、针灸、内外科两大类方剂、中成药功效及适应证、非药物疗法等专业知识。举办了职工英语口语比赛。工会还举办了"乳腺癌防治""计划生育措施"及"巴林特小组心理咨询辅导"等心身健康相关内容的讲座和活动。开展了"社会保险法""职工维权"知识答卷活动。

2012 年，院工会在全体职工中开展了保险知识培训；学习党的十八大报告，并开展了答卷以及说说心里话和劳模先进职工座谈会；在女职工中进行了"女职工劳动保护特别规定"知识的学习。在北京市卫

生局举办的北京医药卫生职业技能护理、中药炮制比赛中，我院胡欣艳、黄健分别获得了中药炮制比赛第一、第二名的好成绩。

2013年，临一分会组织方剂技能大赛，药剂分会组织中西药物理论知识与实际操作竞赛，财务分会组织财务人员业务技能考核、知识竞赛和技能大赛，医务处组织医疗技术人员专业知识竞赛和医师"三基"练兵比武竞赛，护理部组织护士技能比赛等，参与职工近1000人。院工会组织关爱职工身心健康讲座4次，包括"职业化医患关系的新视角""前列腺与男性健康""妇女保健与妇科疾病""生活方式与慢病"。

2014年上半年，院工会组织2次中医临床"三基"练兵比武。此外，财务和后勤分会联合开展安全生产比武活动。

（三）加强文化建设，提高职工幸福指数

院工会以开展文体活动为载体，打造医院文化建设的大舞台，组织开展了丰富多彩的文体活动，寓教于乐，既提高了职工幸福指数，又达到了调动职工工作积极性、增强医院凝聚力的目的。

1. 发挥职工特长，组建兴趣小组

院工会积极开展适合会员身心健康的文体活动。院工会于1993年成立羽毛球队，1996年成立合唱团，1998年成立乒乓球队及舞蹈协会，2001年成立游泳队、太极拳队及登山队，2013年成立棋牌、摄影小组，2014年成立足球队、篮球队、书法小组。各团队、协会定期组织开展训练、比赛等活动，院工会给予经费支持。

2. 组织文艺演出，丰富职工文化生活

院工会于2005年组织"纪念抗日战争胜利60周年"演唱会；2006年组织全院"建党八十五周年纪念、表彰大会"文艺演出、纪念红军长征胜利70周年"长征组歌"演唱会；2007年举办全院"红五月革命歌曲大家唱"活动；2008年以迎奥运为主题，组织了一系列弘扬传统文化、打造医院品牌的人文主题活动；2009年参加市卫生系统合唱比赛并组织北京中医医院专场演出；2010年组织文艺骨干参加北京地区中医界新春团拜演出；2011年组织北京中医医院庆祝中国共产党建党

90 周年、建院 55 周年专场歌唱大会；2012 年组织英语活动"医路走来"；2013 年成功举办医院"迎新春联欢会"。

3. 组织体育竞赛，增强职工体质

院工会每年开展多种形式的体育竞赛：2006 年组织职工羽毛球赛、乒乓球比赛；2007 年组织跳绳、游泳比赛；2008 年"奥运杯"踢毽比赛；2009 年职工游泳比赛；2011 年全院广播体操比赛、拔河比赛；2013 年组织职工踢毽子和毽球比赛，并下发活动经费至各分会，由各分会组织职工体育比赛；2014 年组织职工趣味运动会。

4. 参加、承办各类赛事，提升医院影响力

院工会积极参加或承办区、局、市的各种文体比赛，且均取得了较好的成绩，为医院赢得了荣誉。1999 年 10 月北京中医医院参加北京市卫生局乒乓球比赛获团体第五名；承办北京市卫生局"迎澳门回归"职工羽毛球比赛，获男团第二、女团冠军。2001 年 10 月北京中医医院参加北京市卫生局游泳比赛获团体第一名。2001 年北京中医医院参加北京市卫生局第六届乒乓球比赛获团体第三名。2004 年 5 月承办北京市卫生局第四届羽毛球比赛。2006 年，院太极拳队代表北京市卫生局夺得了北京市第九届职工运动会太极拳比赛一等奖；院合唱队参加了国家中医药管理局"仲景杯"文艺汇演的排练和北京市及华北地区的比赛，均获得好成绩。2007 年创编的《舞韵太极》参加北京市卫生局文艺汇演，在参选的 49 个节目中获前三，被推荐至卫生部。2006、2007 年市卫生系统登山比赛中，北京中医医院青年组蝉联第一名。2011 年北京中医医院参加首都职工工间操电视创意大赛，获得第二名以及最佳编排奖。2012 年北京中医医院在北京市卫生系统医务人员学外语成果展演中，获得三等奖。

5. 开展主题活动，打造品牌

（1）太极拳。院太极拳队曾代表市卫生局在北京市第三届运动会上表演；院工会组织核心队员精心策划编排了舞蹈《舞韵太极》，参加文艺汇演；2011 年创作编排体现中医养生理念的《集锦养生操》，参加首

都职工工间操电视创意大赛，获得最佳编排奖。2013年至今重新调整太极拳梯队，培养年轻成员，并以此带动全体职工练习，打造中医文化品牌。

（2）健步走。2012年院工会组织"喜迎十八大·职工健步走"活动。2013年院工会组织"迎三八·健步走"比赛和"秋冬季健步走"系列活动。2014年，院工会对活动的内容和形式不断进行丰富和完善，确定了"重走长征路""寻访名医故里"两大主题，并增加了知识学习及答卷环节，健步走活动也成为了北京中医医院的品牌活动。截至目前，院工会已组织开展健步走活动18次，参与人数近5000人次。

（3）"三八节"活动。院工会连续多年组织庆祝"三八节"主题活动：2006年组织女职工保龄球比赛；2007年组织女职工民族舞健身操比赛；2008年组织中国传统服装服饰展示；2009年组织女职工游泳比赛；2010年庆祝"国际劳动妇女节"100周年组织有奖知识竞答活动并接受《工会博览》杂志的专题采访，内容刊登在《工会博览》当月封面及内页中；2011年组织职工广播操比赛；2012年开展"迎三八·才艺大比拼"；2013年开展"迎三八·健步走"比赛；2014年开展"庆三八职工才艺展演"活动。

（4）教育活动。2010年，院工会组织职工分批参观世界博览会和中国共产党第一次全国代表大会会址，进行主题教育，参加活动的职工900余人次。2011年，院工会组织职工近600人次分批参加了"井冈山红色之旅"主题教育，并开展了红色之旅主题教育知识问答活动。2013年，院工会组织500余名职工去青岛带薪休假，并举办"美丽青岛——职工摄影作品展"。

（5）书法大赛。院工会以中医特色回归职工为宗旨，连续3年组织职工书法大赛，并制作了《职工书法作品集锦》。2011年底院工会为全院职工制作了精美的多彩台历。

（四）关心职工生活，为职工办实事、解难事

关心职工生活，为职工排忧解难，是工会最基本的职能，也是最主

要的职能。

1. 开展各种慰问活动

院工会多年来坚持做好慰问工作，及时修订完善慰问工作制度，如《工会各类慰问的相关规定》《职工关爱制度》等。院工会在春节、五一、国庆等节日慰问全体职工、劳动模范、援外医务人员及其家属。院工会看望困难、患病及因工感染非典后遗症职工，送去慰问金和慰问品。院工会在暑天慰问高温岗位职工，为职工送去清凉饮料、防暑用品，让职工切实感受到工会组织的温暖。院工会为丰富职工业余文化生活，组织职工看电影，为职工购买公园年票，在职工生日之际送去蛋糕和贺卡等。

2. 组织职工进行健康体检

医院坚持为职工健康体检，覆盖幅度逐渐扩大，2011 年，为 40 岁以上的女职工进行全面体检。2012 年起，医院做到了为全院职工体检，检查项目不断增加。院工会及时将体检指标进行汇总分析，为职工建立健康档案，针对性地做好健康宣教。

3. 加强人文关怀，为职工办理保险及京卡

医院连续多年为职工办理北京市总工会中国职工保险互助会的职工保险。2011 年起，医院免费为女职工办理女工特殊疾病险，为全体职工办理重大疾病险，累计为职工补缴保费 475492 元。及时做好出险职工的慰问和理赔，2010～2014 年上半年，院工会共计为 46 位职工办理了保险理赔，累计理赔金额达 274372 元。

院工会积极为职工（包括合同工）办理京卡·互助服务卡，办卡率达 100%，并及时发布服务信息，通过互助服务卡使职工享受多项福利政策，特别是对弱势群体提供有效帮助，从而为职工营造一个和谐、关爱、便利的服务平台。

4. 开展系列活动，为职工减压提供服务

为解决职工繁重工作之下的心身压力问题，院工会专门设立课题调研职工心身压力问题，寻求解决办法，并与院心身医学科合作，开展心理健康咨询、"关爱职工心身健康"系列讲座、巴林特小组团体心理辅导等。

院工会非常重视"职工之家"建设，为职工设置阅览室、学习室、心理减压室等，并将院多功能厅作为"职工之家"的活动场所，配备相关设备，在"职工之家"设置公告栏，在院OA办公平台开辟工会信息专栏，定期发布服务项目和活动信息，方便职工。院工会积极寻求院外活动场地满足职工开展活动需求，院工会提供必要的经费支持。

（五）加强自身建设，提高管理能力与水平

院工会以制度建设为基础，以工会干部队伍建设为抓手，不断强化自身建设，提升工会工作效能。

1. 开展学习培训活动

院工会每年至少1次对工会委员以及分会主席和委员进行培训教育，鼓励和支持工会干部参加专业学术交流及发表论文，鼓励各分会开展具有专业特色的爱党、爱国教育和学习、培训、交流等主题活动。院工会在活动中注重评先争优、以点带面，不断提升工会干部队伍素质。

2007年底院工会提出"工会干部4年素质提升计划"。院工会于2008年以"迎奥运，促发展，争为医院建设献计策"为主题，开展职工提案专题辅导；2009年开展"重理论，抓学习，国庆60年献厚礼"的专业知识及英语学习活动；2010年开展以"勇练兵，专技能，科技讲坛显身手"为内容的活动，鼓励和支持各专业工会干部参加学术交流及发表专业论文，参加全国学术会议交流4人、已发表论文6篇、上交论文达24篇。2011年工会干部发表的50篇论文参加"讲文明甘奉献"评选。经过4年的努力，工会干部基本素质全面提升。2012年院工会就医改相关内容对工会干部和职工代表进行了培训。2013年，院工会结合"党的群众路线教育实践活动"，对工会干部岗位职责、工作与沟通能力进行培训，对各分会如何开展职工文体活动进行研讨，获批北京市卫生局工会调研课题1项，即"北京中医医院护理人员心理状况调查及干预措施研究"，已完成。

2. 不断完善制度建设

2013年，根据发展建设和职工工作的需要，医院对《北京中医医院职工代表大会会议工作制度》《工会财务管理制度》《工会经费审计工作制度》《工会资产管理制度》《工会预算管理制度》《工委会干部职责》等规章制度重新进行了修订，进一步建章立制，明确职责，实行严谨规范的日常管理，不断提升、完善工会工作效能。

（六）获得荣誉

院工会和工会干部卓有成效的工作也得到了上级部门的认可。自建院以来，有 7 人荣获"北京市卫生系统先进个人"、3 人荣获北京市"三八红旗手"称号、16 人被评为"北京市先进工作者"、8 人荣获"北京经济技术创新标兵"、3 人荣获北京市"三八红旗奖章"；3 人荣获"首都劳动奖章"、1 人荣获"全国教科文卫体系统优秀工会工作者"、1 人荣获"全国卫生系统先进工作者"。

北京中医医院先后获得"全国工人先锋号""中国教科文卫体工会委员会先进集体""全国教科文卫体系统先进工会组织""全国巾帼文明岗""北京市模范集体""北京市三八红旗集体""首都劳动奖状""北京市卫生局先进职工之家""职工之家示范单位"等荣誉称号。

三、愿景

在新的时期，院工会在院党委和上级工会的领导下，将一如既往地坚持以医院工作为中心，以工会四项基本职能为出发点，以维护职工合法权益为根本，充分发挥其作为职工群众参与医院民主管理的渠道的作用，带领广大职工群众积极参与医院的建设、改革和发展。院工会将进一步加强完善组织建设，强化教育和培训职能，建章立制，严谨规范，完善工会管理人员人才梯队建设，不断提高工会组织的凝聚力和影响力；积极开展各项文体活动，以太极拳、健步走活动为龙头，打造文化活动品牌；着力弘扬中医文化，打造服务型、学习型、创新型工会，争创全国先进工会组织，打造深受职工信赖的"职工之家"，开创工会工作的新局面。

（樊惠兰　金　虹　付春燕）

第三节　严谨求实敢担当，监督执纪突主业
——纪检监察办公室发展历程

　　纪检监察办公室在院党委和纪委的领导下，按照《党章》和《行政监察法》的要求履行党的纪律检查和行政监察职能。其主要任务为：监督检查本单位党组织、党员、中层干部贯彻落实党的路线、方针、政策的情况；协助党委抓好党风廉政建设和反腐败工作；协助党委和纪委研究本单位在党风、党纪、政风、政纪等方面存在的问题，提出意见，制定措施，督促执行；落实"三重一大"管理制度，认真履行监督职能，参与对医院基建、维修工程、药品、器械、物资采购等招标工作的监督；以多种形式和方法对党员、干部、职工进行政治纪律和廉政勤政教育；做好信访举报问题的调查、处理、转办、催办、反馈和文件归档工作；做好上级机关及院领导交办的其他工作。

一、沿革

　　1981年9月，北京中医医院第四届党委委员会组成，并选举成立了医院纪律检查委员会，由姜超等五位同志组成，姜超同志兼任纪委书记，保卫处长杜云清兼任纪委副书记。1985年2月，为加强纪检工作，根据市卫生局要求，医院配备了专职纪委干部，党委副书记苏仲芹同志兼任纪委书记。1990年12月，选举第五届党委委员会和纪律检查委员会，党委副书记班树金同志兼任纪委书记。纪委委员有杜云清、任军（纪检专职干部）、傅作英（财务支部副书记）、张静梅（纪检专职干部）。1991年，医院正式成立纪检监察办公室。4月任命段京直同志为纪检专职干部（中层副职）。同年6月，任命王冀明同志为监察专职干部（中层正职）。2000年9月，任命张冬梅同志为纪委书记。2001年1月，选举第六届党委委员会和纪律检查委员会，张冬梅任纪委书记。纪委委员有李建华、张静梅、傅作英、段京直。2005年7月～2007年8

月，党委副书记闫玮负责纪检监察工作。2008 年 10 月～2015 年 3 月，党委副书记江宏才任纪委书记。2015 年 3 月至今，党委副书记程军任纪委书记。

1992 年 3 月，纪律检查委员会成立由 6 人组成的案件审理小组。组长为党委副书记兼纪委书记班树金；组员为段京直、王冀明、杜云清、张文京、任军。2002 年 7 月，医院纪律检查委员会重新调整案件审理小组。组长为张冬梅；案件调查由段京直、傅作英、张静梅负责；案件审理由张冬梅、李建华、张智武负责。

二、现状

（一）科室文化

纪检监察办公室注重专业技能及政策理念学习，内容涉及党纪、法律、财务、医疗、人文等诸多方面，不断提高自身履职能力。秉承严谨求实的工作作风和踏实勤勉的奉献精神，坚持团结协作、秉公执纪、勇于创新，形成一支敢于坚持原则、善于处理问题的纪检监察干部队伍。

（二）主要成绩

1. 抓思想教育，筑牢反腐倡廉思想防线

多年以来，纪检监察办公室充分利用"三会一课"、知识竞赛、问卷测试、演讲征文、法制报告会、观看警示教育片等多种形式，对党员干部、重点岗位人员进行党纪政纪教育，收到良好的教育效果。2001 年纪检监察办公室请北京市卫生局纪检组副组长、监察处长李苏南做了题为"加强法制教育搞好党建"的报告。2002 年医院首次召开了中层以上干部"纪检工作会议暨党风廉政建设宣传教育月动员会"，北京市卫生局纪检组副组长、监察处长李苏南出席会议。

纪检监察办公室广泛开展治理商业贿赂的宣传教育，引导职工远离商业贿赂，增强廉洁自律意识，筑牢反腐倡廉思想防线。2006 年纪检监察办公室邀请西城区检察院公诉二处处长做了题为"医药卫生系统职务犯罪的预防"的报告；邀请中国医学科学院肿瘤医院医务处何铁强处长作题目为"医药行业商业贿赂的形态及其治理"的报告。2014

年纪检监察办公室出版了《北京中医医院领导干部廉洁自律文件汇编》，供院级领导学习用；印制《北京中医医院〈加强医疗卫生行风建设"九不准"〉实施细则》手册，全院职工人手一册。

2. 抓制度建设，不断形成反腐倡廉的长效机制

医院始终注重制度建设，不断根据情况变化以及现有问题产生的原因，分析已有的制度中的缺陷和漏洞，不断予以补充、完善，有效地保证了党风廉政建设方面的管理和监督。

1989年起，医院开始制定相关制度，包括《社会医疗监督委员会工作条例》《北京中医医院党风监督员工作制度》《关于实行干部廉政谈话的暂行办法》《北京中医医院行风意见箱管理制度》《北京中医医院纪检监察信访举报工作制度》。

2001年起，医院建立了新任中层干部任前廉政谈话制度。对新任职的干部，由纪委书记和纪检监察办公室主任对其进行警示教育谈话。医院还建立了信访举报通知单制度。在接到举报信件后，通过调查取证，对于不构成犯罪或一时无法调查核实的问题，让被举报的当事人以书面形式将事实情况写清楚，报纪检监察办公室存档；对于调查核实清楚的问题，我们以书面或谈话的形式将结论性意见通知本人，以解除当事人的思想压力和负担。这种做法收到了较好的效果。2004年开始，医院每年坚持与所聘任的中层干部签订党风廉政责任书，把"一岗双责"用协议书的形式约束起来，力争做到关口前移、警钟长鸣、防患于未然。

2007年起，医院制定重点领域相关制度，包括《北京中医医院医疗设备招标采购办法》《北京中医医院医用耗材采购管理办法》《北京中医医院基建工程项目招标管理办法》《重点岗位重点人员实行定期轮岗的暂行规定》《北京中医医院药品新品种引入及淘汰管理办法》《科室绩效工资二次分配管理监督措施》《招标药品遴选工作规范》《北京中医医院医务人员医德考评实施细则》《北京中医医院关于禁止为药品、耗材经销商进行"统方"的管理规定》《北京中医医院加强统方管

理细则》《北京中医医院招标采购管理办法》。2014 年医院出版了《北京中医医院重点领域工作运行监督和制约相关制度汇编》。

随着医院发展和公立医院改革的不断深入，制度建设更加注重落实和责任追究。2006 年医院制定了《关于贯彻落实党风廉政建设责任制的实施办法》《关于对领导干部违反党风廉政建设责任制行为进行责任追究的实施办法》《北京中医医院"三重一大"管理制度》《关于加强党风廉政建设与行业作风建设若干规定》《关于违反重大经济事项相关规定责任追究制度》《关于加强行业作风建设，专项治理收取"红包"回扣、贿赂等违反职业道德行为的实施办法》。2007 年医院制定了《北京中医医院行风检查制度》。2009 年医院制定了《北京中医医院党风廉政建设责任制检查制度》《北京中医医院党风廉政建设责任制报告制度》《北京中医医院党风廉政建设责任制民主评议制度》《北京中医医院党风廉政建设责任制考核制度》；2014 年医院制定了《关于落实〈加强医疗卫生行风建设"九不准"〉实施细则》。

3. 抓监督执纪，切实履行纪检监察职能

随着医改的不断深入和医院的迅速发展，纪检监察的监督职能愈加重要，防控重点愈加突出，逐步做到端口前移。

（1）履行"三重一大"制度监督职能。经检监察办公室参与对新任中层干部的考察和对中层干部责任目标管理考核工作；监督医院房屋修缮、大型仪器购置、大型设备更换的招标、评标工作；加强对重点部门、重点岗位的廉政建设责任制落实情况的检查，每年召开 2 次采购员及相关部门负责人会议。药剂科、采购中心的采购人员坚持轮岗制度。纪检监察办公室与财务、审计部门配合对院内有经济活动的科室和部门进行内控制度执行情况检查。

（2）监督内容逐步完善。1989 年医院建立了由社会各方面相关人士代表组成的社会医疗监督委员会。多年来，医院充分发挥这支队伍的社会监督职能，在加强行业作风建设、促进医德医风建设、提高医院管理水平方面，收到显著效果。1992 年医院建立党风监督员队伍，由纪委组织实施日常工作，建立相关工作制度，每年召开 2 次会议，充分发挥其在党风建设中的监督作用。1999 年纪检监察办公室监督财务收支两条线工作。2000 年医院开始小金库、账外账的治理工作。2001 年医院进行领导干部收入申报的工作。

（3）开展治理商业贿赂。2006 年开始，医院开展了治理医药购销领域商业贿赂专项工作。医院成立以党政一把手负总责的治理商业贿赂领导小组，并设立办公室，制订《关于开展治理医药购销领域商业贿赂专项工作的安排意见》，广泛动员，大力宣教，建立信息通报、情况交流等工作机制，组织职工签订廉洁自律、抵制商业贿赂承诺责任书，与供应商签订《加强行业廉洁自律约定书》；拓宽信访举报渠道，对收到的匿名举报信所反映的问题，组织专人进行认真的梳理、排查、调查谈话，做到件件有着落。2007 年医院接受了北京市卫生局对开展治理商业贿赂专项工作自查自纠"回头看"的督导检查，并得到充分肯定。

（4）开展廉政风险防范。2009 年医院梳理查找了重点岗位权力运行过程中可能出现不廉洁行为的风险点及薄弱环节，制定防控措施。2011 年医院补充和调整 A、B、C 三级权力责任部门各项权利的风险点和防控措施，修改各项权利工作的流程和流程图。2014 年医院对重点领域工作运行的基本程序和操作流程进行了修订完善。

（5）坚持执纪主业。在门诊大厅、住院处设立举报箱、举报电话，诚恳接受社会的批评与监督。针对举报信件，无论是否署名，只要有线索，就要求调查。在调查中做到公道正派，坚持原则，实事求是，廉洁奉公。对违反党纪政纪行为，依法依纪处理。

4. 抓"三转"落实，提高纪检监察队伍素质。

按照十八届中央纪委三次全会提出"转职能、转方式、转作风，用铁的纪律打造纪检监察队伍"的要求，纪检监察办公室在同级党委和上一级纪委的双重领导下，做到转职能，聚焦主业；转方式，强化监督；转作风，正风肃纪；切实解决纪检监察工作中存在的面铺的过宽、职能泛化和主责淡化等问题。做好纪检监察工作，要做到以下几点：学习研讨，提高思想政治素质；接受专业培训，增强执纪监督能力；加强监督检查，做到案件快查快办；公布举报电话，畅通举报监督渠道；配齐配强力量，提高监督执纪效率。

（三）人员调整及配备。

历届纪检监察干部任职情况：张敏，1984年9月～1987年5月，纪检专职干部；任军，1987年5月～1991年3月，纪检专职干部；张静梅，1990年3月～1991年6月，监察专职干部；段京直，1991年4月～1995年12月，纪检专职干部；王冀明，1991年6月～1997年11月，监察专职干部；李建华，1997年11月～2001年4月，监察室主任；段京直2001年4月～2009年，纪检监察办公室主任；许越之，2009年～2010年2月，纪检监察办公室主任；樊惠兰，2010年2月～2012年2月，纪检监察办公室主任；许越之，2012年2月～2012年10月，纪检监察办公室主任；吴开轩，2012年10月至今，纪检监察办公室主任；刘斌，2014年3月至今，纪检专职干部。

三、愿景

纪检监察办公室在公立医院深化改革的新形势下，积极探索党风廉政建设和反腐败工作的新特点、新规律和新要求，认真履行党委主体责任和纪委监督责任，坚持"标本兼治、综合治理、惩防并举、注重预防"的原则，加快推进"转职能、转方式、转作风"的要求，履行监督执纪问责。纪检监察办公室认真开展对医院重大决策部署执行情况的监督检查；深入推进惩防体系建设，加强对领导班子、领导干部及中层干部的管理监督；扎实开展反腐倡廉宣传教育；坚持不懈地执行中央八项规定和纠正"四风"问题；坚决查纠违反"九不准"规定行为；加大查办案件工作力度；加强纪检监察队伍建设。进一步解放思想，与时俱进，开拓创新，真抓实干，努力为党风廉政建设和反腐败斗争做出更大贡献。

（吴开轩　刘　斌）

第四节　外塑形象内聚人心，着力打造医院品牌
——宣传中心发展历程

在院党委的领导下，宣传中心对内始终坚持以正确的舆论引导人，以高尚的精神塑造人，树典型引路，立榜样育人，使医院文化内化于心，外践于行；对外着力打造医院品牌，树立医院良好的社会形象，不断提升医院知名度、美誉度，促进医院两个效益。

一、沿革

（一）科室建立与发展

2001年，宣传信息中心成立，陈勇为第一任主任。当时，宣传信息中心包括宣传中心和计算机室两部分，计算机室负责人为刘明建；宣传中心下设声像室。2003年李学燕担任宣传信息中心副主任，2005年任主任。2007年宣传信息中心拆分成两个一级处室，即宣传中心和计算机中心，李学燕任宣传中心主任。2011年，宣传中心办公地点迁至小取灯胡同五号院。

（二）制度建设

为了加强管理、规范行为，宣传中心制定了一系列工作制度。如：2002年宣传中心制定了《北京中医医院网站管理制度》，以后逐年修订，并于2013年以红头文件形式发文。

宣传中心20世纪90年代，制订了《北京中医医院信息管理细则》；2010年制订了《北京中医医院院报管理细则》。

2008年，宣传中心特别制定了《奥运会、残运会期间北京中医医院接待境外媒体工作方案》《奥运期间中医医院新闻发言人制度》，首次设立中医药文化发言人，并对中医药文化发言人进行培训。

2011年，随着自媒体的发展，宣传中心制订了《北京中医医院微博、博客以及专家微博群、博客群规章制度》。2012年宣传中心修订完

善《媒体应对及危机管理预案（2012年版）》；同时，完善并出台《北京中医医院舆论危机处理预案（2012年版）》。2013年医院出台红头文件《关于接受境内媒体采访的有关规定》《北京中医医院媒体应对及危机管理预案（2013年版）》《北京中医医院、科室（名医工作室、站）、专家微博客（博客）管理办法》。2015年宣传中心制订了《北京中医医院、科室（名医工作室、站）、专家微信管理办法》等。

（三）院内外宣传及沿革

1. 医院信息

20世纪80年代，院内刊物《医院信息》（纸质版）创刊，刊登科室信息，每周1期（酌情增加），2013年3月停刊。2013年4月创办《北京中医医院电子报》（置于OA网），不定期编发，图文并茂地展示医院信息和职工生活，2014年7月停办。2014年8月创办《职工之家电子报》。

2003年，在抗击非典的工作中，出版以抗击非典为专题的《医院快讯》。同年，在《医院信息》（纸质版）的基础上，在全市卫生系统首创专门面向患者的《为您服务报》，2005年停刊。2010年创办《北京中医医院院报》，每月1期，发至全院各（处）科室，报上级主管单位，送北京三甲医院，电子版传医院官网。

2. 政工简报

2007年，增设《政工简报》宣传十七大精神，报道学习贯彻十七大精神的情况。2009年，围绕"学习实践科学发展观"活动，编印《活动简报》。

3. 宣传栏

2002年，完成第1期临街宣传栏。此后每年完成1~3期。从2011年起，在官网设置"宣传栏"子栏目，将全部临街宣传栏电子版上传该栏目下。

4. 图书及画册

2003年，首次涉猎编辑画册业务——编印《北京中医医院抗击非典纪念册》。2008 年，在"5.12 汶川地震"抢险救灾工作中，时时与前线抗震救灾医疗队联系，及时上报信息。制作画册《首都医科大学附属北京中医医院抗震救灾纪实》。同年，纪念北京奥运会，出版《北京中医医院奥运特刊》。2009 年，庆祝建国 60 周年，制作画册《和共和国一起成长》，以照片为主体，展示医院 50 多年的发展历程。2009 年，围绕纪念赵炳南诞辰 110 周年，制作画册《一代名医赵炳南》。2010 年，出版《中医养生馆系列》丛书。完成医院文化建设四折页和皮科、针灸科文化折页。2011 年，为庆祝建院 55 周年，制作画册《薪火传承——庆祝建院 55 周年专家名录》《岁月如歌——庆祝建院 55 周年新闻集锦》。2012 年，制作印刷《北京中医医院名老中医书画集》。

5. 电视片

2001 年，名老中医贺普仁教授入党，以此拍摄了电视专题片《贺老的心愿》。该片为宣传信息中心成立后拍摄的第一部电视片。2006 年，在建院 50 周年之际，拍摄医院介绍片《传承与超越》以及电视片《第一家中医医院成立始末》（在央视"见证"节目中播出）。同年，参加第一届"首都十大健康卫士"评选，制作专题片《平民院长》。

2009 年，为纪念京城皮外科四大家之一、中医皮科泰斗赵炳南诞辰 110 周年、逝世 25 周年，制作电视片《精诚大医——赵炳南》。2010 年，和天津电视台合作拍摄电视片《国医大师和他的针灸团队》。同年，拍摄参加第三届"首都健康卫士"评选电视片《王麟鹏的"头"等大事》。2011 年，为庆祝北京中医医院建院 55 周年，拍摄医院介绍片《中医荟萃 盛誉不衰》。同年，拍摄电视片《我爱我家》参加北京市卫生系统第二十届"杏林杯"电视片汇映，并获得二等奖。2012 年，拍摄制作的电视片《针尖上的传承》参加了北京市卫生局第二十一届"杏林杯"电视片汇映；电视片《舒心大夫刘红旭》参加了"首都健康卫士"评选；《构筑共同的精神大厦》视频参展，并获"第二届首都医药卫生文化建设十大创新成果奖"。2013 年，电视片《神针克心魔》参加了北京市卫生局"杏林杯"电视片汇映，并获得三等奖。2013 年，完成了《春节联欢会》《职工之家建设》《首都医药卫生文化建设先进单位申报》3 部电视片。2014 年，电视片《太阳花——张捷》参加了第五届"首都健康卫士"评选；同年，为纪念赵炳南诞辰 115 周年、逝世 30 周年，改编了电视片《精诚大医——赵炳南》。

（四）网站发展沿革

20 世纪末，北京中医医院率先在北京市卫生系统建立了医院网站。2001 年，网站点击次数达到 3.6 万人次。2002 年，按照北京市卫生局的要求，对北京中医医院网站进行了自查整改，制定了《北京中医医院网站管理制度》，通过了卫生局的审核，并在北京市通信管理局进行了备案。当年网站点击次数 6 万 ~7 万人次。

2004 年，进一步完善网站建设，更新网页，建立了一支网页维护队伍，由各科经验丰富的临床医生担任版主，利用业余时间在 24 小时内回复网民的在线咨询。全年网站点击率上升至 50 万人次。2006 年，完成医院网址、域名的注册。2007 年网站开辟《视频》栏目，将医院的介绍片及科普片在网上播放。再次启动网站改版工作，修订《北京中医医院网站管理制度》。2009 年，根据北京市卫生局对医院网站的检查评比要求，着手医院网站的改版工作，并于年底进行了更新。新版按照上级的要求增加了《组织机构》《规章制度》《党建专栏》等栏目，还根据自身特点开辟了《报刊撷英》等栏目，总计填充内容近 10 万字，提高了服务性。2010 年，进一步修订完善，并以医院红头文件的形式发放了《北京中医医院网站管理规定》。对网站进行了安全自查，填写网站信息备案表，完成了信息产业部网站备案。全年网站总访问量达到 400 万人次。为了增加服务功能，增设了"专家出诊时间更改预告"和"门诊专家停诊预告"，日日更新。2011 年，完成医院网站在北京市公安局的备案。按照 2011 年北京市卫生局医疗单位网站评比标准，与相关部门合作对网站进行完善整改。

2013 年，对官网进行了再次改版，由外聘专人建站、业余时间维护，转变为公司专业团队建站和技术支撑、信息中心专人维护以及宣传中心、医务处、门诊部、院办等职能处室分栏负责把关的新型的建站、管理、运行机制，增强了安全性；由单一中文，变为中英文（部分），扩大了服务群体；丰富和完善了栏目。同年，完成"首都之窗"网站《医德昭》栏目本院部分的初始建设，并接手以后的维护。

（五）自媒体发展沿革

2008 年，创建医院博客，链接在医院网站上。2011 年，聘请搜狐统一制作具有北京中医医院文化元素的微博、博客模版，将统一制作好的初始化微博、博客交给重点科室和部分专家，由相关人员统一维护。医院搜狐官方微博、部分专家微博正式运行。

2012 年，在新浪开启医院官方微博。启动国家级（市级）名老中医及新名医团队导师搜狐微博群和博客群。27 名专家和 6 个科室活跃在"群"中。

2013 年，生成北京中医医院官网、官方微博二维码。2014 年，申请认证腾讯的官方微博。在此基础上，申请医院微信公共账号——"北京中医医院订阅号"，不定期推送微信。

（六）传统媒体宣传沿革

20 世纪 90 年代初，每年广播、报纸、杂志、电视等传统媒体宣传不足 100 次，发展到 2014 年，传统媒体宣传每年可达 7000 余次。鉴于形势的发展，为加强医院传播管理，提高危机处理能力，北京中医医院于 2012 年启动 24 小时舆情监测。2013 年增加舆情分析。10 余年来，北京中医医院传统媒体宣传情况如下。

2002 年，策划《老外打"飞的"来到北京看中医》新闻引起媒体广泛关注。2008 年，策划完成"杏林女杰行医 50 周年"纪念活动的媒体宣传。2009 年，在防控甲型 H1N1 流感工作中，同时接待 13 个国家 43 家境外媒体采访，成为医院史上接待国家最多、媒体最多的一次采访。2010 年，青海玉树地震，完成了抗震救灾媒体宣传。在多家媒体大力宣传救援舟曲医疗专家组先进事迹。开展支援什邡 2 周年活动新闻报道工作。配合北京市中医管理局完成"清暑饮""三伏贴""儿科病房"等宣传工作。2014 年，首次与 BTV《北京记忆》合作，讲述《名老中医的传奇故事》，在科普宣传的基础上，升级为做中医文化。同时，加强与国际广播电台、中国日报的合作，扩大海外宣传。

（七）医院文化宣传沿革

1. 典型宣传

宣传中心成立以来，在院党委的领导下，坚持典型引路，发挥示范作用，通过电视片、宣讲、媒体等多种渠道，大力宣传名医文化，宣传塑造先进典型和模范集体。如：大力宣传赵炳南、关幼波大医精诚的精神；大力宣传"国医大师""首都国医名师""杏林女杰""首都群众喜爱的新名医"及"劳动模范"等；先后推出王莒生（十大）、王麟鹏、刘红旭、张捷等健康卫士；推广宣传"全国工人先锋号""北京市三八红旗集体""北京市青年文明号"等先进集体。树立正风正气，弘扬主旋律，提高医院凝聚力。

2. 名医承传文化宣传

2005 年，聘请中国照相馆摄影师为北京中医医院国家级、市级名老中医及特殊津贴和突出贡献专家照相，并挂在医院网站上。2006 年，在多功能厅设立名医墙，感恩先辈，薪火传承。2014 年，完成首都国医名师宣传折页及临街宣传栏、门诊大厅宣传栏，以及在网站增设《首都国医名师》子栏目。2015 年在网站增设《杏林名师》《杏林名医》《首席专家》《杏林优才》子栏目。10 余年来，利用媒体大力推进名老中医师带徒出镜，宣传中医科普和中医文化。

3. 医学人文精神宣传

2010 年完成医院文化建设四折页和皮科、针灸科文化折页。2011、2012、2013 年分别参加北京市卫生局、首都中医药文化协会以及北京青年报联合举办的《急诊室的故事》《生命的故事》《医患的故事》三部曲征文活动，并获奖。2012 年以来，先后参加市卫生局"医者仁心，援爱无疆""践行北京精神，为了人民健康""我的梦，中国梦""最美北京人"等宣讲和巡回宣讲活动。

4. 医院核心价值观宣传

2011 年，完成医院文化建设试点单位中期评估汇报材料，并迎接北京市中医管理局的检查。2012 年，强化医院核心价观教育，编辑完成《北京中医医院核心价值观读本》《员工手册》。《员工手册》电子版在内网长期置顶。在全院进行核心价值观及《员工手册》培训和答卷。与有关职能处室共同完成了《北京中医医院诊疗行为规范》《言语仪表规范》《同道相处规范》《教学传承规范》和《特定礼仪规范》。北京中医医院行为规范体系建设的基本框架初步完成。

2013 年发放《医院文化建设情况测评表》，并完成 1029 份《医院文化建设情况测评表》的统计分析工作。2014 年再版修订后的《员工手册》，其电子版在内网长期置顶。

二、主要获奖

2003 年，在抗击非典工作中出版的《北京中医医院抗击非典纪念册》获首都卫生系统抗击非典卫生好新闻二等奖；《非典日志——见证2003 戴口罩的春天》获首都卫生系统抗击非典好新闻一等奖，入选特别奖；拍摄制作的电视片《非典时期的眼睛》获北京市卫生系统第十二届"杏林杯"暨抗击非典电视专题片汇映二等奖。

2007 年，北京中医医院制作的电视片《魅力中医》参加北京市卫生局电视片汇映，获得三等奖。

2009 年，北京中医医院制作的主题片《夏淑文的针灸之路》在北京市卫生系统第十八届"杏林杯"电视片汇映中，荣获三等奖，在中国广播电视协会"为祖国骄傲"纪录片展中被评为铜奖节目。

2010 年，北京中医医院和天津电视台合作拍摄的电视片《国医大师和他的针灸团队》获第十九届"杏林杯"电视片汇映（合拍类）三等奖；电视片《精诚大医——赵炳南》获第十九届"杏林杯"电视片汇映（自拍类）三等奖；北京中医医院被评为"北京市卫生系统政务信息工作优秀单位"；北京中医医院被北京市中医管理局评为"2010 年度首都中医药信息宣传工作先进单位"。

2011 年，北京中医医院拍摄的电视片《我爱我家》在北京市卫生系统第二十届"杏林杯"电视片汇映中荣获二等奖；北京中医医院参加北京市卫生局"医者仁心 援爱无疆"宣讲活动，获得三等奖。

2013 年，北京中医医院拍摄的电视片《神针克心魔》获得第二十二届"杏林杯"电视片汇映三等奖；北京中医医院被评为"首都中医药信息宣传工作先进单位"；北京中医医院获"'我的梦中国梦'优秀宣讲团"称号；北京中医医院《核心价值观读本》被中国企业文化研究会医药卫生委员会授予"医院文化载体建设富有特色典型"；北京中医医院被健康时报"健康中国盛典"众媒体评为"健康宣教十佳医院"；北京中医医院在北京市卫生局、北京医药卫生协会和《北京青年报》共同举办的《医患的故事》有奖征文活动中，获得组织奖。

三、愿景

在院党委的领导下，进一步以正确的舆论引导人，以高尚的精神塑造人，抢救性挖掘中医医院历史，挖掘中医医院名医承传文化，凝炼中医医院精神。对外持续打造医院文化品牌，提升医院影响力。

（杜　宇　李学燕）

第五节　杏林先锋，用青春谱写壮丽篇章
——团委发展历程

共青团是党的助手和后备军，是党联系青年群众的桥梁和纽带。1959 年，北京中医医院成立团总支，在市卫生局团委和院党委的领导下，团委始终紧密围绕医院中心工作，充分调动青年人的积极性和创造性，不断增强团组织的创造力、凝聚力和战斗力，源源不断地为党输送新鲜血液。回顾近 60 年的奋斗历程，一代又一代的中医青年、杏林先

锋为北京中医医院的发展壮大不懈努力，挥洒激情与汗水、放飞梦想与希望，用青春谱写了壮丽篇章！

一、历史沿革

1959 年，经上级团组织批准，成立共青团北京中医医院总支委员会，张敏任团总支书记；1975 年，成立共青团北京中医医院第一届委员会，杨琳任团委书记。近 60 年间，院团委历经七届委员会，形成了坚强的领导核心。从最初的团总支成立，北京中医医院青年队伍不断发展壮大，至今全院青年人数达 900 人，其中共青团员近 600 人。

表 3－1　历届团委创建时间、团委书记、副书记
（以市卫生局团委文件批复为准）

序号	届次	创建时间	书记	副书记	备注
1	团总支	1959 年	张敏		"文革"期间组织瘫痪，"文革"后 1968 年恢复团总支，团员重新登记
		1966 年	王春兰		
2	第一届	1975 年	杨琳	李爽	届中增补任军任团委副书记
3	第二届	1985 年 4 月	任军	王天	
4	第三届	1987 年 2 月	李立		1990 年经届中增补团委副书记：朱旭斌（兼职）、董雪梅（兼职）
5	第四届	1991 年 10 月	李立	董雪梅	届中增补王洪任团委副书记（兼职）
6	第五届	1995 年 2 月	李立		1996 年 1 月届中增补杨利娜任团委副书记
7	第六届	2001 年 2 月	杨利娜	崔淑节（兼职）	
8	第七届	2007 年 10 月	王鹏（兼职）	陆媛媛	

二、发展特色

（一）稳步建设，培养队伍

共青团组织的自身建设是共青团工作的基础，也是共青团完成党组织交给的各项任务的保证，多年来，团委专注于基础建设，逐步加强团

的组织及制度建设。

1. 注重团的自身建设，打造高素质的团干部队伍

多年来，团委坚持定期进行团支部改选与调整，并确定了选拔政治坚定、岗位成才、热心团的工作、在团员中能起表率作用、有群众威信的团干部的原则，并与党支部密切联系，征求意见，严格把关，改选后及时进行思想交流、上岗培训，以适应工作需要。坚持每年定期举办团干部脱产培训班，努力培养一支过硬的团干部队伍。院党政领导到培训班为团干部介绍医院改革、发展情况，为团干部讲党课；另一方面，坚持开展能力素质拓展、团队建设培训项目，锻炼意志品质、熔炼团队精神。

2. 完善制度，创新机制

近年来，团委逐步建立、健全了团的各项规章制度，如《收缴团费制度》《团委委员、支部书记例会学习制度》《团委委员联系点制度》《团支部工作考评制度》《北京中医医院志愿者协会章程及管理制度》《"仁爱家园"志愿者招募与管理制度》等，使团的工作逐步规范化、制度化。

（二）勇担社会责任，彰显青年本色

1. 全力以赴抗击"非典"

2003年4月，非典疫情悄然而至，在抗击"非典"的斗争中，北京中医医院广大团员、青年的作用突显。在上交请战书的职工中，团员青年有111名，占总数的26.8%，其中参与发热门诊及抗击"非典"一线的人员中，团员青年有107人，占总数的87%。其中，有15名团员向党组织递交了入党申请书，"七一"前夕，3名团员光荣地加入了中国共产党。他们以高度的政治责任感和历史使命感，不畏困难、勇挑重担、顾全大局、无私奉献，发挥了积极作用。

北京中医医院团委获得"北京市卫生局系统防治非典型肺炎工作先进团委"称号；门诊团支部获得"先进团支部"称号；6位团员获得"优秀团员"称号；急诊科护士方芳获团市委授予的"首都健康卫士"

光荣称号。北京中医医院团委也先后对 46 名先进团员进行了表彰。

2. 积极参与国际志愿服务

2005 年 8 月，北京中医医院积极参与商务部、团中央、团市委、北京市志愿者协会组织选拔的首次国际志愿者赴埃塞俄比亚志愿服务的工作。北京中医医院夏淑文医生作为志愿者中唯一的临床医生克服十分艰苦、简陋的工作条件，用祖国的传统医学，精湛的针灸技术，为患者解除了痛苦，使中医奇葩在"非洲屋脊"绽放，用无私的志愿者精神谱写了中埃友谊之歌。作为志愿者服务队的副队长，他带领全队圆满完成了志愿服务任务，为祖国赢得了荣誉，为医院赢得了荣誉，荣获了团中央颁发的"中国青年志愿者铜质奖章"，并荣获第二十届北京市"五四奖章"。

3. 以奥运会为契机，全力做好服务保障

北京中医医院是 2008 年奥运定点医院之一，自 2007 年 12 月 29 日起，院团委与东城区景山街道团工委共同建立北京中医医院奥运城市志愿者服务站点（蓝立方）。自站点开设后，一直坚持进行奥运城市志愿服务，如健康咨询、测量血压、发放健康宣传材料及奥运宣传材料等。

奥运期间，北京中医医院共派出 12 名志愿者进驻奥运场馆，其中包括公路自行车馆、奥林匹克公园公共区医疗站、五棵松篮球馆等。这 12 名赛会志愿者中包含 35 岁以下青年 4 名、党员 4 名、团员及团干部 1 名。北京中医医院奥运门诊自 2008 年 7 月 20 日开诊，截至残奥会结束，共接诊奥运大家庭成员 57 人次，奥运志愿者 51 人次，外宾 288 人次。其中包含 1 个国际奥委会成员，土耳其、叙利亚、开曼群岛在内的 10 个国家和地区的奥委会秘书长，意大利武术队领队，俄罗斯持权转播商，尼日利亚足球记者等来自美国、日本、新西兰、澳大利亚以及中国台湾的约 28 个国家和地区的奥运大家庭成员。我们的奥运医疗志愿者为他们提供从接诊开始的全程服务，为他们建立了奥运"绿色通道"，保证了为奥运大家庭成员提供最高效、快捷的医疗服务。团委副书记陆媛媛、团干部石筝筝、检验科青年检验师郭海被评为"北京奥运会、残奥会志愿者先进个人"。

4. 引入社会志愿者，构建和谐医患关系

2012 年 8 月，团委积极探索创新医疗服务模式，以医改为契机，不断深化以患者为中心的服务理念，广纳社会资源，首次在院内引入社会志愿者门诊导医服务模式，进一步增强服务，提高门诊患者满意度，营造安定、和谐的就医环境。

2014 年 4 月，按照北京市医院管理局"守护天使"志愿服务工作的要求，北京中医医院设立了"仁爱家园"社会志愿者招募办公室，隶属于院团委，委派 1 名专职人员负责志愿者招募及管理工作。医院拨出专门地点，供志愿者招募、日常管理以及志愿者更衣、休息使用，并设计制作了胸牌、门诊导医服务卡，方便志愿者开展工作；目前，医院通过在"志愿北京"网站发布项目信息、在医院官网发布招募公告、校园团体招募、社区招募与微信宣传等途径，与北京中医药大学基础医学院、北京卫生职业学院等 5 个团体建立了联系，注册报名志愿者共计260 余人，志愿者们主要在门诊开展导医、化验单打印、患者满意度调查等服务。截至目前，社会志愿者累计服务 14000 余小时。志愿者们热情周到的服务赢得了患者的尊敬与信赖，且他们还收到了患者送来的感谢信及锦旗。

（三）着力打造品牌，服务青年成才

1. 专业沟通、文化交流

开办"北京中医医院青年人才论坛"，邀请科主任、专家、"新名医"团队导师和学员代表，以自身成长、学习经历，与青年人研讨中医的特色与传承，交流教学、跟师过程中的经验与收获，启发和引导青年人成长、成才。开办"百草论坛"，以此突出传统中医的学习与传承，以及老专家与青年医师相互之间的互动与交流，为团员青年搭建交流平台，扶持青年成长。举办"杏林读书会——我跟博士读经典"活动，邀请院内优秀青年博士，就学习经典和临证中的经验与大家进行交流互动，为青年中医师学习经典指明了方向。举办"书香和硕府读书会"，为全院青年人提供一个读书、交流、相互切磋、以书会友的平台，营造医院良好的学习氛围。

2. 才艺比拼、彰显活力

以"五四"青年节、建党 90 周年等重大节日为契机，连续多年举办丰富多彩的文化、文艺活动，展示青年才艺、彰显青春活力。如，"杏林达人秀"青年才艺展示活动、"弘扬传统 激昂青春"大型歌会、"医站到底 青春无敌"益智答题挑战赛、英语口语大赛、演讲比赛、"弘扬传统 激昂青春"中医青年诗词文化秀活动等。

3. 志愿服务、锻炼队伍

北京中医医院志愿者协会成立于 2006 年 5 月，并于同年 7 月正式注册为北京志愿者协会团体会员单位。中医自古推崇"医乃仁术、医者仁心"，传承大爱、视患如亲正是对"奉献、友爱、互助、进步"的志愿服务精神的最好诠释。多年来，我们的志愿者积极参与团中央、团市委、市卫计委及市医管局的各项志愿服务活动，如北京青年健康使者火炬行动、首都无偿献血志愿服务等，也努力打造了本院的志愿服务品牌项目，如中医药文化进校园、健康养生国医行等，不仅锻炼了志愿者队伍，拓宽了志愿服务的视野，而且展示了青年志愿者的良好形象，为医院赢得了荣誉。

（四）奋发进取 创造佳绩

回顾过去的几十年，团委奋发进取，积极参与医院建设，获得了上级团组织的认可和肯定，赢得了可喜的成绩。

1. 团委获奖

1987～1994 获局"先进团委"。1988 年获北京市"红旗团委"。1996 年获卫生局"红旗团委"。1998 年获卫生局"红旗团委"1999～2000 年获卫生局"五四红旗团委"称号。2003 年荣获北京市卫生局系统"防治非典型肺炎先进团委"称号。2007～2013 年获北京市青年健康使者火炬行动"组织贡献奖"，被选为共青团北京市卫生局第三届委员会常委单位、共青团北京市卫生局第五届委员会常委单位。

2. 青年文明号、青年岗位能手

1989 年建立门诊大厅青年文明号。1994 年被卫生局团委首批授予"共青团文明岗"称号。1996 年获北京市"青年文明号"称号。2010 年呼吸科病房、2013 年针灸科病房获国家级"青年文明号"称号。2014 年肿瘤中心、2015 年中药房获北京市级"青年文明号"称号。2011 年刘存志获全国"青年岗位能手"称号。1997 年吴之煌、1998 年易京红、1999 年刘红旭、2000 年周垒、2001 年娄卫海、2002 年贾连成、2012 年胡欣燕获北京市"青年岗位能手"称号。

3. 团员青年个人获奖

1990 年李立获"亚运先锋"称号，并立市二等功。1997 年高建军、李建荣获"北京市青年志愿者之星"称号。2000 年姜东兰获北京市"十佳自学青年"称号。2001 年杨利娜获北京市"优秀团干部"称号。2003 年方芳获北京市"首都健康卫士"称号。2003 年王蕾、王纯、白京华、杜丽娟、杨静、方芳获"北京市卫生局防治非典型肺炎工作优秀团员"称号。2006 年夏淑文获团中央颁发的"中国青年志愿者铜质奖章"，及第 20 届北京市"五四奖章"。2008 年陆媛媛、石筝筝获"北京奥运会、残奥会志愿者先进个人"称号。

（五）努力拼搏 再创辉煌

岁月如歌，青春永恒。60 年来的奋斗足迹，记载着北京中医医院团员青年和共青团工作的可喜成绩；60 年来的开拓进取，形成了北京中医医院共青团工作的鲜明特色。青春、智慧和汗水再一次见证了北京中医医院共青团前进的脚步。过去的岁月，留下我们奋斗的足迹，未来的发展让我们充满信心。团委将始终贯彻党的方针政策，做好党的后备军和先锋队，坚定信念、牢记使命、脚踏实地、锐意进取，团结带领广大团员青年，用青春的智慧和汗水谱写北京中医医院共青团工作的新篇章！

（陆媛媛）

第六节　爱的家园

——离退办发展历程

　　1982 年 2 月，中共中央做出《关于建立老干部退休制度的决定》，废除实际存在的干部领导职务终身制。至此，干部离退休制度作为党和国家干部人事管理的一项基本制度被正式确立下来，随后不断推进制度建设、丰富制度内涵，逐步实现了干部离退休制度的法制化、科学化、和谐化发展。

　　自中央老干部退休制度建立后，北京市卫生局 1984 年做出了《关于加强离休干部管理服务工作的试行办法》。20 世纪 80 年代由于北京中医医院离退休人员较少，故离退休人员的工作一直由党办统一管理；随着退休人员的增多，1991 年 1 月正式成立了离退办，隶属于院党委，党委书记主管离退休工作，由李梅担任离退办主任，负责全面工作。

一、历史沿革

　　1992 年，根据北京市委办公厅北京市人民政府办公厅印发的《北京市第六次老干部座谈会纪要》，离退办认真落实离退休人员的政治及生活待遇，发挥老干部的积极作用，加强自身建设。

　　2004 年根据全国老龄工作委员会《关于组织开展老年知识分子援助西部大开发行动试点方案》的精神，北京作为首批试点，招募志愿者 30 人，赴内蒙古自治区和呼和浩特市及旗县所属医院从事临床治疗、带教、学术讲座等工作。北京中医医院根据内蒙古自治区三所医院的专业需求，选派了外科副主任医师孙克平赴蒙支援，为期 2 个月。

　　2004 年为进一步提高离休干部管理和统计工作的科学化、现代化水平，促进信息系统整体功能的发挥，达到离休干部信息采集准确、传输迅速、查询检索便利、报表数据汇总及时、分析预测科学的总体目标，全国离休干部信息管理系统上线。

2006 年北京市老医药卫生工作者协会，根据中发〔2005〕9 号文件精神，推荐北京中医医院王应麟、李乾构为北京市老医药卫生工作者协会理事。

二、科室建设

1991 年科室成立后建立了《离退办职责》《离退休人员家访慰问制度》《离退休人员活动制度》《离退休办公室财务管理制度》《离退休人员来信来访程序》《离退休人员丧葬程序》等制度，历年来不断完善。

1993 年，根据北京市卫生局党组《关于提高老干部待遇的通知》要求，为离休干部办实事，提高每人生活补助及特需经费，后根据精神不断调整。

1994 年，根据中共北京市委组织部、北京市老干部局《关于给第一、二次国内革命战争时期初具规模工作的离休干部增发生活补助的通知》精神，为符合要求的离休干部办理补助。

1995 年始，根据北京市卫生局党组《关于为去世离休干部配偶提高生活困难补助标准的通知》北京中医医院给予配偶无工作的去世离休干部一定的补助，并根据文件调整金额。

2005 年，根据北京市委组织部《关于对我市抗日战争时期参加革命工作离休干部给予优诊医疗照顾的通知》落实了北京中医医院抗战时期离休干部的优诊医疗。

2008 年根据《关于解决离休干部高龄养老社区"四就近"服务管理经费和工作指导经费问题的通知》精神，落实北京中医医院离休干部"四就近"工作。

2010 年院长办公会讨论通过了北京中医医院关于国家级名老中医、离休人员去世后在丧葬政策规定基础上再补助 3000 元的决定，自 2010 年 1 月 1 日起实施。

2010 年根据《关于统一本市离休干部养老医疗补贴问题的通知》

文件精神，进一步规范了北京中医医院离休干部现有的部分养老、医疗补贴项目，简化了报销审核环节。

2014 年遵照北京市医院管理局《关于进一步做好我市离退休干部医疗服务工作的通知》为北京中医医院还没有享受医疗照顾的离休干部办理了院内外的优诊卡，解决了离休干部在本院就医中的实际困难。

三、队伍建设

1991 年离退办成立时，只有李梅 1 人负责离退休工作。离退休人员共计 211 人，离休干部 47 人，其中党员 80 人。

2008 年离退休人员增加到 570 人，离休干部 29 人，党员 164 人。由于退休人员工作量大，科室增加 1 人，郑怡担任干事。

2013 年 8 月李梅主任退休，由温荣民接任离退办主任。

2014 年 9 月郑怡退休，王琳调入离退办担任干事。

老干部是党和国家的宝贵财富，老干部工作是党和国家工作的重要组成部分，为了认真落实中央和市委关于在政治上尊重、思想上关心、生活上照顾、精神上关怀老干部的要求，离退办工作人员，每年参加卫生局组织的培训，注重学习各种文件精神，每年征求离退休职工的意见，真正做好围绕中心、服务大局，扎实开展老干部工作。

四、荣誉成果

1999 年获北京市"老干部工作先进集体"称号。2011 年退休专家陈彤云、王嘉麟被评为北京市卫生局"健康有为寿星"。2011 年李梅被评为北京市"老干部工作先进个人"。2012 年退休专家陈彤云被评为北京中医医院"优秀共产党员"。2012 年获北京中医医院"创先争优先进党支部"称号。2014 年郑怡获"为老服务先进个人"称号。2014 年程海英、桂梅芬同志被评为北京市医院管理局系统"关爱、传承、奋进"相约守护为老服务季活动"老有所为之星"。

（温荣民）

第七节　参谋助手、协调服务，监督把关、凝心聚力
——医院办公室发展历程

一、沿革

1956 年医院建立时设立了院务办公室，负责全院各项管理工作，由路石首任院办副主任，即院办的前身。1963 年医院实行规范化管理，正式成立院长办公室，由蒋玉玲负责（干事），"文革"期间院办取消，由工作组负责。1973 年院办恢复，同时将医疗等业务工作移交院务组，院办主要任负责医院的行政管理，包括协调外事、宣传、档案、打字室、公务用车等工作。1991 年由于外事活动大幅度增加，建立了"国际交流中心"，归院办管理。随着改革开放的不断深入和医院的不断发展扩大，院办的工作任务也逐渐加大，人员不断进行调整。先后担任过院办主任的有：路石、申抒、蒋玉玲、员成波、刘书云、沈卫陵、张文京、闫玮、宋艾珠、陈勇、王天、姜东兰、徐春军、李彬、汪红兵。

二、现状

医院办公室（简称为院办，包含医院档案室及打字室）为医院的一级科室，共有工作人员 5 人，设院办主任 1 人。专业背景方面，医疗专业 1 人，药学专业 1 人，护理专业 1 人，管理相关专业 2 人。

为进一步做好医院行政管理工作，院办先后组织制定、完善了各项管理工作制度，使行政管理工作更加规范化、科学化。主要管理工作制度有：院务会制度、院周会会议制度、院长办公室工作制度、院长行政查房制度、院总值班制度、北京中医医院会议室使用管理规定、印章管理制度、医院证件使用管理规定、北京中医医院中层干部请销假管理规定、北京中医医院保密规定、院章和法人章使用管理办法、文件文书管

理制度、催办及查办工作制度、重要资料保密制度、档案工作制度、打字室工作制度、参观接待制度、信访工作制度、外事工作制度、外事礼品管理制度、信息公开工作管理办法、短信平台管理办法、爱国卫生工作制度、北京中医医院车辆派遣规定等。

（一）规范文秘管理，保障工作高效运转

文秘工作是院办的重要工作之一。院办根据实际工作情况，在院领导的指导下，按照收发文的流程，认真做好文件的收转和起草工作，在公文的撰写、审批、上报以及来文的编号、登记、转批、呈送、督办等各个环节做到及时、准确、无误。每年起草行文约计150件；接收来自北京市卫生局、北京市中医管理局、国家中医药管理局、北京市东城区卫生局及北京市食品药品监督管理局东城分局等各级单位来文约300余件。

（二）做好会议保障，当好领导助手

院办每年按照医院的工作安排，组织院级会议，如院长行政查房、党政联席会、院周会、院务会、年中工作会、协办学术会议等，并举办医院中高层干部管理培训班系列讲座。每次会议的召开，院办都认真组织。会前，会场的布置、材料的收集汇总、汇报幻灯的排版；会中，资料的发放、会议现场的记录、会议纪要的汇总整理；会后，会议内容精神的传达、会议问题的整改督办、整改工作的进程反馈等各个环节都做了细致的安排和高效的处理，保障了会议质量，提升了医院办公效率。

（三）积极做好外事工作，树立良好国际形象

"努力开辟对外交流与合作渠道，广泛开展高层次的国际交流，以促进医院的全面发展，展现中医医院风采、弘扬祖国传统医学"是医院外事工作的宗旨。院办紧紧围绕此工作重心进行外事工作，在因公出访工作中，院办始终严格按照审批程序办理因公出国事宜。

（四）注重加强工作管理，努力提升服务意识

1. 修订规章制度，出台办公流程

为了逐步实现医院管理的标准化、规范化、科学化，院办组织全院 23 个职能处室重新修订医院规章制度，完成《党务行政管理分册》《医疗行政管理分册》《科教信息管理分册》3 本制度的修订工作，使医院各项工作的规章更加科学、规范，确保医院各项工作顺利进行。为方便各临床处室工作，院办组织编写《北京中医医院办公流程图》，为临床各科提供有效处理相关问题的途径及方法，提高各临床科室办公效率。为加大宣传工作，完成中英文对照最新版的《医院介绍》。

2. 信访工作

信访工作是"找出环节缺陷，促进各项工作改进"的有效途径。院办在受理来信、来访工作时，坚持做到有信必复，有访必接，对每一次投诉性质来信、来访，始终保持认真谨慎、实事求是的态度去处理问题，坚持按照政策办事，尽可能地实现在不影响医院正常医疗秩序的情况下，合理的给患者解决问题；对于在为患者解决问题时发现的工作缺陷，及时地反馈给相关主管部门，做到后续问题的有效处理。

3. 档案管理工作

为了促进档案开放与运用，发挥档案功能，院办在 2013 年加快了档案管理的工作步伐。通过购买软件、引进设备、加强培训等方式，初步建立起一套电子档案系统，基本上保证文献资料的保存不仅有实际物品，且有扫描电子版，实现档案的"双管制"，大大提高了医院档案的管理水平，为医院及各科、处室档案资料的查阅和使用提供便捷。每年按照上级领导部门要求，编写《北京中医医院年鉴》，并收录于由北京市卫生和计划生育委员会《北京卫生年鉴》编辑委员会编辑出版的《北京卫生年鉴》一书中，为百姓更好地了解医院提供全面而翔实的文字资料。

4. 印章、证件管理工作

在公章申请使用方面，院办遵照《北京中医医院院章、法人章使用管理办法》严格办理，保障了印章的规范化使用；为了确保医院证件的合规使用，院办及时出台《医院证件使用管理办法》，加强医院重要证件的使用管理，规范重要证件使用的申报流程，有效维护医院合法权益。在办理公章、证件申请环节中，融入人性化服务理念，采用双人受理服务的模式，即一人审核，一人盖章、取件；对于申请手续不全但需急办的事宜，采用先行请示办理，后补手续的方式，间接地提升办理科室的工作效率。每年受理使用院章、法人章申请约计200余人次；证件复印件申领140余人次。

5. 行政总值班工作

行政总值班是院办十分重视的一项工作，它是医院管理工作中不可分割的一环，对于上情下达、下情上传以及保障医院正常医疗工作秩序具有十分重要的作用。院办根据院领导的指示和实际工作需要，本着人性化的角度，对行政总值班进行了人员结构的调整：（1）取消临床科室主任参与总值班工作，以减轻临床负担，提升临床工作的运营力；（2）新增管理岗位职工参与总值班工作，保障总值班工作的人员补充和正常运转；（3）从人性化的角度，采用职工双向选择的方式，规定"年满55周岁的男职工及年满50周岁的女职工"可不参加总值班。为了充分发挥医院总值班的工作职能，切实做好非办公时间的医疗、行政管理和其他临时性工作，提高应对各种突发事件的能力，院办根据医院新增加的总值班的人员多、工作经验不足、对医院工作流程不熟悉、总值班工作职责不明确的现状，有针对性地开展培训会，对总值班人员的职责要求、工作流程、目标任务、工作原则、突发事件处置、医疗工作相关协调及注意事项等进行了培训。截至目前，总值班未发生一次工作失误。

6. 车辆调度工作

自2013年接手医院车辆调度工作后，院办进一步加大了医院车辆的使用管理，出台了《北京中医医院车辆派遣规定》，规范了派车手续；同时合理调配车辆，能合并使用的车辆，不单独派车，提高使用车辆的利用率。年安排用车约计 3500 余次，较好地完成全院医疗、办公等用车保障任务，得到各科、处室的一致好评。

7. 其他工作

院办还参与医院发展的方方面面，如筹备北京中医科学院和北京中医医院顺义医院、师承楼（明医馆）管理、协调抗击禽流感和地震、中医绩效考核等。

（五）工作职责

（1）在主管院长领导下，负责制定全院整体工作计划、规划，草拟工作总结及院领导交办的其他文案。

（2）负责掌管与使用医院的印鉴、介绍信；负责全院行政处室印鉴的刻制和管理；开具医院行政对外介绍信。

（3）负责处理和接受医院的行政公文（外来文件），包括审核、登记、发放、传递传阅，立案归档的工作，并做到规范保管和妥善利用。

（4）协助院长、副院长及时处理全院日常院务行政工作，准时发布院长的批示决定及其签批的通知、通告。

（5）负责医院质量管理各类文件的总体收集及保管，对各部门需综合办理的事项给予及时的沟通和协调。

（6）负责安排院长办公会、院周会以及院长召集的有关会议的议题，做好会议记录，并负责催办会议决定的执行和检查其执行情况。

（7）负责医院的外事接待任务，具体安排来院参观、检查、学习的工作事项；负责审批各科行政差旅及外事活动等经费的使用。

三、愿景

能够圆满完成今天的各项任务，离不开院级领导的指导，离不开各兄弟科室的大力支持与配合，离不开院办全体同仁的共同努力。在今后的工作中，我们将继续遵循"服务领导、服务科室、服务患者"的原则，坚持"以人为本，优质服务"的目标，积极贯彻工作管理科学化，不断提高服务意识和大局意识，以饱满的工作热情，努力完成各项工作，提升院办行政服务窗口形象，为医院的改革与发展做出更大的贡献。

（汪红兵　芦云珊）

第八节　引入管理机制，促进医院健康持续发展
——运营管理处发展历程

运营管理处应公立医院改革之际而诞生，是承担医院管理职能的处室。主要职责为：承担医院医改工作办公室的职责，负责医改政策的跟踪和执行落实；负责公立医院绩效考核工作的组织、管理和监督工作；负责医院绩效考核方案的制订和执行及督导工作；负责医院绩效工资分配管理工作；负责医院运营分析和管理工作。

一、沿革

2011年7月28日北京市医院管理局正式挂牌运行，标志着北京市公立医院改革试点工作进入了新的阶段。这也是推进公立医院改革试点的第一步。北京市医院管理局成立后，以国有资产出资人的身份履行市属医院的举办职责，强化对所办医院的领导、协调和监管，推进医院服务质量和工作效率的提升，优化医院工作流程和服务流程，实现医院医疗服务行为的规范化、专业化与精细化。

2012年5月18日，北京市召开公立医院改革试点启动暨医改工作会议，发布《北京市公立医院改革试点方案》。试点按照北京市确定的"推进发展、提高效率、减轻负担、促进健康"的医改总体原则，先期选择5家市属公立医院，探索实施"两个分开"，建立"三个机制"。

·277·

"两个分开"即管办分开、医药分开；"三个机制"即法人治理运行机制、财政价格补偿调控机制、医保付费机制。

试点的主要内容包括：第一，在友谊医院试点医药分开，取消15%的药品加成和挂号费、诊疗费，设立医事服务费，医事服务费定额纳入医保报销范围。第二，在友谊医院、儿童医院、朝阳医院进行法人治理运行机制改革试点，建立现代医院运行管理制度，建立以法人为核心的医院法人治理结构，通过实行理事会制度、院长负责制和监事会制度，构建决策、执行、监督的权利运行机制。第三，在友谊医院、朝阳医院、同仁医院、积水潭医院、儿童医院试点财政价格补偿调控机制，建立与服务量和绩效考核挂钩的财政补偿机制，改变现行的按人头给医院补助基本经费的补偿方式。第四，进行医疗保险调节机制改革试点，在友谊医院、朝阳医院、积水潭医院、同仁医院试点医保资金总额预付制，在友谊医院、朝阳医院试点按病种分组付费制度。

随着公立医院改革步伐的加快，北京市属医院大都积极行动起来，在医院的组织架构、制度建设、绩效考核、工作流程等方面进行调整和完善。北京中医医院作为北京市直属21家医院中唯一一家中医医院，面临的医改的形势更为严峻，任务更为艰难。为此2012年9月医院决定成立医院运营管理办公室（运营管理处前身），李彬任主任，刘清泉院长为主管领导，主要负责公立医院改革。

2013年3月1日，正式成立医院运营管理处，李彬任处长，刘清泉为主管院长。

2014年3月1日，医院实行重点岗位和中层干部轮岗制度，李彬同志调任人事处处长，任命财务处处长杨莉同志担任运营管理处处长，目前科员有3人：陈岩、梁琳、王迪，主管院长为刘清泉。

运营管理处立足全院、着眼全局，在借鉴其他医院医改和管理经验的基础上，以实现医改跟踪与执行落实、绩效考核指标体系拟定、绩效考核管理与改进、绩效分配方案制订和绩效分配核算与管理为主要工作内容，同时做好配合协调工作，加强与上级部门及院内各部门、科室的沟通、协作和配合，并接受上级主管部门的监督、检查与考评。

运营管理处成立后，在院领导和相关科室的大力支持下，围绕北京市医院管理局下达的公立医院绩效考核指标体系、医院的发展战略和医院年度发展计划，积极开展医院的绩效管理和运营管理工作。

二、现状

（一）科室文化

运营管理处是一支团结和谐的团队，是一个服务于医院和科室的运营管理团队，处室秉承以人为本，以为临床、患者、医疗服务为宗旨，积极为改进医疗服务流程、提高医院医疗质量和服务能力服务。处室内部营造了相互关心、相互理解、团结互助、共同进步的和谐氛围。保持严谨的工作作风，务实的工作态度，服务的工作理念，在医院中层管理架构中充当调研、协调、沟通、协助纵向部门执行和落实医院决议的角色，协助推动运营创新，加强与科室之间的交流和沟通，促进部门和科室间的互动。在医院、处室和临床医技科室各层面中，建立新的信息交流、沟通与反馈机制。

（二）队伍建设

目前营运管理处工作人员4人，其中3人具有硕士研究生学历和学位，1人为双学士学位。具有人力资源管理专业、会计核算和财务管理、中医学和卫生管理专业的技能与工作经验。平均年龄32.75岁。

表3-2　运营管理处成员一览表

姓名	学历	职称	资格证书
杨莉	硕士	研究员、高级会计师	会计、审计、统计
陈岩	硕士		医师
梁琳	硕士		医师
王迪	双学士		会计

（三）制度建设

（1）出院人次奖励制度。

（2）内科系统特色优势项目奖励制度。

（3）绩效工资管理流程。

（4）日间病房奖励制度。

（5）手术分级奖励制度。

（6）院内制剂奖励制度。

（7）医院月绩效管理工作例会制度。

（8）医院成本核算细则。

（四）主要工作成绩（主要工作内容）

1. 构建医院绩效考核指标体系

运营管理处结合北京中医医院实际情况，积极探索构建医院绩效考核指标体系。目前建立了门诊和住院科室的月考核指标体系、季度考核体系和全年绩效考核体系。

通过全院职工的共同努力，北京中医医院的医疗质量和服务效率、能力在稳步提升，医药的比例以及门诊和住院的收入结构有了明显的改进。

（1）药占比持续稳定下降。

（2）饮片处方比持续提升。

（3）平均住院日稳步下降。

（4）非药物治疗率持续增长。

（5）抗菌药物使用合格率——门诊保持较低水平。

（6）抗菌药物使用合格率——使用强度下降到28.34%。

（7）门诊人次费用水平增长速度放缓。

（8）药品结构调整取得成效。

（9）住院业务收入占总业务收入的比例持续提高。

2. 公立医院绩效考核管理工作

主要工作包括：定期整理科室基本资料；每月进行科室效率、收入费用、直接成本等数据的分析；每月开展科室床位使用率、平均住院日监测、医疗服务指标分析、科室主要仪器设备使用情况分析、公立医院绩效考核指标完成情况分析等。上级对口领导部门为北京市医院管理局组织与人力资源管理处。

3. 公立医院改革数据测算和政策调研工作

按照上级主管部门要求，负责公立医院医药分开以及取消药品加成后医院运营数据的采集、统计和分析工作。上级对口领导部门为北京市医院管理局改革发展处、财务与资产管理处。

4. 医院管理局医改重点工作任务

每季度上报医院管理局部署的医院年度重点工作任务进展情况报表。上级领导部门为北京市医院管理局办公室。

5. 积极参与医院重点项目

（1）人事与绩效分配制度改革。

（2）堡头院区规划和医院北区改造。

（3）财务绩效指标的数据分析。

（4）主治医师负责制的推进工作。

（5）医院和科室规范化管理：参与医院管理年活动、中医院绩效考核检查验收、医院岗位职责和管理制度制定、患者满意度项目管理等。

三、愿景

运营管理处围绕公立医院改革和医院运营发展战略目标，构建和完善医院的绩效考核指标体系，开展绩效管理和运营管理工作，促进医院医疗服务质量和医院现代化管理水平的提高，不断激发和调动职工的工作热情，引导医院社会效益和经济效益的共同增长，为促进医院卫生事业持续健康地发展做出应有的贡献。

（杨 莉 陈 岩）

第九节 以人为本，改革创新
——人力资源部发展历程

人事工作坚持在院党委的正确领导下，依据国家相关法律法规和医院的规章制度，坚持以人为本，坚持改革与创新，为全院职工在招聘人才、办理人才调动、档案管理、职称晋升、工资保险、申报人才项目等方面提供服务和决策支持。

一、历史沿革

建院初期，医院的行政科室不是很健全，人事管理工作由办公室负责。1963 年成立人事科，赵怀恩同志任人事科科长。"文化大革命"期间，人事工作由医院的政工组赵怀恩同志负责。1979 年恢复人事科，由李一鸣任副科长，科长空缺。1987 年 1 月人事科改为人事处。2003 年 12 月 8 日人事处下设人才交流中心，2014 年人事处更名为人力资源部。

担任过人事处处长的先后有：赵怀恩、苏林、李一鸣、杨林、秦瑞玉、刘容、李建华、关京浩、李彬。

二、建院以来人员变化

表 3 - 3 　建院以来人员变化

年份	职工总数	学历			卫生技术人员				
		博士	硕士	大学	总数	正高	副高	中级	初级
1956	367				167				
1966	567				417				
1978	854			272	462	18		90	354
1988	1117			413	997	131		206	660
1998	1129	2	28	327	994	44	88	223	593
2008	1278	17	102	571	1069	57	122	282	608
2013	1337	75	199	670	1103	103	136	374	490
2014	1480	95	245	541	1246	117	136	363	630

三、工资制度改革

北京中医医院共经历 4 次大的工资制度改革。

（1）1956 年建立了等级工资制。

（2）1985 年建立了以职务工资为主的结构工资制。

（3）1993 年 10 月实行工资制度改革，机关工作人员实行以职务和级别为主的职级工资制；在事业单位建立不同类型、不同行业自身特点的分类工资制度，与国家机关的工资制度脱钩。1993 年后，国家还分别于 1997 年、1999 年、2001 年 1 月、2001 年 10 月、2003 年 7 月提高了事业单位的工资标准。从 1995 年到 2004 年，每年提高职务补贴标准。

（4）2006 年 7 月第 4 次工资制度改革，改革公务员工资制度，规范公务员收入分配秩序；同时，改革和完善事业单位工作人员收入分配制度，合理调整机关事业单位离退休人员待遇。事业单位工作人员收入分配制度的改革，旨在建立符合事业单位特点、体现岗位绩效和分级分类管理的收入分配制度，完善工资正常调整机制，逐步实现事业单位收入分配的科学化和规范化。事业单位实行岗位绩效工资制度，岗位绩效工资由岗位工资、薪级工资、绩效工资和津贴补贴 4 部分组成，其中岗位工资和薪级工资为基本工资。

表 3 - 4　以副主任医师为例，几次工资改革中基本工资部分变化情况

年份	1985 年前	1985 年工改	1993 年工改	2006 年工改
工资	165	185	335	930

四、聘用制度改革

（1）根据京政办发〔2002〕50 号《北京市事业单位聘用合同制试行办法》的规定，人事处拟定了《北京中医医院聘用制实施细则》《北京中医医院未聘人员管理办法》《内退协议书》《离岗待退协议书》《长期病休协议书》《聘用合同制实施办法》等文件，保证了聘用合同制的顺利实行。2002 年 10 月 23 日医院在东城区图书馆隆重召开"实

行聘用合同制职工大会",12月1日与全体职工签订聘用合同。北京中医医院职工1172人,1161人与医院建立聘用合同关系,占在职人员99%;其中363人签订了无固定期限合同,占在职人员30.89%。805人签订了有固定期限合同,占在职人员68.67%。

(2)聘用制的实行废除了事业单位身份终身制,由单位人变为社会人。实现用人上的公开、公平、公正,促进单位自主用人,保障职工自主择业,维护单位和职工双方的合法权益。实行聘用制后,个人与单位的关系由一种固定的人事关系变为聘用合同关系,人事管理也由身份管理向岗位管理转变。

(3)北京中医医院于2001年实行岗位聘任管理,明确了职工与岗位之间的关系,实现了按人管理向岗位管理的转变。

五、职称改革

(1)1979年恢复调整院学术委员会,新的学术委员会由张敬发等25人组成,下设资料编审组、科研教学组、继承工作组、学术活动组和护理工作组。

(2)1979年2月23日颁布的《卫生技术人员职称及晋升条例(试行)》是职称改革的重要文件,它首次把卫生技术人员分成医、药、护、其他4类人员,分成正主任、副主任、中级,师级、士级5个等级的职称,明确了各等级专业技术人员的任职条件和晋升条件。

(3)1981年3月开始进行技术职称评定工作,完成全院43名高级技术职称评定工作,中医师第一次有了技术职称。

(4)1983年颁布《关于〈北京市卫生技术人员职称晋升工伤暂行办法〉的通知》(83)京卫技干字75号,规定正、副高级技术职称由北京市卫生局成立评委会进行评审,中、初级由各单位组织考核,合格后报上级主管部门审批。1978~1983年共晋升正高25人,副高59人,中级160人,师级120人,士级32人。

(5)1986年卫生部颁布《卫生技术人员职务试行条例》,晋升高一级职称的任职年限进行了细分,明确了各级专业技术评审委员会的组成，明确了卫生专业技术人员一般实行聘任制。

（6）根据（87）京卫人字第 626 号《关于转发市职称改革领导小组批准〈关于组建市中医高级技术职务评审委员会〉的通知》，成立北京市中医高级技术职务评审委员会。

（7）1999 年开始实行全国专业技术人员职称外语等级统一考试。

（8）2000 年开始实行晋升高级职称参加计算机考试。

（9）2003 年起，城市医生晋升主任医师或副主任医师前，要求其到基层农村服务。

（10）2007 年起，要求医院临床科室的中级职称以上医务人员每年必须到社区卫生服务中心（站）提供累计不少于 15 天的服务。

六、政府特贴

政府特殊津贴是国家对高层次专业技术人员和高技能人才的一种奖励制度。北京中医医院从 1990 年至 2015 年共计有 27 名专家获批享受政府特殊津贴，分别是关幼波、王为兰、王玉章、许公岩、陈增潭、金敬善、赵子厚、张志礼、危北海、赵荣莱、张建华、刘琨、郁仁存、丁瑞、陈美、柴松岩、温振英、刘晋生、胡玉芳、魏执真、黄丽娟、王莒生、陈誩、金玫、王笑民、王麟鹏、王俊阁。

七、人才评选

（1）北京市"十百千"卫生人才工程是为加强高素质的卫生人才队伍建设以及重点培养和扶持有显著成绩、有培养前途的中青年人才而实行的人才工程项目，从 2006 年开始评选，目前王麟鹏、程海英、刘红旭入选"十"层次人才，徐春军、金力、董建勋、李建平、刘汶、滕秀香、刘卫红、张广中、周冬梅、汪红兵、孙丽蕴、徐旭英、戚团结入选"百"层次人才。

（2）新世纪"百千万"人才工程是 2004 年人事部、科技部、教育部等 7 部委为进一步加强高层次专业技术人才队伍建设、加速培养造就年轻一代学术技术带头人而联合组织实施的一项国家重大人才培养计划。目前北京中医医院王笑民、李萍、张声生入选"百千万"人才工

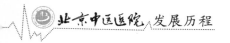

程市级人选。

（3）为实现科技兴院和人才强院的战略、全面提升综合院力，北京中医医院于 2014 年开展了首届"杏林名师""杏林名医""首席专家"和"杏林优才"的评选工作，经个人申报、科室推荐、资格审核、专家评议和对外公示等程序，经医院党委会批准，首届 4 类人才入选人员共计 47 人，其中"杏林名师"7 人，"杏林名医"20 人，"首席专家"6 人，"杏林优才"14 人。

（李 彬 李俊斌）

第十节 服务，奉献，协作，创新
——医务处发展历程

一、医务处发展沿革

（一）组织建制

1956 年北京中医医院建立之时组建业务组，负责全院医疗行政管理。20 世纪 70 年代后更名为医务科，1988 年改为医务处。随着医疗改革的不断深入，百姓对医疗的需求不断提高，医患矛盾逐渐凸显，为处理好医患关系，2002 年医院建立了处理医患纠纷的专门机构——医患关系部，隶属医务处。为进一步和谐医患关系、提升医疗服务质量、有针对性地提升患者满意度，2012 年 11 月成立出院患者回访办公室定期征询患者意见，为改进服务提供依据，出院患者回访办公室隶属于医患关系部。一直以来，医院始终将医疗质量管理作为管理的重点，2007 年将医疗质量管理工作进一步细化，并建立了质量控制办公室。随着医院重点专科在数量及规模上的不断扩大，为规范重点专科的管理，2013 年建立重点专科办公室。质量控制办公室及重点专科办公室隶属医务处管理。

（二）历任负责人

历任医务处处长：刘静宜、钟淑琪、张志真、李秋英、陈誩、王禹堂、王大千、陈勇、王和天、王洪、姜志辉（副处长）、彭伟（副处长）、吴春华、陈嘉兴（副处长）、宣雅波（副处长）。

历任质控办主任：许昕、王洪、彭伟、徐佳、宣雅波。

重点专科办公室主任：徐佳。

（三）医疗规模

建院初期，全院职工 367 人，其中中医医生 60 人，西医医生 10 人，中药人员 17 人，护理人员 97 人，其他卫生技术人员 33 人，行政及工勤人员 150 人；设有内科、外科、妇科、儿科、针灸科、正骨科、按摩科、痔瘘科等临床科室和化验室、放射科等医技科室。平均日门诊量 500 人次。还设有内、外、正骨、痔瘘等科病房，共计 150 张病床。20 世纪 80 年代三级甲等医院评审时医院病床达到 505 张，

二、现状

（一）医疗质量管理是医务管理的永恒主题

医务处坚持以质量管理为核心，20 世纪 80 年代末，医院成立了医疗质量委员会，对医疗质量进行有效管理。通过病案管理委员会、医疗质量委员会、临床用血委员会、放射管理委员会、手术安全管理委员会等各专业委员会的建立与运行，全面监控各环节医疗质量。2004 年医务处创建《质量月刊》，目前已经编辑印发 119 期，内容包括各职能部门的质量管理信息、不良医疗行为的披露等。《质量月刊》是医疗管理部门与临床科室沟通的桥梁与平台，是展示科室质量优劣的窗口。

医疗质量控制办公室（简称"质控办"）于 2007 年建立，负责对医院的医疗质量、服务质量和医疗安全进行有效监控；保证医院质量管理体系的有效运行；为医院领导提供及时的数据分析。质控办成立以来，建立并不断完善质量控制相关制度，构建了质控办、院级质控员、科室质控小组三级质控管理体系，根据医院各阶段具体质量问题灵活调整监控重点，制定奖罚条例以奖优罚劣。每年修订相关管理制度以及检

查评比标准，推选优秀病历、优秀住院医师、优秀执行主治医师，评选非药物治疗特色之星、中药饮片特色之星等优秀职工。对于在工作中出现的质量问题，质控办通过分析问题形成的原因，查找制度流程的漏洞、科室管理的问题等，协调相关科室、职能处室，以保障医疗安全以及医疗质量。

（二）医疗技术规范、落实规章制度是保障医疗安全的前提

1990年医院印发《诊疗常规》，是医院医疗工作步入科学管理的重要标志。近年来，医务处每年组织进行专科病种诊疗规范的优化，不断总结、提高。实行新技术、新项目技术准入，并监控技术开展情况，定期总结及分析。2011年起加强手术科室的安全管理，医务处出台了《手术分级管理办法》《手术安全核查制度（试行）》，并应用"手术、麻醉电子管理系统"对手术和麻醉技术进行安全与质量管理；同时加强对手术风险评估、术前讨论、非计划再次手术、麻醉评估、手术评价等的管理。根据卫生部《2009年患者安全目标》，结合实际，及时制定《北京中医医院2009年患者安全目标》，强化患者安全第一的意识，将北京中医医院医疗风险防范的目标管理责任制度真正落实到实质，细化各岗位、各部门的服务流程。

医院管理者抓住"医院管理年"的契机，学习借鉴国内外先进的管理经验，更新管理理念，改革管理模式，2007年重新修订、汇集各项规章制度，印发了《北京中医医院医疗文件汇编》。通过各项制度的落实以及严格管理，提高技术水平。

按照卫生部"抗菌药物临床应用专项整治活动"，严格执行《抗菌药物分级管理制度（试行）》《特殊抗菌药物应用审批程序（试行）》《抗菌药物处方、医嘱点评制度（试行）》《临床微生物标本检测和细菌耐药监测制度（试行）》，以信息系统进行抗菌药物处方权限制。

（三）重点专科的水平标志着医院的整体技术实力

北京中医医院建院之初，汇集了赵炳南、"捏积冯""金针"王乐亭等京城及华北地区各派名医，形成了皮外科、儿科、针灸科等一批知

名专科。20世纪60年代又汇聚了一批有志于继承发展祖国医学的西学中专家，给北京中医医院专科发展注入了新活力。刘清泉院长曾说："要想成就名院就必须要有大量的重点专科和名医名家"。

　　通过半个多世纪的传承，北京中医医院专科迅速发展。2002年，皮肤科、针灸科、肿瘤科最先入选国家中医药管理局"十五"重点专科。2008年，脾胃病科、心血管科、肾病科入选国家中医药管理局"十一五"重点专科。2011年，针灸科、皮肤科、脾胃病科、心血管科、疮疡外科、急诊科、肿瘤科等专科逐渐成功申报为国家临床重点专科。2012年，疮疡外科、急诊科、骨科、妇科、情志病科、护理学、临床药学成为国家中医药管理局"十五"重点专科建设单位和培育单位。2012年，儿科、肛肠科、康复科成为新一批北京市中医管理局重点专科；2013年，肺病科、风湿病科也成功申报为北京市中医管理局重点专科。为促进医院整体医疗水平的提高，2013年又评选出老年病科、耳鼻喉科、眼科、肝病科作为院级重点专科，给予扶持和培养。截止到2013年底，北京中医医院已拥有8个国家临床重点专科、13个国家中医重点专科、5个北京市中医管理局重点专科和4个院级重点专科（图3-1）。

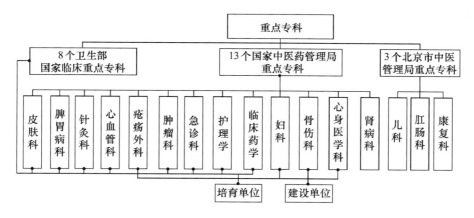

图3-1　北京中医医院重点专科

北京中医医院重点专科医疗水平稳步提升，医疗服务能力逐年提高。通过对赵炳南、关幼波、贺普仁等多位中医大家临证经验和学术思想的挖掘、整理，形成了北京中医医院 92 个中医特色优势病种的诊疗方案，积累了大批具有特色和优势的中药制剂和特色技术。作为国家中医药管理局"十二五"中医重点专科协作组成员单位，北京中医医院各重点专科积极参与协作组工作，皮肤科、针灸科、脾胃病科、肿瘤科、急诊科等 5 个科室牵头制定 7 个病种的中医诊疗方案和临床路径实施方案，并通过各协作组成员将方案在全国进行验证和总结，传播和推广了北京中医医院临床经验和学术思路，为专科辐射起到了重要作用。通过与外省医院、本市二级医院和社区卫生服务中心合作、协作以及对口支援，将北京中医医院中医特色优势辐射到全国各地，为中医适宜技术的推广、医疗水平的提高做出了贡献。重点专科开展多种治疗新技术和新项目，如冠状动脉旋磨术、超脉冲 CO_2 点阵激光、肾衰患者腹膜透析、射频电流导管消融等，填补了北京中医医院在这些方面的空白。

为促进专科间的合作和交流，在医务处的组织下，从 2013 年开始全院重点专科重点开展专科建设成果总结和经验交流会，并形成北京中医医院重点专科评价与管理体系，进一步提升专科的整体医疗服务水平，促进专科间横向与纵向的交叉合作。

未来，重点专科会继续发扬中医特色优势，不断提高临床疗效，开拓创新，争取更大的进步。

（四）和谐化解医疗纠纷，提升患者满意度

随着人们对医疗的需求不断提高，医疗纠纷呈井喷式出现，为妥善处理纠纷争议，医院在 2002 年 12 月年成立医患关系部，为医务处的二级处室。

2003～2005 年，医患部对全体医务人员进行《医疗事故处理条例》相关培训，使医务人员在思想上重视依法行医的重要性。2006 年根据北京市卫生局要求，医院投保了医疗责任保险，医疗争议调处通过第三方进行责任及赔偿数额认定，保险公司在保险范围内承担患方赔偿责任，为医患纠纷的解决建立了规范的途径。2007 年部门开始接收北京市卫生局"12320"公共卫生公益电话转办的服务投诉、就医咨询等。2008年，为确保全面完成奥运定点医院各项工作任务，制定奥运定点医院沟通制度、奥运定点医院医疗纠纷处理程序图；同年，北京市华卫律师事务所与北京中医医院正式签约，为纠纷调处提供法律支持。2010年在医疗风险防范上，实行"关口前移"、网络直报。2011年，规范了240项医疗行为告知，并实现《医疗告知书范本》电子版上线。2012年"医师多地点执业险"的入险工作全部按时完成；同年11月"出院患者回访办公室"成立，为准确掌握患者需求、改善医疗服务提供数据支持。目前北京中医医院医疗纠纷解决程序逐步完善，在医疗纠纷人民调解委员会调解后，须通过法院的司法确认程序，保证了调解协议的法律效力。

（五）通过横向联合与帮扶提升医院影响力

自建院以来医院积极支援贫困地区，拥有良好的帮扶传统。20世纪90年代末对口支援北京郊县兄弟医院。自"十一五"期间以来北京中医医院支援帮扶区域涉及新疆、西藏、青海、内蒙古、宁夏、河北、山西等地区。共向新疆、西藏、四川及我市门头沟、延庆、怀柔派出兼职、挂职医务人员42人；优先、减免费用接受受援单位进修人员102人；万余人次专家参加到受援单位义诊；培训讲座及健康教育讲课100余次；咨询诊疗患者10余万人次。并与受援医院建立疑难病例诊治的绿色通道，接收受援医院转诊病例120人次。

与奈曼旗蒙医医院签订专项帮扶协议，先后派驻13名医护人员，帮助建立血透室，目前该院的血透室已正常运转多年，收益良好。对口支援，促进民族医药交流，北京中医医院与通辽市人民政府联合在通辽市奈曼旗举办"2013京蒙蒙中医药高峰论坛"。成功举办"河北省内丘县乡村医生中医药服务能力提升培训班"，为基层村医传授中医技术，收到较好的效果。

目前，北京中医医院采取帮扶、对口支援、协作、合作及医联体等多种方式，进行医疗联合。同时，通过医疗联合探索现代中医新的临床教学模式，师徒传承，薪火相传，继承北京中医医院老中医的经验，挖掘创新，弘扬中医。

对口支援工作促进了受援单位在医疗技术、人才培养、医院管理、专科建设等方面的提高与发展。提高了基层中医药服务的能力和水平，方便广大人民群众在基层享受到优质的中医药服务。

通过医务处人员的共同努力，2012 年北京中医医院获得卫生部、国家中医药管理局、总后勤卫生部"全国城乡医院对口支援工作先进集体"的表彰。

（六）应急队伍的建设与管理

走出医院大门，惠及天下，坚持公立医院的公益性。在国家和人民群众遇到困难和各种危机时刻，在非典、奥运、救灾等任务面前，医务处在院领导带领下组织医务人员义无反顾，勇担社会责任。

北京中医医院在四川和青海玉树地震时派出救灾医疗队共计 5 批，援建医疗队 5 批，累计向对口支援单位提供药品、书籍、医用耗材、仪器设备以及各类捐款共计近 300 万元。

医院不断总结救援经验，及时调整医疗救援队，使队伍年轻化、专业化、全面化，有效地提高了北京中医医院应急救援水平，被国家中医药管理局评为"全国中医应急工作先进集体"。

三、愿景

未来医院的管理逐渐走向科学化、精细化、专业化，医务管理同样如此。面对医疗体制改革的不断深化，要求我们不断地创新与探索，适应新的形势、保持中医特色、传承前辈技术是我们中医医务管理者的责任。服务临床、努力奉献、团结协作、探索创新是医务处的工作宗旨。

（医务处）

第十一节 教育优先，传承创兴
——教育处发展历程

一、建立与发展

建院以来教育工作一直是医院重要工作之一。建院初期，教育工作由医务部门管理。1987 年科研教育工作由医务组分出来，成立了科教处，由刘静宜任首任科教处处长，张松柏任科教处副处长（负责临床教学工作）。1988 年教育处独立，张松柏任教育处处长。以后担任过教育处处长的有郭念筠、白焰、高维、尹珉、樊惠兰、董建勋、王新颖。

二、工作职责

（1）贯彻执行党的教育方针和首都医科大学、北京中医药大学下达的教育教学任务。

（2）承担首都医科大学中医专业本科教育教学的日常管理工作；承担北京中医药大学本科、七年制、卓越医师培养计划"京华传承班"教学的日常管理工作；承担北京卫生职业学院、黑龙江中医药大学佳木斯学院、燕京医学院、北京市按摩医院、北京城市学院等学院大、中专生的课间见习和实习带教工作。

（3）负责学生思想政治和学籍管理工作。

（4）负责研究生管理工作。

（5）负责各级各类教育培训工作的管理。

（6）负责全院医药、技人员继续教育工作。

（7）负责国家优秀临床人才培养项目、北京市中医药"125"人才、医院"团队带团队新名医"工程等人才培养项目的管理工作。

（8）负责国家级及北京市级名老中医药专家学术经验继承的管理工作。

（9）负责国家中医药管理局名老中医药专家传承室站和北京市

"薪火传承3+3工程"名老中医药专家传承室站建设的管理工作。

（10）负责中医住院医师（全科医生）规范化培训的管理工作。

（11）对各教研室教师的教学职称的评定、晋升提出意见和建议，执行教学一票否决制度。

三、工作概况

（一）临床教学工作

医院自建院以来一直承担着临床教学工作，主要负责北京中医学校、北京卫生学校、北京中医药学院、北京中医药大学等院临床课的理论授课、课间实习及毕业实习。1985年7月11日医院被正式批准为北京中医药学院教学医院。2000年正式成为北京中医药大学的教学医院。北京市机构编制委员会于2002年2月27日同意将首都医科大学中医药临床医学院设在医院，2002年12月11日同意医院更名为首都医科大学附属北京中医医院，并于2003年3月20日举行挂牌仪式。挂牌之后中医专业学生的教育教学工作仍由首都医科大学中医药学院管理，直至2006年，我院与首都医科大学中医药学院正式完成交接工作，以首都医科大学中医药临床医学院的身份全面管理首都医科大学中医专业临床阶段的教育教学工作。2013年成为北京中医药大学的非直属附属医院，开始每年招收"5+3"卓越医师计划"京华传承班"，当年招生30名，我院承担"京华传承班"本科阶段和研究生阶段全部的临床教学任务。

多年来，医院各届院领导都对临床教学工作给予了极大的关注和重视，各教研室主任及参加教学工作的人员对待教学工作兢兢业业，按照教学大纲的要求，从备课、授课到课间见习和毕业实习，不辞辛苦，对学生严格要求，圆满完成了教学任务。截至2014年7月，我院共培养首都医科大学中医学专业本科生2107人，完成本科教学授课12320学时，见习3936学时。另外我院还承担北京中医药大学、北京卫生职业学院、黑龙江中医药大学佳木斯学院、燕京医学院、北京市按摩医院、北京城市学院等学院的课间见习和实习带教任务，其中包括七年制、五年制、台港澳、留学生、高职、中职等各级各类学生，涉及专业有中医临床、中药、医学影像、医学检验、康复治疗、针灸推拿、生物制药等，截至 2014 年 7 月，共接收实习学生 8253 人次。2010 年起我院实行本科生导师制，引领学生读经典、做临床。

在课程建设方面，我院针灸教研室的《针灸学》和妇科教研室的《中医妇科学》获首都医科大学校级精品课程，针灸教研室的《针灸学》获首都医科大学双语示范课程。

在师资队伍建设方面，我院针灸教研室获首都医科大学"优秀教学团队"称号，周鹰等教师获首都医科大学"优秀教师"称号。我院青年教师多次参加首都医科大学青年教师教学基本功比赛，多次获得二等奖和三等奖。另外每年还选派青年教师外出培训，包括授课技巧、检体诊断学、外科换药、高师培训等内容，参加培训教师约 500 人。

在教学管理方面，逐步建立和完善各项制度，多次修订医院临床教学管理文件。

（二）研究生培养工作

自 2000 年开始，医院按照国家中医药管理局高等教育处的有关文件精神，开始组织医院符合条件的临床医师报考北京中医药大学在职研究生。截止到 2005 年，医院共有 51 名医师参加在职硕士研究生的学习，并陆续取得硕士学位；有 3 名医师参加在职博士研究生的学习，其中 2 名于 2005 年 6 月取得博士学位。

自我院作为首都医科大学附属医院以后，原北京市中医研究所的 3 个硕士点并入首都医科大学，2004 年医院研究生的招生、培养均按照首都医科大学的要求执行。为此我们制定了 3 个学位点（中医内科学、中西医结合临床、针灸推拿学）的研究生培养方案、研究生临床轮转考核手册，制定了中医内科学的教学大纲并开设了该学位的课程。今年我院力争中医外科学、中医妇科学 2 个硕士学位点的申报。截至 2005 年 7 月已毕业硕士研究生 67 人，在读硕士研究生 20 人。根据国务院学位委员会《国务院学位委员会关于下达调整确认后的临床医学、中医专业学位授权点名单的通知》（学位〔2015〕12 号）文件精神，首都医科大学被批准为中医博士专业学位授权点，自 2015 年起我院开始招收专业学位博士研究生。

北京中医医院研究生教育可上溯到 1980 年，经国务院学位委员会批准，北京市中医研究所成为当时北京市唯一一所有硕士研究生学位授予权的市属科研单位，下设 3 个专业：中医内科学、中西医结合临床、针灸推拿学。关幼波、王为兰、姜超、周耀庭、王玉章、许心如、刘琨、杨宝琴、李广钧、危北海、曹希平、许公岩、张志礼、王大经、赵荣莱、郁仁存等 60 位名老中医担任研究生导师，到 2002 年，共培养硕士研究生 66 人。这些毕业生走上工作岗位后，绝大部分已成为了临床和科研一线的骨干力量，王笑民、徐春军、张声生、许昕等毕业生已成为医院新一代的科主任、学科带头人。

随着时间的推移，研究生工作不断深化与改革，从 2003 年起我院成为首都医科大学临床教学医院后，2004 年授权点又增设 3 个：中医儿科学、中药学、中西医结合基础。在临床和科研上医院、研究所有着得天独厚的临床教学基地以及先进的科研设备，实验室技术力量雄厚，承担着国家、北京市科学技术委员会、北京市自然基金、北京市中医管理局、北京市卫生局级课题多项，为研究生的培养打下坚实基础。

我院自建院以来也一直承担着北京中医药大学的研究生临床教学工作，2000 年正式成为北京中医药大学的教学医院。2013 年，我院成为北京中医药大学非直属附属医院。2014 年正式在北京中医药大学招收硕士生 21 人，博士研究生 4 人。

时至今日，我院现有首都医科大学、北京中医药大学硕士研究生导师 45 人，在任 35 人，博士研究生在任导师 9 人。截至 2014 年 7 月，共培养已毕业硕士研究生 211 人。现在读硕士研究生 99 人，博士研究生 14 人。9 个专业可招收硕士研究生，中医内科学、针灸推拿学、内科学、外科学招收博士研究生。

表 3－5　历年研究生及导师情况

年份	硕士招生人数	博士招生人数	在任硕导人数	在任博导人数
1980	1	0	60	0
1983	9	0	60	0
1987	6	0	60	0
1990	5	0	60	0
1991	3	0	60	0
1992	5	0	60	0
1993	4	0	60	0
1994	3	0	60	0
1996	4	0	60	0
1997	4	0	60	0
1998	2	0	60	0
1999	4	0	60	0
2000	6	0	60	0
2001	4	0	60	0
2002	5	0	60	0
2003	7	0	19	0
2004	13	0	19	0
2005	17	0	19	0
2006	20	0	21	0
2007	18	0	24	0
2008	19	0	29	0
2009	11	0	38	0
2010	17	0	38	3
2011	23	0	38	5
2012	27	4	39	5
2013	26	4	39	5
2014	27＋20	3＋3	45	9
合计	310	14		

表 3-6　北京中医医院在任导师名录（截至 2014.7）

序号	姓名	硕导专业	硕导类型	硕导时间
1	李萍	中西医结合基础	科学学位	2003.7
2	许昕	中医妇科学	科学与专业学位	2003.7
3	易京红	中医内科学	科学与专业学位	2003.7
4	刘汶	中医内科学	科学与专业学位	2003.7
5	王莒生	中西医结合临床	科学与专业学位	2003.7
6	郑军	中医儿科学	科学与专业学位	2003.7
7	王麟鹏	针灸推拿学	科学与专业学位	2003.7
8	张声生	中医内科学	科学与专业学位	2003.7
9	王笑民	中西医结合临床	科学与专业学位	2003.7
10	张捷	针灸推拿学	科学与专业学位	2003.7
11	张胜容	中医内科学	科学与专业学位	2003.7
12	杨国旺	中西医结合临床	专业学位	2006.4
13	刘卫红	中西医结合基础	科学学位	2007.4
14	张青	中西医结合临床	专业学位	2007.4
15	金力	中西医结合临床	专业学位	2007.4
16	张广中	中西医结合临床	专业学位	2009.12
17	唐武军	中西医结合临床	专业学位	2008.12
18	赵含森	中医内科学	专业学位	2008.12
19	陶琳	中医内科学	专业学位	2008.12
20	徐春军	中医内科学	专业学位	2008.12
21	王玉光	中西医结合临床	科学与专业学位	2009.1
22	刘密凤	中西医结合基础	科学学位	2009.12
23	滕秀香	中医妇科学	专业学位	2009.12
24	刘慧林	针灸推拿学	专业学位	2009.12
25	汪红兵	中医内科学	专业学位	2009.12
26	孙丽蕴	中西医结合临床	专业学位	2009.12
27	刘存志	针灸推拿学	科学学位	2009.12

续表

序号	姓名	硕导专业	硕导类型	硕导时间
28	徐旭英	中医外科学	科学与专业学位	2014.6
29	刘清泉	中西医结合临床	科学与专业学位	2012.12
30	刘红旭	中医内科学	科学与专业学位	2003.7
31	柳根哲	中西医结合临床	科学与专业学位	2014.6
32	张琳	中西医结合临床	专业学位	2014.6
33	雷仲民	中医骨伤科	专业学位	2009.12
34	王振裕	中医内科学	专业学位	2009.12
35	周滔	中医内科学	专业学位	2013.12

（三）继续教育工作

医院中级及以上人员的继续教育工作也是教育处的重要工作之一，多年来医院领导都十分重视，并积极创造条件使全院专业技术人员按照要求完成继续教育的学习和培训。2002 年医院在总结以往继续教育经验的基础上，制定了《继续教育实施细则》，从 6 个方面详细阐述了医院继续教育的相关问题，并于 2004 年全部纳入计算机网络化管理。

（四）老中医药专家学术经验继承工作

中医药人才的培养始终伴随着中医药事业的发展而存在，并不断扩大。中医数千年的发展历程已经证明，师徒之间口传心授、心领神会是中医人才培养的重要途径之一。因此，开展中医师承教育对于培养中医人才非常重要。

1. 传承工作情况

（1）院级师承开展情况

1956 年北京中医医院成立，汇聚了京城一大批著名的德艺双馨的中医临床专家，他们是国家的宝贵财富。为系统总结、整理、研究和传承众多老中医药专家的学术思想，培养具有中医思维的临床人才，早在1959 年我院就启动了院级师承工作，当时有 12 名徒弟拜师。如滕宣光拜周慕新为师，周慕新的老师为京城御医派名师赵文魁（赵绍琴父亲）。经过跟师学习和自己的不断努力，滕宣光后来成为中医儿科大家，对小儿呼吸、消化系统疾病的治疗造诣颇深，于1990年成为北京市第一批老中医药专家学术经验继承指导老师。

1974年招收徒弟班学员35名，拜老中医为师，这些学员后来成为我院各科临床骨干，至今在临床一线为广大患者服务，如刘殿池拜伤寒学大家王大经为师，现已成为男科病和疑难杂症的临床名家。

1985年为老中医配助手22名。

1990年28人拜师，如周乃玉拜王大经为师，深得老师真传，成为治疗中医痹证的名家，是国家级第三、四、五批老中医药专家学术经验继承指导老师。1997年17人拜师，如陈誩拜王嘉麟为师，金玫拜吉良晨为师，许昕拜柴松岩为师，王萍拜张志礼为师等，这批徒弟大多成为所在学科的学科带头人。2002年33人拜师，如刘汶拜师李乾构，王振裕拜师黄丽娟，曲剑华拜师陈彤云等，这批徒弟均成为各学科骨干。此外，曲剑华还被评为"首都第二届群众喜爱的新名中医"。

1980年，我院部分名老中医成为北京市中医研究所硕士研究生导师，开始招收研究生，至2003年共招收研究生79人。这些学生毕业后大部分定向分配到北京中医医院，他们是医院的中坚力量，承担全院的医疗、教学、科研等工作，徐春军、王笑民、张声生等已成为学科带头人。

2007年，为了探索培养新名中医的模式与方法，创新一个名医辈出的培养机制，培养高起点中医临床人才，为北京地区培养出更多的新名医，我院回顾总结50年来名老中医成才的有效途径，在北京市委组织部专项资金的支持下，改变了以往一对一的师带徒模式，开展了以团队带团队的中医师承新形式，在全院遴选导师16人，学员31人，通过授课、出门诊、疑难病例讨论以及参加老中医药专家工作室、名老中医经验的传承工作等平台提高团队整体的理论与学术水平，达到师生共同成长的目标。2010年，第一批学员以骄人成绩顺利结业，团队带团队所取得的成果受到各级领导的高度评价。2011 年启动第二批团队带团队的中医师承，遴选导师 20 名，学员 27 名，目前培养工作正在顺利进行。

（2）国家级和北京市级师承工作

自 1990 年开始，国家中医药管理局和北京市中医管理局开展了对老中医药专家学术经验的继承工作，我院对此项工作高度重视，认为是提升我院师承培养水平的良好契机，每一批均积极组织相关人员申报导师和继承人。至今国家级已开展了五批，有 30 名指导老师入选 63 人次，培养本院继承人 108 名，外院继承人 5 名；北京市级开展了四批，有 25 名指导老师入选 34 人次，培养本院继承人 40 名，外院继承人 14 名。

师承工作为社会培养了一批又一批德才兼备的中医高层次人才。如吕培文于 1990 年拜国家级导师王玉章为师，现已成为疮疡外科领军人物；2008 年成为北京市第三批老中医药专家学术经验传承指导老师，带徒 1 名；2012 年成为国家中医药管理局第五批老中医药专家学术经验传承指导老师，带徒弟 2 名。

表 3 - 7　北京中医医院国家级老中医药专家学术经验传承情况

时间	指导老师	本院继承人	外院继承人
1990 ~ 1994 年	7	10	0
1997 ~ 2000 年	10	18	2
2003 ~ 2006 年	18	27	0
2008 ~ 2011 年	16	32	0
2012 ~ 2015 年	12	21	3
合计	63	108	5

表 3 − 8　北京中医医院北京市级老中医药专家学术经验传承情况

时间	指导老师	本院继承人	外院继承人
1990 ~ 1994 年	16	21	0
2003 ~ 2006 年	4	5	1
2008 ~ 2011 年	7	7	0
2011 ~ 2014 年	7	7	13
合计	34	40	14

2. 室站建设情况

2007 年开始，北京市中医管理局启动了"名老中医药专家学术思想抢救挖掘与优秀传承人才培养联动工程"（简称"薪火传承 3 + 3 工程"），并制定了《北京中医药"薪火传承 3 + 3 工程"实施方案》。我院充分利用丰厚的名老中医优势，积极申报传承工作室（站）建设项目，到目前为止共获批 16 个建设项目。

自 2010 年起，承担国家中医药管理局全国名老中医药专家传承工作室建设项目 20 项。

表 3 − 9　北京市"薪火传承 3 + 3 工程"北京中医医院获批室站项目

序号	室站名称	负责人
1	赵炳南名家研究室	王萍
2	关幼波名家研究室	金玫、徐春军
3	王鸿士名家研究室	王国玮
4	张志礼名家研究室	娄卫海
5	王为兰名家研究室	王北
6	贺普仁名老中医工作室	王麟鹏
7	陈彤云名老中医工作室	曲剑华
8	许心如名老中医工作室	刘红旭
9	柴松岩名医传承工作站	许昕
10	危北海名医传承工作站	刘汶

序号	室站名称	负责人
11	温振英名医传承工作站	郑军
12	郁仁存名医传承工作站	王笑民
13	赵荣莱名医传承工作站	翟兴红
14	黄丽娟名医传承工作站	王倩
15	魏执真名医传承工作站	张大炜
16	周德安名医传承工作站	夏淑文

表3－10　国家中医药管理局全国名老中医药专家传承工作室建设项目

序号	项目开始年	室站名称	负责人
1	2010	国医大师贺普仁传承工作室	王麟鹏
2	2010	陈彤云名老中医药专家传承工作室	曲剑华
3	2010	郁仁存名老中医药专家传承工作室	王笑民
4	2010	柴松岩名老中医药专家传承工作室	许昕
5	2010	王嘉麟名老中医药专家传承工作室	许山鹰
6	2011	危北海名老中医传承工作室	刘汶
7	2011	李乾构名老中医传承工作室	张声生
8	2011	温振英名老中医传承工作室	郑军
9	2011	许心如名老中医传承工作室	刘红旭
10	2011	张炳厚名老中医传承工作室	张胜容
11	2011	周德安名老中医传承工作室	夏淑文
12	2012	魏执真名老中医传承工作室	刘红旭
13	2012	赵荣莱名老中医传承工作室	汪红兵
14	2013	周乃玉名老中医传承工作室	谢幼红
15	2013	柯微君名老中医传承工作室	陈嘉兴
16	2013	宋祚民名老中医传承工作室	李建
17	2013	孙伯扬名老中医传承工作室	王振裕
18	2014	黄丽娟名老中医传承工作室	尚菊菊
19	2014	张志真名老中医传承工作室	王振裕
20	2014	王应麟名老中医传承工作室	樊惠兰

3. 传承工作成果

（1）培养出一批又一批的中医传承人才，其中国家级学术继承人113人，北京市级继承人54人，院级继承人147人，新名医58人，老中医带硕士研究生79人。

（2）通过医案、论文、专著等形式对老中医学术经验进行梳理、凝炼，为后学者留下宝贵的经验。

（3）挖掘整理出北京中医医院名医传承谱系。

（4）名师出高徒，高徒显名师。2009年贺普仁获首届"国医大师"和首届"首都国医名师"称号。2013年，王嘉麟、陈彤云、柴松岩、温振英、许心如、危北海、郁仁存获第二届首都"国医名师"称号；享受政府特殊津贴21人，全国优秀中医临床人才8人，北京市新世纪"百千万"工程市级人选3人，北京市卫生系统"十百千"人才16人，"215"人才14人，北京市中医药人才"125"计划47人。

（5）传承工作也促进了我院学科、专科的建设。目前，医院拥有国家中医药管理局重点学科8个，北京市重点学科5个，国家临床重点专科8个，国家中医药管理局重点专科13个。

（五）全国优秀中医临床人才研修项目

为了加快优秀中医临床人才的培养，国家中医药管理局决定在"十五"期间实施优秀中医临床人才研修项目，并于2004年3月正式启动。这项人才研修项目的基本方式与途径是：钻研古籍、临床实践与名师指导三结合。培养要求为：①研究学习当代中医名家学术思想和临证经验，使中医临床诊疗水平在原有基础上有较大提高；②使中医药理论功底更加扎实；③使中医临床科研能力明显提高；④使中医学术水平和临床疗效得到同行公认，社会知名度进一步扩大；⑤研修期满，提交全面总结研修计划执行情况和着重反映本人学术思想、临床经验的结业论文。

我院的程海英、许昕顺利通过了国家中医药管理局优秀临床人才研修项目的书面考试，被正式列为第一批全国中医优秀临床人才研修项目的培养对象，参加了为期 3 年的研修学习。这项工作按照国家中医药管理局制定的《优秀中医临床人才研修项目实施方案》进行管理，在此基础上，医院制订了《优秀中医临床人才研修经费管理办法》。

由于医院高度重视国家优秀人才的培养，后来我院又有多名医师入选该培养项目，如：刘汶入选第二批全国中医优秀临床人才研修项目的培养对象并顺利结业；姚卫海、谢新才、赵含森、娄卫海入选第三批全国中医优秀临床人才研修项目的培养对象，目前正在按要求完成培养计划。

（六）住院医师规范化培训工作

自 1989 年开始，新分配到医院工作的医师全部参加了北京市中医管理局组织的规范化培训工作，积累了丰富的培训考核经验。2012 年 8 月被北京市中医管理局确定为中医住院医师规范化培训基地。我院领导高度重视住院医师规范化培训工作，2012 年 10 月成立住院医师规范化培训办公室，设专人负责。医院建立住培专家委员会、住培办、科室三级负责制，制定了较为完善的培训和考核制度。2014 年获批国家中医药管理局中医住院医师及中医类别全科医师规范化培训（培养）基地。2012 年至 2015 年共接收中医住院医师（全科医师）规范化培训学员 316 人次。目前基地承担着内、外、妇、儿、急诊、针灸、肿瘤等 24 个科室的住院医师规范化培训工作，共有教学主治 33 人，师承指导老师 90 余人。

在主管院长的指导下，在教育处长的带领下，住院医师规范化培训办公室主要负责基地住院医师规范化培训的考勤管理、轮转以及培训管理、师承管理、考核管理、经费管理等各项工作，逐步完善中医住院医师规范化培训的各项管理工作，强化培训及考核，全面落实基地各项目标任务。

根据国家卫生和计划生育委员会、国家中医药管理局、北京市中医管理局对住院医师规范化培训工作的总体要求和部署，制定并完善我院住院医师规范化培训相关制度。2014～2015 年完善考核管理办法以及考勤、奖励等相关工作制度，对学员、医师、科室进行分层分级考核。学员考核结果纳入出站评定，带教老师考核结果纳入个人年度考核，科室考核结果纳入科主任绩效考核，对于培训、考核及管理工作表现突出的个人及科室可予以年度奖励、年终评优、优先晋升教学职称等激励办法。

进一步强化培训、考核，认真落实各项培养目标。认真落实四大穿刺术、急救及中医针推等各项临床操作技能；狠抓月出科考核；组织住院医师规范化培训医师参加首都医科大学开设的公共必修课程；组织本科住院医师规范化培训医师参加硕士学位课程以及获得硕士学位的各项考核。在每年度住院医师规范化培训结业考试前，安排内科、外科、妇科、儿科、针推、骨伤、耳鼻喉等专科委员会委员为住院医师规范化培训医师进行理论考前辅导，并与协同单位北京医院合作进行技能考前辅导，收到了较好的效果。我基地住院医师规范化培训医师在 2014 ～ 2015 年度北京市住院医师规范化培训医师结业考核中通过率均在 90% 以上。

下一步工作重点将放在全面启用住院医师规范化培训管理网络平台，逐步实现住院医师规范化培训工作的信息化管理，进一步节约人力成本，提高工作效率；完善并细化住院医师规范化培训管理工作流程，定期检查督导，到一线临床听取科室反馈的意见，针对问题，及时督促学员及管理人员整改。加强基地实训建设。硬件方面，完成实训设备验收、安装、调试、使用培训，做好实训教具的清点、登记、整理；软件方面，组织技能指导老师实训和教具师资培训，完善实训室使用、教具模型借用相关制度。

（七）学生工作

教育处学生办公室在医院党委、院领导的大力支持下，于 2013 年 10 月成立，共有 3 名工作人员。学生办公室自成立以来，按照医院"强化科学管理""突出特色优势""调整结构内涵""稳步发展提升"的工作方针，根据首都医科大学、北京中医药大学学生工作的重点规划部署，围绕教育处整体工作中心和重心，在教育处长、教育支部书记的指导和带领下，学生办公室的老师们团结协作，克服困难，努力为广大学生搭建成长、成才平台。工作中认真完成本科生、研究生的日常管理、学籍管理、奖励评优、困难资助、毕业就业、学生团体活动等常规工作，配合校学生处、研究生院、团委、招生与就业指导中心等部门完成相关工作任务。

在学生安全教育方面，把"学生群体安全、稳定"始终放在学生工作首位，把"学生群体安全、稳定"的一系列管理、教育工作细化在平时。构建并完善校、院、处、班纵向管理体系，充分发挥辅导员、班委、团干部及学生党员的作用，有效利用微信、飞信、微博、邮件等现代化网络平台，进一步加强对学生思想动态、热点敏感事件处理的引导和教育，做到遇到突发事件提前预警，最大限度地避免学生群体事件或极端事件的发生。加强节假日、重要纪念日、宗教纪念日等特殊时期的安全管理，加强台籍学生、少数民族学生等特殊学生群体的安全管理。在毕业班考研、就业、离校等不同特殊阶段给予安全培训，加强毕业班的安全管理，确保学生平安、顺利地毕业离校。

在毕业班就业、毕业相关工作方面，根据首都医科大学就业工作的指示和要求，结合我院应届毕业班的学生特点和现状，认真落实就业、毕业各项工作。不断加强就业服务，拓宽就业渠道，针对就业形势，加强就业指导，加大政策宣传力度，积极与上级领导沟通，取得学校、医院领导的充分关注和大力支持；有效利用信息平台，实现就业信息的及时、准确共享；向需求对口的就业单位积极推荐我院应届毕业生。与学生家长沟通就业形势、就业趋势，取得家长支持，共同配合帮助学生完成毕业、就业相关工作。针对学生学习、经济、形象、心理、身体、家庭6类就业困难群体，给予特殊关注和一对一就业辅导，积极与学校就业指导中心沟通联络，争取更多就业优惠政策。加强跟踪调研，建立就业回访体系，加大就业后学生就业质量的监控。

在就业工作队伍建设方面，将学生职业生涯规划等就业指导课程纳入常规培训课程；加强辅导员及分管就业管理老师的就业指导专业化培训。

（八）学生（教育党支部）工作

2008年经首都医科大学附属北京中医医院党委批准，成立学生党支部，刘美荣任首任党支部书记，2009年张智武接任党支部书记。2013年医院党委批准原学生党支部改为教育党支部（学生党支部和教育处组成），张智武任首任教育党支部书记。2014年6月，教育党支部圆满完成了北京市医院管理局21家三甲医院第1个"公推直选"党支部换届选举试点，按程序要求选举并报医院党委批准，张智武继任教育党支部书记。

学生（教育）党支部历年来取得累累硕果，主要大事如下。

2008年3月5日刘美荣任学生党支部书记。

2009年11月8日张智武任学生党支部书记。

2009年7月学生党支部获得"中共北京市卫生局党组先进党支部"称号。

2013年6月3日首都医科大学附属北京中医医院党委批准原学生党支部改为教育党支部（学生党支部和教育处组成）。

2008年9月张智武获得"首都医科大学有突出贡献的优秀教师"称号。

2008年9月张智武获得"首都医科大学优秀德育工作者"称号。

2009年度张智武获得"中共北京市卫生局党组优秀共产党员"称号。

2009年9月张智武获得"首都医科大学就业先进个人"称号。

2010年7月张智武获得"北京市教委十佳辅导员"称号。

2010年6月张智武获得"北京市优秀辅导员"称号。

2011年度张智武获得"全国辅导员年度人物"称号。

2011年2009级中医学专业获得北京市教委我的班级我的家"优秀班集体"称号。

2009 年度北京中医临床医学院获（本科）"先进就业集体"称号。

2010 年度北京中医临床医学院获（本科）"就业先进集体"称号。

2011 年度北京中医临床医学院获（本科）"就业先进集体"称号。

2012 年度北京中医临床医学院获（本科）"就业先进集体"称号。

2013 年度北京中医临床医学院获（本科）"就业先进集体"称号。

2013 年 9 月张智武获得"首都医科大学就业先进个人"称号。

2014 年 11 月 13 日首都医科大学附属北京中医医院党委会决定图书馆归（教育处）教育党支部管理。

2014 年 6 月 10 日首都医科大学附属北京中医医院教育党支部圆满完成了北京市医院管理局 21 家三甲医院第 1 个"公推直选"党支部换届选举试点。

2014 年 6 月 10 日首都医科大学附属北京中医医院党委批准张智武为教育党支部书记。

（教育处）

第十二节　深入挖掘中医内涵，引领中医发展方向
——科研处发展历程

科研处是本院科学研究工作的计划、组织、实施和检查的业务主管部门，是科学研究管理工作的职能部门。

一、沿革

（一）历届负责人

建院初期科研工作归医务组管理，根据科研和教学工作的需要，1987 年将科研和教育工作从医务组分出来成立科教处，由刘静宜首任处长。先后担任过科研处处长的有：刘静宜、王冀明、李沛华、高维、

·309·

尹珉、易京红，刘存志。1988 年科研处处长为王冀明，1989 年科研处处长为李沛华，1995 年 8 月科教处处长为高维，2001 年 2 月尹珉任科教处处长，2002 年 5 月科研处处长易京红，2013 年科研处处长刘存志。科研和教育工作经历了几次分分合合的调整，工作量不断加大，管理也更加科学化、规范化。2013 年科研处下设重点学科办公室，办公室主任尚菊菊。

（二）现任主管院长

王笑民为现任主管院长。

（三）建科以来制定的相关政策

科研处成立后，随着医院及学科的发展，从最初的粗放管理到具有各种完善的制度，医院的科研工作更加完善。

1988 年制定《关于加强对新药、科研用药临床观察工作管理办法》。

1991 年制定《外出参加学术会议（活动）的暂行条例》。

1993 年制定《关于研究工作请示、汇报、检查、总结的规定》《外出参加学术会议（活动）的暂行条例》；还制定了一系列的科研工作制度：①科研课题的申报；②科研课题的管理；③科技成果的管理；④科技经费的管理；⑤《医疗卫生科学技术保密条例》。

1995 年制定《北京中医医院许公岩、夏寿人中青年医疗科研奖励基金会章程（试行）》。

1997 年制定《关于参加学术会议的管理办法》。

2001 年制定《科研用药进药规定》《科研课题经费管理办法》《北京中医医院重点学科基金经费使用管理办法》。

2002 年制定《北京中医医院关于发表学术论文和参加学术会议的暂行规定》《北京中医医院药品（药械）临床试验管理办法（暂行）》《北京中医医院科研津贴发放办法》《科研处医疗卫生科技保密条例》《北京中医医院许公岩、夏寿人中青年医疗科研奖励基金管理办法》。

2003 年制定《关于参加学术会议的规定》《科研用药进药规定》

《北京中医医院药品（药械）临床试验管理办法》《北京中医医院防范、处理药品（药械）临床试验中受试者损害及突发事件的预案》《发表文章、评选优秀论文的管理办法》《北京中医医院院级科研课题经费管理办法》《北京中医医院科研课题经费管理办法》《科技档案管理制度、科研课题归档范围》《科研工作请示、汇报、检查、总结的有关规定》。

2006 年制定《首都医科大学附属北京中医医院学术委员会工作章程》。

2009 年制定《首都医科大学附属北京中医医院青年学术骨干遴选培养管理暂行办法》。

2010 年制定《北京中医医院重点学科基金经费使用管理办法》。

2011 年制定《研究室主任岗位职责及考核标准》。

2012 年制定《重点学科人才激励管理办法》《关于促进科技成果转化的规定》。

（四）许公岩、夏寿人中青年奖励基金

1995 年许公岩、夏寿人中青年医疗科研奖励基金设立。1999 ~ 2001 年度首次获奖人员：王笑民、李萍；2002 ~ 2004 年度获奖人员：刘红旭；2005 ~ 2007 年度获奖人员：刘卫红；2008 ~ 2010 年度获奖人员：刘存志、汪红兵；2011 ~ 2013 年度获奖人员：孙丽蕴、张甘霖。

（五）建科以来重点学科的发展

重点学科建设是促进医、教、研协调发展，提升医院综合实力的重要举措。医院学科建设是围绕医院学科方向、学科队伍和学科基地，通过硬件的投入和软件的积累，提高学科水平，增强人才培养、科学研究和社会服务综合实力的一项系统工程，是医院全面协调可持续发展的基础和内在动力。

1999 年北京中医医院中医皮肤病学科被北京市中医管理局批准为北京市中医药重点学科，开启了北京中医医院重点学科建设项目的历程。2000 年肿瘤科、针灸科、中医外科被确定为北京市中医药重点学科。2002 年中医皮肤病学、中医脾胃病学被国家中医药管理局确定为临床专业重点学科。2005 年中医心血管内科被北京市中医管理局确定为北京市中医药重点学科。2007 年科研处协助首都医科大学中医药学院成功申报了北京市教委中医学一级重点建设学科。2010 年针灸学、中医心病学、中医肿瘤病学被确定为国家中医药管理局临床专业重点学科。2012 年中医急诊学、中医疮疡学和临床中药学正式成为国家中医药管理局重点学科。至此北京中医医院已拥有 8 个国家中医药管理局临床专业重点学科，5 个北京市中医药重点学科。2014 年针灸学专业、中医脾胃病专业获得北京市医院管理局重点医学专业项目。

重点学科在承担临床医疗、高层次人才培养、科研项目、本学科学术梯队建设以及发挥辐射示范作用和开展国内外学术交流合作等方面取得显著成绩。

（六）中医药标准化

中医药的标准化是中医药与国际接轨的必由之路。中医药标准化的培训项目提高了中医药人员的标准化能力素质，培养了一支高水平的中医药标准化人才队伍，为推动中医药标准化建设提供了人才保障。

2010 年北京中医医院申报成为国家中医药管理局中医药标准化基地。2013～2014 年，科研处承担国家中医药管理局中医标准应用评价和中医药标准化培训项目，每年经费 110 万元，用于病种标准化评价以及指南的评价。

（七）筛评中心

为贯彻落实《国务院关于扶持和促进中医药事业发展的若干意见》（国发［2009］22 号）和《国家中医药管理局关于加强民间医药工作的意见》（国中医药医政发［2011］35 号）文件精神，推进北京市民间中医药特色技术与方药的系统收集、整理、筛选、评价、规范和推广工作，北京市中医管理局制定了《北京市民间医药筛选评价工作管理办法（试行）》，并于 2013 年依托北京中医医院成立了北京市中医药特色技术和方药筛选评价中心，受理北京地区中医药无偿捐献和筛选评价工作等。

二、现状

（一）科研处的职能

在主管院长领导下，组织拟定、汇总、平衡全院科研长远规划和年度计划，并报上级备案。督促检查科研计划的落实，定期检查课题以及相关学科执行情况，了解、收集科研动态，组织经验交流。对存在的问题及时向主管领导报告，并提出解决的办法和建议。对科研成果进行评议、鉴定、推广和奖励、总结。负责组织院内科研项目的协调以及与院外单位的协作和合同签订。承担院学术委员会的秘书工作，负责处理学术委员会的日常工作，组织安排学委会会议。与档案室共同做好科技档案的督促、检查与归档工作。对科研经费的使用计划和科研仪器购置提出建议和意见。负责接待安排有关科研工作的来访、参观和答复相关来信。承办上级交办的有关科研的各项其他工作。负责有关技术转让的具体工作。组织院内科研开发的有关工作。

（二）取得的主要成绩

建院以来北京中医医院共获科研成果奖 215 项，其中国家级奖项 1 项，省部级以上科研成果奖 96 项。共承担局级以上科研课题 456 项，其中国家级课题 38 项，省部级课题 115 项。近五年来发表论文 1265 篇，其中 SCI 论文 52 篇。

（三）队伍建设情况

科研处从医院长远发展的战略高度考虑人才队伍的建设，积极创造环境、营造气氛，注重科研的创新能力，注重人才的多元化发展。截至 2014 年 7 月，科室现有刘存志、尚菊菊、徐雯洁、李哲 4 人。其中博士学历 2 人，硕士学历 2 人。

三、愿景

医院的中心任务是医疗，而医疗水平的提高、医院事业的不断发展，离不开科学研究。科研处将主动适应中医药事业、中医药产业和中医药国际化发展的需要，以继承、创新为主题，以人才培养为中心、学科建设为龙头，走科技兴院、人才兴院、特色兴院之路，不断提升中医科研、教学和国际化水平，努力构建宽松、和谐的研究氛围，促进医院的跨越式发展。

（尚菊菊）

第十三节　医院服务前沿窗口，医疗诊治工作平台
—— 门诊部发展历程

伴随着北京中医医院的发展壮大，北京中医医院门诊部于 1979 年成立。几十年来，从初期建立到今天的规模，在历届院领导的大力扶持下，在经历了几代科室员工 35 载的艰苦付出中，医院逐步发展壮大，且每一步发展壮大的过程都凝聚着所有前辈和员工的艰辛与奉献。回顾发展过程，看到今天的成果，我们门诊人由衷地感慨与自豪，也对未来充满了美好的期望与坚定的信心。我们将一如既往，不断地进取，为共创中医医院美好的未来而努力，再创辉煌的佳绩。

一、建立与发展

北京中医医院门诊部办公室成立于 1979 年 3 月，地址设在医院的平房院北侧的小灰楼一楼。当时办公用房 2 间，面积约 30m^2，负责医院门诊医疗行政管理工作。建科初期人员少、条件简陋、工作艰苦，门诊部办公室的老一辈员工积极投身于门诊管理中，为科室建章立制，组织开展医务人员的业务学习与培训。对诊室进行严谨的安排，并积极协调帮助科室的规划建设，从硬件设施到人员安排，从门诊服务流程的理顺到相关规章制度的建立健全，很快形成了北京中医医院特有的门诊管理体系，确保了门诊秩序的有效运转，为医院发展与规范化建设打下良好的基础。

门诊部 1956~1990 年大事记。

1956 年：建院初期，门诊设在原清代固伦荣寿公主府（属国家级保护古文建筑物），开设内科、外科、妇科、儿科、捏积、按摩科、痔瘘科等 10 个科室；其中内科设肝病、肾病、肿瘤、心血管、血液病专台门诊。医技科室有放射科、化验室。建院初期平均日门诊量 500 人次，后逐渐上升到 3000 人次，建院当年门诊总量达 115949 人次，（六、日半日门诊）。

1957 年：开设肝病专台门诊。

1962 年：北京市第二门诊部合并到北京中医医院。

1963 年：北京市妇幼卫生学校房屋划归北京中医医院，作为门诊用房，修建了中药房及内科门诊。

1964 年：建立了急诊科、肠道传染病门诊。全院门诊量已上升到 714758 人次。

1971 年：地段保健科负责承担医院周边 2 万余居民的保健任务。

1974 年：针灸科在北池子宣仁庙开诊；全院门诊改用医疗手册；增设物理诊断、同位素、照相室 3 个新科室。

1978 年：中医处方用药计量单位改革，旧制"两""钱""分"改为公制"克""毫克"；筹组电子计算机中医诊疗系统。

1979 年：关幼波计算机肝病诊疗程序获北京市科技进步一等奖，正式投入门诊临床使用。北京市及全国各媒体对此进行了宣传报道，并拍摄科技电影《电脑医生》。

1982 年：门诊部已开设内科、外科、妇科、儿科、皮科、骨科、肝病科、痔瘘科、肿瘤科、针灸科、肝病科、按摩科、耳鼻喉科、眼科、口腔科、综合科、急诊科、地段保健科 17 个临床科室，并配有中药房、西药房、病理科、检验科、放射科、物理诊断科、核医学科、供应室、病案室 9 个医技辅助科室。

1984 年：成立肝病科，原外科痔瘘组改建为独立的痔瘘科；建立中医综合治疗室。

1985 年：正、副主任医师实行挂牌门诊；为全院老中医配备助手

23 位；地段保健科承担 3 万居民保健任务；接受省级中医医院评审，北京中医医院门诊部获全国中医医院门诊工作单项奖，医院被确定为中医药学院教学医院。从建院到 1985 年底门诊量增至 22788950 人次；中医特色专台已发展至 26 种。随着医院的建设和发展，门诊已逐渐成为医院的重要医疗部门，在中医医院的发展建设中起着举足轻重的作用。因具有特色优势的诊疗技术，北京中医医院在百姓口中得到高的评价。

1986 年：由于来院患者逐年增加，原有老建筑已不适应医院门诊量逐年增长和安装现代仪器设备的需求。经北京市政府批准，拆迁门诊老建筑，并开始动工新建北京中医医院门诊楼。

1987 年：医院调整职能处室，门诊部等相关处室均升至副处级科室；赵炳南皮肤病医疗研究中心获北京市批准成立。

1988 年：门诊成立内窥镜室、肾透析室。

1990 年：成立中心实验室、男性病科；门诊部主管的健康教育工作被东城区卫生局评为"健康教育先进单位"。

二、发展壮大阶段（1991～2010）

历经 30 多年的发展，医院门诊部已成为医院医疗行政管理的重要核心部门之一，承担医院门诊医疗、科研、教学、专病专台的建设、卫生宣教等日常管理及门急诊突发事件的应对工作。

门诊部 1991～2010 年大事记。

1991 年

1 月医院成立医疗质量管理委员会，门诊部主任杜仲英任副主任；门诊护士长任医院感染管理委员会副主任。3 月成立医院健康教育委员会，门诊部杜仲英主任任委员。4 月北京中医医院新门诊楼通过验收。11 月新建门诊楼试运行，12 月 29 日正式使用。随着新门诊大楼的投入使用，医院就医环境明显改善。新门诊楼面积共 20500m²，分四个楼层，按照最高日门诊量 2500～3000 人设计，各科室门诊用房得到了基本满足。新门诊楼面积之大居当时全国中医医院门诊楼之首位。就医环境的改善带来了全新变化，医务人员精神饱满，服务意识明显提高，全院开设专科专病门诊 100 余种，年门诊量达 110 万人次。为预祝北京申奥成功，新门诊楼开业当日的医院所得诊金全部捐赠给北京奥运会申办委员会。

1992 年

开设心理咨询门诊及卫生系统首家生物信息门诊。调整专家挂号费，从 5 元提高到 10 元。10 月成立了北京中医名医咨询函诊部。针灸科从北池子宣仁庙搬回新门诊楼开诊。

1993 年

扩建门诊候药区。医院被授予"物价、计量、质量信得过单位"。6 月急诊成功抢救 9 名食物中毒患者。

1994 年

被国家中医药管理局命名为全国"杏林示范医院"，是北京市首家获此殊荣的单位。2 月急诊成功抢救 9 名黄化门小学煤气中毒学生。9 月通过北京市三甲等级示范中医医院评审。11 月接受北京市卫生局行风建设检查验收，获得好评。

1995 年

3 月门诊开始实施双休日轮流倒休值班制。6 月实施内聘挂牌门诊制度。11 月初接受北京市卫生局行风建设综合检查，获好评。11 月 21 日接受北京市卫生局医疗质量工作大检查，通过验收。

1996 年

5 月 5 日北京中医医院举行建院 40 周年大型义诊活动，义诊收入捐献给拉萨市卫生局；北京市何鲁丽副市长特来祝贺。北京中医医院全国中医皮肤病医疗中心通过验收。11 月中旬，门诊大厅增设方便门诊，为患者提供了快捷的抄方开药、开检查化验等服务的窗口，减少患者在医院等候时间。肠道门诊获东城区卫生局"先进肠道门诊"。北京中医医院获东城区卫生局 1994～1996 年"健康教育达标优秀单位"称号。

1997 年

医院医疗美容门诊开诊。2 月核医学科计算机打印报告正式替换原手抄报告。4月门诊大厅"青年文明号服务岗"被命名为市级"青年文明号"。7月赵炳南全国皮肤病研究中心挂牌揭幕。获东城区"健康促进工作先进单位"称号。

1998年

门诊收费处告别沿用几十年的手工收费，开始使用电子计算机收费系统。2月16日，电脑预约挂号在门诊开通。6月开设中药代煎处。门诊大厅增设电脑导医触摸屏。9月扩建门诊代煎室，安装22台煎药机。10月中旬，北京市中医管理局授予中药房"放心药房"称号。

1999年

2月门诊大厅大屏幕显示系统投入使用。9月挂号"一卡通"服务正式开通。11月北京中医医院被评为"北京市规范化服务达标单位"。12月开设"三特"门诊：特需、特色、特惠（面向低保人群），开设方便门诊和老专家诊区，满足不同需求的患者。11月北京中医医院通过国家中医药管理局"百佳医院"评审。

随着医改进程的要求以及门诊量的逐年增加，门诊楼设施与布局已远远不能承受社会的需求，沿用几十年的门诊服务流程已不符合现代化医疗服务的水准，更无法满足患者的需求，门诊流程中的缺陷问题大量凸显，需要急迫解决的问题接踵而至，门诊部管辖的科室、班组增多，工作范围扩大，工作量成倍增加。

2000年

6月"老专家诊区"试行开诊。8月门诊大厅改造。12月老专家诊区正式开诊。针灸科被批准为"市中医针灸医疗重点专科"。

2001年

急诊科、针灸科门诊用房布局调整；门诊楼全部安装空调，改建后环境优雅，门诊量较改造前翻了一倍。

2002年

4月1日开始实施"午间门诊"服务。5月18日北京中医医院"冠城园"健康会所开诊。这是北京中医医院拓展服务领域、探索新的医疗服务模式的尝试。8 月 30 日北京中医医院"三眼井社区医疗站"开始接待患者。10 月通过北京市卫生局规范化优质服务检查验收。对门诊四楼原皮科门诊进行改造装修，并调整诊区，改为特需门诊。

2003 年

年初，挂号室将手工挂号改为电脑挂号，实行夏、冬季不同的挂号时间，划价收费一条龙。为抗击"非典"疫情，医院派出 30 名护士组成的护理队外出支援；同时成立"发热门诊"，建立 SARS 单独观察室；开设 SARS 中医康复门诊，让 SARS 康复患者在北京中医医院享受免挂号费、免诊疗费、免检查费；医院免费向 SARS 患者提供健康科普月刊《康复之家》以及有关 SARS 康复的一系列专题科普公益讲座，北京中医医院全国著名老中医关幼波担当"康复之家"医学顾问。

2004 年

开设面对不同收入人群的特惠、特需门诊。各科室延长工作时间，增加预约挂号数量。门诊收费窗口从原来的 13 个增加到 23 个，在各个楼层设立收费窗口。中、西药房提前半小时开窗服务。门诊大厅免费向患者提供轮椅，门诊区域扩大绿地、为患者提供舒适的就医环境。经过装修改造，创建了感染科。11 月 2 日下午 4 点，急诊科接收 44 名急性食物中毒患者，并全部治愈。根据疫情通报，医院全员进行防治禽流感的培训。

2005 年

门诊部特别汇制编写了第一部门诊管理制度《北京中医医院门诊规章制度》。

2006 年

开设暑假便民门诊，实行早开半小时、晚关半小时的门诊医疗服务。建立门诊滚动屏，对停诊专家做提前公示。利用网络、触摸屏等多种形式，开展对北京中医医院基本用药目录和院内制剂 500 余个品种、十余项内容的用药查询工作。新装修了放射科、B 超室、口腔科、眼科、五官科。门诊总量已达到 110 万人次 。为迎接建院 50 周年组织了大型义诊活动。当年通过国家中医药管理局、北京市卫生局、北京市中医药管理局"人民满意医院"的考评验收。

2007 年

基本完成门诊计算机网络建设；优化就诊流程，实施门诊现场预约挂号；B 超室、放射科等辅助科室实行分时段预约，全面落实临检报告互认制度。按照奥运定点医院的要求，对门、急诊部分诊区进行装修改造，增设无障碍设施。开通院长网上信箱。

2008 年

5 月 12 日四川汶川发生特大地震，全院职工心系灾区，踊跃报名到灾区一线工作。1200 多名职工捐款 33 万余元，捐献特殊党费 6.8 万元，派出 3 批医疗队 8 名队员奔赴灾区一线，参加抗震救灾工作。在灾区，医疗队员不顾个人安危，冒着余震的危险，在裂缝的房间内为患者做手术，深入到灾民中巡查病情。院长王莒生、党委书记陈誩亲赴灾区一线慰问医疗队员，给他们送去温暖。5 月医院还开展了为汶川地震灾区门诊义诊、捐款的活动。

配合北京市奥运会大型活动，6 月组织开展迎奥运优质服务月活动；并接受了北京市卫生局"奥运"定点医院检查验收，成为"奥运"定点医院。7 月 18 日门诊大厅挂号窗口安装电子显示大屏。7 月 20 日"奥运"门诊（综合科）正式开诊。同时，门诊连续多次组织专项突发公共卫生事件、群死群伤等各种危害性事件的演练，并于 7 月 19 日晚，组织模拟奥运赛事期间发生集体踩踏事件的应急演练，有"伤员"40 余人。大规模的模拟实战演练发现了问题，有效提高了应急能力。作为奥运、残奥定点中医医院，我们的工作目标是"让奥运大家庭成员享受到优质、满意的中医服务，弘扬中医药文化"。医院进一步整治、规范院内标识，做到标识清晰、正确、规范、符合要求。完成了病房楼、门诊楼外立面粉刷。完善了奥运专用门诊、专用病房的设施，规范了工作流程。7 月 20 日开始启动奥运门诊，来自医院 20 个临床科室、包括多名老中医在内的 66 名医师共同组成了奥运指定医师队伍，15 名医院奥运志愿者在咨询台、奥运门诊和急诊上岗，为奥运大家庭成员实行全程陪同就诊服务。医院奥运和残奥门诊、急诊、病房工作通过了国家中医药管理局、北京市卫生局、北京市中医管理局领导的多次现场检查，并受到好评。8 月 8 日和 8 月 24 日（奥运和残奥会开幕当天），医院在岗人员分别达到 821 人和 423 人。从 7 月 20 日奥运准备工作开始，到 9 月 17 日残奥会闭幕，共接待来自 35 个国家和地区的奥运、残奥大家庭成员以及志愿者和外宾 401 人次。在医疗服务中，注意发挥中医优势，采用中药、针灸、按摩等传统中医疗法，为患者进行医疗服务。

2009 年

积极应对甲流，做好防控。7 月 23 日，外交部、北京市政府联合在北京中医医院举办"北京市中医药防治甲流"主题采访活动，美联社、路透社、俄新社等 13 家国外媒体及 35 家境内媒体的 73 位记者到场，全面介绍了中医药在防治甲流中发挥的重要作用，取得了较好的宣传效果。设立预防流感中药处方专台，推广中药"预防流感漱饮方"，相继开发了医院特色制剂"流感合剂""儿感合剂"。重点对急诊、儿科、呼吸内科进行流感样病例监测，并对实验室进行标本监测。监测门、急诊患者 355273 人次，流感样病例 2486 人次，检测流感标本 215 人次，共报告甲流患者 4 人次，无漏报、迟报。2009 年门、急诊总量为 1493411 人次，较上年同期增长 8.2%。医院顺利通过 2009 年管理年检查、平安医院检查，并首次荣获"全国卫生系统先进集体"称号。

三、跨越发展阶段（2010 年至今）

门诊部自成立以来在医疗卫生体制改革发展中不断与时俱进，工作内容和管辖范围不断增加，不但承担原有门诊、急诊科、医学资料室、职工保健室、门诊治疗室、咨询台的管理工作，还组建了新科室如特需门诊、老专家诊区、急诊 ICU、电话预约服务部、门诊服务中心等。门诊量逐年上升，外地来京患者也明显增加，2010 年门诊总量 1561640 人次，日平均门诊量为 6300 人次。2011 年日最高门诊量达 8000 余人次，创近 30 年来新高，门诊总收入达 8 亿。

为了适应医院不断发展的需求，门诊楼已进行了无数次装修改造，但门诊空间的狭小状况，已远远不能承受明显陡升的门诊量；《北京市中医发展条例》的贯彻实施，给医院的发展建设带来新的契机。2013 年北京市政府特别批准，在朝阳区垡头建立北京中医医院新院区，这一举措是北京中医医院建设发展里程碑式的跨越。

门诊部 2010 年至今的大事记如下。

2010 年

1 月 4 日门诊实施医保患者持"社保卡"就诊。进行门诊医疗用房的测评。组织对退休返聘专家进行门诊规范化服务以及"精麻"药的资质培训考核，并进行春节慰问。加强对停诊、退费、外购药物的质控登记管理。对挂号收费处人员进行规范化服务培训。严格各科普通号限号规定，限号必须由门诊部批准。完善退费退药流程。4 月门诊西药房、中成药房改建合并。5 月组织参加了北京市地坛中医药文化节的大型义诊咨询活动；门诊中、西药房合并后组建门诊药房；内科门诊装修改造开始。6 月开始开展实名制就诊，加强门诊秩序管理、整顿号贩子的活动；门诊大厅增设导医员；规范、更新门诊楼各服务窗口标识；门诊治疗室装修改造；暑期门诊启动。7 月初开展中医中药防暑饮推广工作，及时开设了膏方门诊，并将第一批 5 种小膏药（院内制剂）推广至全市社区，满足了患者对中医制剂的需求。另：遵照卫生局指示，开展复诊预约服务并制定北京中医医院《专家预约号源的管理规定》；配合国家中医药管理局检查，对新命名科室标牌及其在全院健教宣传栏内的标识进行更换；门诊治疗室装修改造完成。6 月 1 日开始按照北京市政府规定实行取消点名挂号试运行，7 月 1 日全市取消点名挂号工作正式运行。取消原有的本院电话预约 3 元服务费，办卡处开始退卡服务。7 月 18 日电话预约正式转入 114 公共平台。7 月底，开始暑期延时门诊，早 7 点 30 分开诊，中午不休息。8 月门诊病案室搬迁至四楼；完成了医院"十二五"规划门诊工作的修改意见；完成院内重点科室医务人员流感疫苗的注射；开展了北京市职工"健身、健康"的大型义诊咨询活动。完成新晋升专家及特需老专家挂号费调整；组织内科门诊装修改造后搬迁；组织对全院职工进行健康促进知识的问卷培训；在院外围墙处增设医院专家就医指南灯箱。10 月 8 日门诊综合服务部窗口开始接待患者。10 月 9 日内科装修完成开诊。医院对退休返聘老专家进行法规培训。门诊部负责的全院健康促进工作通过了东城区健康促进医院的年终检查。门诊大厅增设自助化验单查询机。建立了乳腺病中心、糖尿病足中医诊治单元及传统疗法门诊。

2011 年

出台《北京中医医院双休日出诊及在职专家出特需门诊的暂行规定》。修订《北京中医医院医师出诊规定》《门诊处方补方规定》《在职专家出杏林苑、特需门诊的补充规定》，修订门诊绩效考核细则，对院内制剂的处方定量做了限量规定。完成北京中医医院北京市科普专家的遴选上报工作。应对疫情，建立了流感发热患者急诊绿色通道。对门诊全体护士进行心肺复苏应急培训。增设门诊二楼化验单自助查询服务。完成院庆 55 周年大型义诊宣传活动。参加北京市地坛中医文化节大型义诊咨询活动。迎接全国卫生城市的复审工作。6 月 27 日始开设晚间门诊。对全院门诊医师进行规范化处方书写培训。8 月 2 日配合北京市中医管理局开展暑期中药预防暑湿感冒推广活动。接受东城区无烟医院、健康促进医院检查验收。通过市中医药管理局医院文化建设的检查验收。门诊服务中心成立。老专家诊区重新整合开诊。总务处电话班归门诊部管理。特色科更名为传统医疗诊疗中心。心血管科、传统诊疗中心、皮科候诊区装修改造后顺利开诊。由于工作表现出色，门诊部被评为医院"先进集体"。

2012 年

组织开展本院职工持医保卡就医的接诊培训工作。组织各科叫号系统培训。为鼓励专家出诊，及时修订和调整专家出诊挂号费奖励政策，制定了《北京中医医院特需专家准入与退出制度》。为严防号贩子，对皮科专家窗口号进行限制；向 114 投放各科普通号号源，加大预约量；完成 114 身心医学科独立分科挂号流程；对挂号条提示内容进行更新；完成明医团队专家挂号费的调整；门诊各层开设取预约号加号服务。对急诊医务人员进行规范化服务的礼仪培训；外请专家对医院窗口人员进行规范化服务礼仪培训。加大对门诊处方和门诊病历的抽查，每月抽查处方 5000 张、门诊病历 50 份。组织参加北京市地坛中医文化节和北京市科技周的大型义诊咨询活动。5 月 2 日始，为方便慢性病患者就医，开通内科慢病专台；在门诊二楼增设咨询台；门诊治疗室原有输液椅全部更新；在感染科增设化验单自动查询机。职工保健室布局调整，转急诊接收。赴北大医院、同仁医院、朝阳医院学习取经。加大门诊流程的优化，对心身医学科、疼痛科、皮科慢病专台、脾胃病科、骨科及四楼候诊区布局进行调整并完善各科门诊的流程细节。提前 10 天开通延时门诊服务，扩大各科挂号总量，延时门诊共接诊患者 10053 人次。门诊部与首汽公司合作，为北京中医医院 75 岁以上退休返聘专家实施专车接送服务。对社会志愿者进行导医培训。组织门诊楼新标识规范安装。

2013 年

配合北京市医院管理局重点工作，抓紧推进预约挂号服务流程的完善，改善患者就医体验。组织修订《北京中医医院门诊医师出诊规定》《特需晚间门诊管理规定》；出台《外聘专家管理办法》，规范各级医师的诊疗行为，强调依法行医、依法执业。开展 114 普通号预约，每周向 114 预约挂号平台投放近 900 个号源。开通预约挂号先行缴费取号服务；实行挂号窗口通科挂号服务举措；实行挂号、收费窗口早高峰后补卡、卡激活、挂号一条龙服务；在挂号条上增设科室楼层引导标识；提前半小时挂号；向 114 增加双休日门诊预约号源。开设"暑期延时门诊"，为上班族及外地来京旅游患者提供便捷就医，共接诊患者 10069 人次。特需晚间门诊常态化开放，解决白领上班族挂知名专家号就医难的现状，尽最大努力提高医院接诊能力，共接诊 16362 人次。增设导医员及社会志愿者服务。组织门诊医师进行门诊病历的书写、手术科室病历首页填报、门急诊病历信息上传以及京医通卡的培训。组织针对 H7N9 人禽流感的预检筛查和针对接诊流程的演练与工作布置。组织退休返聘专家进行门诊相关规章制度及医保新政策的培训考核，接受培训 86 人次。对门诊窗口人员、各岗位人员进行规范化服务用语以及岗位技能考核的培训，385 人次参加培训。配合卫生部"服务百姓健康行动"的活动，组织各临床科室在门诊大厅开展为期 1 周的大型义诊宣传活动，参加了在怀柔举办的中医文化节大型义诊活动。配合世界卫生日、预防疾病主题宣传活动及北京市科技周活动，组织了 31 次大型义诊活动，全院近 300 名医务人员参加义诊，接待患者咨询 3000 余人次，有 317 名社区居民接受了健康培训。2013 年在全院职工的努力下，医院取得了令人满意的成绩，特别是门诊工作，为医院获得极大的社会和经济效益，全年门诊量 216 万人次，全院创收 12 亿，其中门诊创收 9 亿多元。

2014 年

积极推动预约挂号的整体工作，有条不紊地组织全院进行工作部署，按照阶段进度，逐一落实，在规定时间内提前完成了北京市医院管理局下达的指令性任务，主要做了以下工作。

1. 全力贯彻落实市政府指示，推进分时段预约就诊工作

年初门诊部即在院周会上向所有中层干部传达医院管理局有关指示。3 月 21 日召集各临床科室门诊负责人召开专题工作布置会，向各科室进行具体的工作布置，要求各科将分时预约就诊工作要求传达给每一位医护人员，做到全员知晓，并向患者做好宣传和解释工作。同时，医院信息中心做好了硬件系统的相关准备，门诊实现了电子叫号系统的全院覆盖应用；并做到可根据各科每名医师的均次诊疗时间，设定每名患者的建议候诊时间。按照医院管理局的有关指示，院内候诊时间不超过 1 小时。4 月份门诊部完成了对各科室上交的接诊信息进行的逐科汇

总审核。5月门诊部组织召集相关处室讨论、确定各科室分时预约就诊方案，对成熟的科室方案采取先期试点运行。与此同时，宣传中心已就医院分时段预约工作步骤在院报及医院网站上做了专题宣传报道，并向新闻媒体投放宣传稿件，努力营造宣传氛围。7月部分科室分时预约就诊上线试运行。8月底完成了全院各科室分时预约就诊的全部上线试运转工作，分时预约诊疗工作运转顺畅，分时就诊提示已精细化到预约就诊时间不超过40分钟，提前2个月完成了医院管理局下达的预约分时就诊的任务。

为进一步推进分时预约诊疗的整体工作，信息中心给予了大力支持，他们连续多日加班加点，对原有挂号系统软件进行更新完善；同时门诊服务中心、挂号室也抓紧了对各科号源及114挂号平台号源的及时更新维护，确保在医院管理局规定时间内完成窗口挂号分时就诊提示的工作，从而达到了预约就诊的精细化管理要求。

2. 多项举措出台，不断完善挂号服务流程

（1）开通微信官网，为外省市患者提供预约就诊服务。北京中医医院微信官网开通后，已有近20万余人给予关注，其中绑定医院微信的手机用户有7万余人，申请预约挂号的患者61000余人，已经接诊近2万余人次的微信患者就医。北京中医医院是北京市第一家开通微信官网的中医医疗机构。北京市卫生和计划生育委员会专门组织所属医院负责人到北京中医医院召开现场会，推荐北京中医医院的工作经验。微信官网的开通是北京中医医院践行群众路线教育实践活动、推进百姓健康行动的创新举措。

（2）积极推进"京医通"卡的建设。遵照医院管理局完善挂号流程的要求，积极推进"京医通"卡替代医院就诊卡工作的实施。4月份门诊部组织相关科室就"京医通"卡覆盖医院就诊卡工作的实施召开工作沟通协调会，并督促各科室按照工作布置积极落实。随着工作的逐渐推进，最终在7月份全院稳妥地实现了取消本院就诊卡，自费患者"京医通"卡全覆盖的工作流程。

（3）加大对紧俏号源的有效管理，确保真正的患者得到及时诊疗。针对114挂号平台集中、突出反映的号贩子猖獗问题，门诊部及时征求科室专家意见，并会同有关部门积极想办法做好应对和防范。在院领导的支持下，门诊部果断地做出决定，对114挂号平台上紧俏的科室专家号源进行下撤，停止投放，同时将这些珍贵号源转放到北京中医医院微信预约挂号登记平台上，确保让真正的患者挂上专家号。多项举措并举，全力打造为患者提供便捷服务的平台，提高了患者就医感受。

3. 以优化服务流程为重点，努力营造人性化服务环境

（1）加大门诊服务中心的服务功能与人员建设，遵照医院管理局文件指示，及时调配增补导医人员，由原有的6人增加到12人，导医人员中护士比例占据85%，新、老护士合理搭配上岗，应对咨询、接待，运转顺畅。目前门诊服务中心有大厅咨询台、导医服务、电话咨询、微信预约登记服务、特殊检查的集中预约、诊断证明盖章、退药和退费的审核、门诊投诉的接待、自助设施的引导、化验单查询、轮椅租借等服务项目，多项便捷服务使得门诊服务中心的综合服务能力有了进一步的提升。同时，门诊部还与院团委共同协作，积极开展对社会志愿者的招募与培训管理，今年共对近300名社会志愿者进行了导医培训。志愿者服务给医院带来良好的服务效益，根据第三方社会调查统计提示，患者对医院的满意度明显提升。另外，为更好地加强对退休返聘专家的服务，门诊部在院领导的指示下，负责对全院113名退休返聘专家开展寿辰祝贺活动，并与首汽公司合作开展了对75岁以上老专家进行专车接送服务的举措，这一举措深得退休老专家们的赞赏，同时得到全院所有职工的好评。

（2）不断完善门诊科室布局的调整与诊区环境的更新改造。主要做了几点：①根据疾病谱的变化，新开设了乳腺病科门诊，满足众多乳腺疾病患者的专科诊治。②对门诊楼多处区域进行了合理调整如：3月份特需门诊正式搬迁至明医馆。明医馆的建设极大地改善了特需门诊的候诊环境，诊室内相应的配套工作设施一应俱全，国家级、市级知名老

专家在各自舒适的工作室站认真地接诊、严谨地带教，愈发彰显出北京中医医院深厚浓郁的传统中医特色，慕名前来就诊的患者络绎不绝。今年共接诊 90268 人次，满足了社会各阶层人士的就医需求。③为方便患者就医诊疗，将老专家诊区撤销，所有退休返聘老专家全部按原有科室及诊疗特色归属到相关科室出诊，今年完成了儿科、皮科、外科、妇科、肿瘤科、针灸科老专家到相关科室出诊的安排。④对儿科、脾胃病科、急诊科、针灸科进行了诊区的更新改造。⑤对皮科慢病专台及二楼小卖部进行了布局调换。⑥对干部保健门诊进行了合理划分区域。便捷顺畅的就医流程及舒适、焕然一新的就诊环境，让患者真心体验到医院的人文服务内涵，提高了患者的就医感受。

（3）注重中医诊疗特色，推进门诊医疗服务水平的提高。为充分发挥中医药特色优势，提高各科优势病种的中医临床疗效，有效地收集临床数据，更好地开展临床科研研究，推进重点专科建设，进一步增强专科的可持续发展能力，遵照医院领导的指示，门诊部今年 10 月负责牵头组织实施成立专病门诊治疗团队的工作，要求各科针对优势病种成立由各级医师组成的医生团队，同时组织实施本专科优势病种诊疗方案并进行疗效总结。各科专病门诊包括门诊医疗、病案管理（格式化病历）、随访、数据收集整理、申报科研课题等。目前各科上报的信息已经通过审核，2015 年初将开始按步骤逐科实施。

（4）积极参加社会公益活动，全力承担社会责任。今年组织参加了国家卫生和计划生育委员会"服务百姓健康"大型义诊周、北京市地坛中医文化节、北京市科技周、世界卫生日的主题宣传及大型义诊活动共 37 次，同时还抽调专家到所属社区及企事业单位和部队、警营区，如：北汽福田康明斯集团北京厂区、装甲兵研究院营区、北京市交通管理局警区、通州运河苑等，开展健康讲座和义诊服务，为所属职工、战士、警官、社区居民送去健康温馨的服务。全院医务人员近 300 余人参加了义诊活动，接待各类患者咨询问诊近 4 万余人次，得到了很好的社会反响。组织并完成了全年假日门诊，今年又及时开设了暑期延时门诊，为上班族及外地来京旅游患者提供便捷就医的途径，自 6 月中旬到 9 月 19 日共接诊患者近 9905 人次，深受百姓欢迎。

4. 不断完善门诊相关管理制度，严抓医务人员的执业规范

（1）严格对门诊医疗质量的监督检查，每月综合数据汇总后，及时向各科室反馈，并与科主任及当事医务人员进行警示约谈，强化思想认识，督促整改，降低医疗风险的发生率。

（2）及时修订相关管理制度。今年完善了《在职专家出诊管理规定》《特需门诊出诊专家准入与退出制度》《门诊绩效考核管理办法》。严格查处违规大处方，定期与不定期地进行处方抽查，确保处方合格率。今年共检查门诊处方 5 万余张，合格率为 98%。

（3）组织对门诊医务人员进行专项协调及相关培训 17 次，共 1711 人参加；对门诊医师进行门诊病历的书写培训，全院共 481 名医师参加了培训，培训率达到 98%。

（4）配合相关处室，组织针对登革热和埃博拉病毒预检筛查、接诊流程的演练与工作布置。

2014 年门诊量达 220 余万人次，比去年增长 3%；全院预约总人次为 1050736 人次，比去年同期增长 22.89%；预约率达到 51.15%，比去年同期增长 21.76%。明医馆全年总门诊量为 99242 人次，比 2013 年增长 15%；其中晚间门诊总量达 22179 人次，比去年同期增长 24%，极大地方便了患者的就医需求。2014 年北京中医医院门诊共有 25 名医师、19 名护士因优质服务表现出色，被评为“门诊服务之星”；门诊部再次被评为医院“先进集体”。

2015 年

开展了东城社区卫生服务中心层级医疗转诊的前期准备工作。组织参加了地坛中医文化节的大型义诊咨询以及科普讲课活动，全院共 30 名医务人员参加义诊咨询。根据临床实际情况，完成了门诊号段的优化调整及合理配置，有效地改善了门诊就诊秩序。根据北京中医医院重点专科优势病种，开展专病门诊建设，目前已开通了 8 个专病门诊，专病

门诊电子病历程序开始运行。对各科诊室使用率进行了先期调研，为医院绩效考核指标提供了科学有效的数据。在门诊大厅设服务台，与中国邮政开通 EMS 药品以及病历复印件的快递服务，减少患者候药时间，方便外地患者住院病历的审核、报销，这一举措的开展，得到广大患者及社会的好评。组织对门诊各科质控管理员进行门诊管理培训。组织对门诊窗口服务人员进行规范化服务用语和礼仪的培训。完善了开具诊断证明书的相关管理规定；简化了退费退药流程。开通了值班院长门诊绿色通道，开展了外地患者加号的工作。妇科、男病科、门诊治疗室装修改造后回迁开诊。对全院各科健康促进宣传栏进行内容更新。完善了明医馆一楼服务台的硬件设施建设，并开展了就诊环境的建设工作。

门诊部办公室是医院直属一级科室单位，具有管理和服务双重功能。管理工作主要是负责贯彻执行上级卫生行政主管部门下达的各项指示及医院领导对门诊工作的各项指示精神，落实医院有关门诊工作的各项规章制度，维护正常的门诊工作秩序，保障医院门诊各项工作的顺利进行。服务工作又分两大部分，一是直接面对全体门诊患者，作好各方面的服务工作；二是为全院各科室每天出门诊的医生和专家们做好服务保障工作。

门诊部办公室的具体工作如下。

（1）在主管院长领导下，负责门诊的医疗、护理、预防、宣教、教学、科研、医疗安全和行政管理工作。

（2）负责组织制定门诊工作计划，随时了解和掌握门诊信息、动态，对门诊各项工作及时进行督促、检查，并按期总结、分析、汇报。

（3）负责组织、检查门诊患者的诊治；负责急诊、危重、疑难患者的会诊和抢救工作；接收大批外伤、中毒、传染患者时，依照相关管理规定及时上报并采取相应防范措施。

（4）定期召开门诊系统工作会议，协调各科关系，优化、完善服务流程，督促医务人员贯彻各项规章制度并检查落实情况，严格遵守医护常规技术操作规程，严防差错事故，确保门诊的医疗安全。

（5）负责组织门诊工作人员做好卫生宣教、消毒隔离、疫情报告、清洁等工作，组织门诊各项工作的检查，包括每月门诊处方、门诊病历的质量监控检查等。

（6）负责接待和处理门诊患者的各类投诉；每月组织门诊行风检查、患者满意度问卷，并落实督促整改的具体工作。

（7）负责接待上级卫生行政管理部门的各项检查工作，对检查中发现的问题及时负责督促整改。

（8）负责组织落实上级对门诊各项医疗工作的要求及通知。

（9）定期对新入院医师、进修医师、退休返聘医师进行门诊各项规章制度及业务流程的培训。

（10）负责门诊新科室的组建、临床各科室的合理布局以及专台门诊建设的检查和落实。

表 3 - 11　门诊部主要人事任职变动

时　间	任职与变动
1979～1981 年	蒋玉玲任副主任，张慧君任护士长
1981～1983 年	医疗院长刘增兼任主任，蒋玉玲任副主任，张慧君任护士长
1983～1984 年	杜仲英任主任，张慧君任护士长
1984～1985 年	杜仲英任主任，于秀华任护士长
1985～1987 年	杜仲英任主任，阎玮任副主任，于秀华任护士长
1987～1990 年	杜仲英任主任，于秀华任护士长
1990～1995 年	杜仲英任主任，王乃鸣任护士长
1995～1996 年	杜仲英任主任，何其勤任副主任，王乃鸣任护士长
1996～2001 年	何其勤任主任，王国玮任副主任，王乃鸣任护士长
2001～2003 年	王国玮任主任，王乃鸣任护士长
2003～2007 年	王国玮任主任，齐汝敏任护士长
2007 年 1 月	董建勋任主任，王洪任副主任，齐汝敏任护士长
2007 年 5 月	董建勋任主任，王洪任副主任，矫东霞任护士长
2009 年 1 月	董建勋任主任，王红、姜志辉任副主任，王红梅任护士长

续表

时 间	任职与变动
2010 年 2 月	尉晓力任主任，姜志辉任副主任
2011～2013 年	尉晓力任主任，温荣民任护士长
2013～2015 年	尉晓力任主任，何红任护士长
2015 年 1 月	尉晓力任主任，唐武军、姜志辉任副主任；护理部副主任赵国敏兼门诊护士长

第十四节 传承创新，优质服务
——护理部发展历程

一、护理部发展沿革

北京市中医医院自 1956 年创建以来，在党的中医政策指导下，护理工作坚持突出中医特色、发挥中医优势、追踪西医发展前沿，承担了大量的护理、教学、科研任务，培养了一支中西医结合护理队伍。建院初期，护理人员 97 人，均为西医护校或短训班毕业，其中护士长 2 人，护士 54 人，助理护士 32 人，设有病床 150 张。当时护理系统未与医疗系统分开，执行各科组长负责制，全院设 1 名兼职护理干事。为了加强对护理工作的领导，1960 年任命何秀娥同志为护理科主任。1961～2014 年先后由何秀娥、郝树梅同志任总护士长。1979 年正式成立护理部，在业务院长的领导下独立管理护理工作。1979 年至今先后由桂梅芬、杨桂芹、赵玉兰、于秀华、姜东兰、郝丽、王红梅等同志任护理部主任。

二、护理工作现状

（一）护理制度建设

1956 年开始建立的护理工作制度有：护理工作人员公约、护理工作常规、患者出入院护理常规、各科护理常规。1963 年在原有规章制度的基础上重新做了修改和补充,明确了各级护理人员职责,增加了护士查对制度。1964 年建立晨会制度、重病患者床头交班制度等。1979 年制定护理人员职责,包括护士长和护士职责、病房管理制度、岗位责任制度、护士长管理制度及护士长夜查房制度,统一了 44 项基础护理操作规程。1985 年制定了 64 种疾病的护理常规,统一了相关的护理工作的规章制度,并印刷成册。1989 年修改了延用近 10 年的护士长手册以及临床常用的书写表格。1991 年制定了廉政建设护理人员公约和护士文明用语规范。2003 年护理部在原有各种制度的基础上进行修改,增加了紧急突发事件应急预案、侵袭性操作告之程序、新入护士准入管理制度、护理新技术新业务管理制度等内容,编印了《北京中医医院护理工作手册》。2007 年制定护理会诊制度,2008 年编印《北京中医医院中医护理常规》。2009 年编印《北京中医医院护理规章制度》,包括护理工作制度、护理人员岗位职责、护理关键流程、护理应急预案等内容。

（二）护理队伍建设

1. 护理队伍情况

建院初期,护理人员 97 人,均为西医护校或短训班毕业,其中护士长 2 人,护士 54 人,助理护士 32 人,设有病床 150 张。当时护理系统未与医疗系统分开,执行各科组长负责制,门诊和病房均由医、护、工小组组成。1960 年成立护理科,1973 年北京中医医院管理部门设"一室三组",即办公室、政工组、业务组和院务组,护理工作由业务组领导。1971 年至 1989 年先后由北京第二医学院、中医学校、北京护校联合举办中专护士班七期,学生毕业后留院工作。1989 年至 2004 年从北京中医药大学、北京护士学校、北京中医学校等补充人员力量。2004 年医院人事制度改革,首次招收山东菏泽卫校合同护士 28 名,与北京首都中医医疗科技开发公司签订劳动合同。使北京中医医院护士来源又增加了一条新途径。至 2013 年止,北京中医医院护理人员总数 380

人，其中合同护士 150 人。

2. 护理人员职称、学历情况

20 世纪 80 年代末期曾一度被停止的护理人员职称考试再度恢复，广大护理人员纷纷参加护士职称考试，截至 2013 年，北京中医医院已拥有副主任护师 9 名、主管护师 96 名、护师 160 名。随着护理事业的不断发展，护理工作的范围逐渐扩大，对护士的综合素质及学历要求也逐年提高。1986 年以前，北京中医医院护士来源主要以护士学校的中专毕业生为主，护理人员中无高等学历。1987 年护士郭红健从北京职工医学院护理系毕业回院，成为北京中医医院第一位护理专业专科毕业生。以后临床护理人员从各种渠道参加不同形式的学历教育，截止到 2013 年北京中医医院已拥有护理本科学历 94 人、护理大专学历 200 人。

3. 护理管理队伍建设

1979 年新病房楼正式启用时有 10 个病区，457 张床位，面临大量、紧迫的临床护理任务，护理管理队伍的组织建设显得尤为重要。护理部在原有少数老护士长的基础上选拔部分优秀护士，经过护士素质、护理业务及操作技术培训，又任命了一批新护士长。这些护士长很快进入临床科室，肩负起繁重的护理任务。三十几年来，北京中医医院护理管理队伍不断壮大，为护理工作科学化管理奠定了坚实的基础。2003 年底，北京中医医院将竞争机制引入护理管理，首次实行护士长竞聘上岗，其中 9 人从参加竞聘的 23 名护士中脱颖而出，走上临床一线护理管理岗位，她们的工作得到了多数临床科室的一致认可。为规范护理管理队伍建设，2013 年通过公开竞聘，3 位科总护士长走上管理岗位，实现了护理部主任－科护士长－护士长三级管理体系。

（三）护理质量管理

1988 年成立了医院质控领导小组。1991 年建立了护质控组。1986 年由护理部编写的《中医护理手册简编》，制定了护理工作检查制度和护理工作质量检查标准。1992 年，护理部受国家中医药管理局的委托编写"三级""二级"中医医院护理工作质量评审标准《中医医院分级管理文件汇编》，后推广至全国中医医院应用。1986 年开始实行并一直坚持每月护理质控小组对临床护理工作进行检查。1994 年，北京中医医院顺利通过了"三甲"检查。这标志着北京中医医院护理工作达到了同行业领先水平。到目前为止，护理部主任组织并亲自参加的护理质量检查项目有：病房管理、消毒隔离、急救物品管理、基础护理、文件书写、技术操作、安全管理、四室管理（急诊室、手术室、供应室、ICU 及 CCU）等。每次的检查结果都有记录、有反馈、有分析、有整改措施、有督察结果。持续规范的质量管理使北京中医医院的护理工作沿着一个正常的轨道进行着良性循环。2004 年北京中医医院被国家中医药管理局列为北京地区中医医疗机构医院等级评审试审单位，并顺利通过验收。2013 年实现了护理部主任 - 科护士长 - 护士长三级护理质量管理体系

（四）护理教学、继续教育、业务培训工作管理

建院初期，由于护理人员大部分由西医转型到中医，缺乏中医理论和技能，为了使护理人员尽快适应中医工作，1958 年医院开始组织全体护士系统地学习中医基本理论知识，使护理人员从建院初期仅协助患者生活护理，从事打针、发药等工作，发展到能运用一定的中医基本理论和术语来观察舌苔、切脉、写护理报告，并能进行中医针灸、梅花针、捏积、按摩等技术操作来协助治疗。1964 年至 2014 年先后举办了 8 期"中医基础理论培训班"，学员为北京中医医院及部分其他医院的西医护校毕业的护士，使他们初步掌握了中医护理的基础理论及操作方法。2003 年由护理部主编的《北京中医医院护理工作手册》中出现了 53 种常见疾病的中西医护理常规，并增加了部分中医护理的操作程序。截止到 2013 年，北京中医医院护士中医基础理论培训率达到 100%。多年来，为适应护理工作需要，医院派出大量临床护士到大型综合性医院及专科医院进修学习。护理部坚持对全院护士进行中医理论知识、西医护理理论及中、西医护理操作考核，使北京中医医院护士在中西医结合方面有了大的发展。

1986 年成立护理教学办公室，在护理部的领导下负责医院护士班及来院实习生的教学工作。1971 年至 1989 年共举办 7 期中专护士班，同时每年承担北京护校、北京中医学校等护士生的生产实习任务。多年来严谨的教学工作使北京中医医院建立起一套以护理部、教学办公室、护士长和带教老师为主线的护理教学体系。2004 年北京中医医院首次接收外省——吉林卫生学校的实习生来北京中医医院生产实习。这批学生实习结束后，以优良的成绩毕业并大部分留在北京中医医院工作。到目前为止，北京中医医院每年接收全国各地护理专业院校护理专业本科、大专、中专毕业实习生近 100 人来实习。

1999 年医院开始护理继续教育工作后，护理部充分利用北京中医医院医疗工作在中医界领先的优势，积极申报国家级、市级、区级和院级护理继续教育项目，组织广大在职护士不断学习，使北京中医医院继续教育达标率为 100%，并多次被评为东城区"继续教育先进单位"。

（五）护理模式的转变

从建院初期，北京中医医院就开始探索中医院的护理如何突出中医护理的特色，到 1981 年逐步制定了在中医理论体系指导下，以中医的整体观、辨证施护为主要特色，以传统技术操作为主要内容的中医护理的基本理论，建立了辨证施护病历模式和病历书写标准。随着护理医学的发展，护理工作由功能制护理向有计划、有目的的责任制护理转变。从 1984 年在 10 个病房开展了责任护理的实践，到 1988 年在全院各科逐步开展了责任护理，标志着北京中医医院完成了护理模式从功能制向整体护理的责任制转变。1998 年，按照"三甲"医院复审、全国省级示范中医院及百佳医院验收条例，北京中医医院开展以患者为中心的整体护理，在 4 个病房进行试点，2000 年整体护理模式在全院进行推广，受到临床医生及患者的好评。为落实国家中医药管理局印发的《北京中医医院优质护理示范服务实施方案》，深化"以患者为中心"的服务理念，开展优质护理服务，强化中医护理内涵，2010 年 5 月，北京中医医院开展了"优质护理服务示范工程"，分步推进创建工作。至 2013

年，全院分4批共18个病区被列为"优质护理服务试点病房"，覆盖率达到100％。

（六）护理科研及获奖

从建院起到20世纪末，北京中医医院护理科研工作一直是较薄弱环节，成为护理工作的短板。近年来，随着社会和业内对护理工作的逐渐重视，北京中医医院护理科研工作也有了长足的发展。

2012年，北京中医医院成为国家中医药管理局"十二五"重点专科建设项目单位。2013年，"中医专业护理学"成为国家临床重点专科；北京中医医院成为北京市中医管理局"中医护理示范岗"；北京中医医院成为北京市中医管理局"中医护理专科培训基地及帮扶工程"建设单位；"足底操对糖尿病周围神经病患者足底压力干预的效果评价"获首都护理学研究专项课题；护理项目获七项院级课题；成功承办"第二届首都国际护理学大会暨亚太医药信息学会20周年庆典、亚太护理信息学论坛、首届中国护理信息学大会——中医分会场"会议。2014年，"坏疽性脓皮病的中医特色护理"获北京护理学会护理成果三等奖；

（七）护理工作发挥辐射及示范作用

（1）2002年以来，医院坚持与北京延庆、房山、怀柔、顺义等8家中医医院进行横向联合，接收郊区、县护士来北京中医医院进修学习。2013年以来北京市医院管理局开展护理延伸服务、投身公益活动，北京中医医院护理部开展中医护理走进百姓，走进社区，走进大、中型企业等活动。2010年医院开展对内蒙古自治区5家受援医院的对口支援工作，与内蒙古受援医院建立了长期稳定的协作联系。给予技术帮扶、疑难病会诊、人才培养、专科建设、科研扶持、设备扶持等。2002～2013年间共接收护理专业进修生近200名。

（2）2010年、2014年护理部与北京中医医院对外交流中心合作，共同举办了2期"发展中国家医疗护理技术培训班"，所有理论授课、操作演示及临床见习均由护理人员完成，2期培训班历时100天，来自近 50 个国家的 70 名学员受益。

三、特殊事件

（一）众志成城，抗击非典

2003 年一场突如其来的"非典"病魔席卷全国，北京中医医院护理人员在上级部门及院领导的指挥下，发扬不怕牺牲、连续作战的精神，在本院和北京抗击非典的 2 个主战场北京佑安医院、北京地坛医院都出色地完成了医疗救护任务。护理部全体成员忘我的投入到工作中，临危不乱，指挥有序，在前方和后方、临床和后勤、领导和群众之间搭起了有效的沟通桥梁，在保证抗击非典战役的胜利中起到了突出的作用，因此护理部获得了医院"年度先进集体"称号，全体成员分别获得"优秀共产党员""先进职工"称号。

（二）弘扬奥运精神、参与奥运服务

2006 年获得北京市总工会、护理学会、北京市卫生局"发扬成绩 奥运建功 新北京 新奥运文明优质服务'双千日'"情景剧比赛三等奖

2007 年获得北京市总工会、护理学会、北京市卫生局"发扬成绩 奥运建功 新北京 新奥运文明优质服务'双千日'"系列活动服务质量年"先进单位"称号。

2008 年北京奥运会期间北京中医医院多名护士参加奥运场馆、场地志愿者服务工作，护士白京华和岳岩在公路自行车比赛场地、朱丹在水球馆、王则嫔在奥林匹克公园公共区服务。她们热情周到的服务受到场馆方、参赛人员及观众的一致好评。王则嫔被评为"三八红旗手"称号。

（三）一方有难，八方支援

当我们沉浸在喜迎奥运、欢庆护士节的快乐中，汶川发生了特大地震，护士们在第一时间踊跃报名去一线救灾，全院共有 186 名护士报了名，有的护士写请战书、有的几次到护理部请战，坚决要求上一线。在接到救灾任务命令的 10 分钟内我们就组织好救灾队人员，刘莉、雍莹作为护士救援队员与医院救援队奔赴四川地震重灾区，出色的工作表

现，充分展示了中医护理人的风采，受到灾区人民的高度赞誉。

四、护理工作展望

下一步北京中医医院护理工作将继续遵循北京中医医院发展规划（2011～2015），在北京市医院管理局、北京市中医管理局的支持下，在医院党委的领导下加强临床护理工作。实施护理岗位的分层管理，深化优质护理服务及中医特色护理服务。

（王传凤 郝 丽）

第十五节 合理控费用，和谐医保患
——医疗保险办公室发展历程

一、发展沿革

追溯北京中医医院医疗保险管理工作，最早开始于1995年。此前，我国医疗保障方式主要为公费和劳保医疗制度，职工拿三联单到医院就医，医院不用进行医疗费用管理。随着医疗改革的步伐，1995年全市企业职工开始实行大病统筹医疗制度。北京中医医院被北京市劳动局、卫生局确定为大病医疗费社会统筹首批定点医院和东城区大病医疗统筹定点医院。北京中医医院按照市政府6号令和市劳动局、卫生局〔1994〕575号关于实行大病统筹通知的精神，很快建立了以书记、院长为领导，主管医疗的副院长亲自抓的，由医务处、门诊部、护理部、财务处组成并有专人负责管理的大病统筹管理体系。结合统筹工作的具体要求，制定了北京中医医院的具体管理办法和实施步骤。这项工作当时主要由医务处负责。当年北京中医医院大病统筹定点单位有276家企业，统筹近10万人员。

1997年，北京中医医院开始接收公费医疗代管单位，代管北京市

21 家事业单位公费医疗管理工作，享受人员 4487 人。在原有的大病统筹定点单位的基础上，又不断有新的企业增加。由于医疗费用管理工作任务加重，1997 年北京中医医院成立了公费医疗大病统筹办公室，任命苟泽玉为副主任，工作人员有杨静、刘淑景。

1997～2000 年北京市企业职工的医疗以大病统筹为主，事业单位为公费医疗，截至 2000 年底，办公室的工作主要是管理参加大病统筹的 389 家单位 10 万以上的人员在北京中医医院的就医管理，同时代管 21 家事业单位近 5000 人的公费医疗工作管理。

随着医疗改革的进程，2001 年北京市实行基本医疗保险后，办公室更名为医保办公室，在主管院长领导下，负责医院医疗保险相关工作管理。

2001～2014 年医保办公室历任主任有苟泽玉、侯宝健、周建平、宫晶书、王和天、吴春华、彭伟。

医保办公室工作人员有杨静、刘淑景、闻凤玲、王新颖、江琪、苗燕。

二、医疗体制改革的发展、成果

中国的医疗保障制度是在新中国成立后逐步建立和发展起来的。

中共十一届三中全会确立了改革开放的主旋律，在计划经济向市场经济的转变过程中，中国医疗保障的制度背景开始经历重大变化，传统的医疗保障制度逐步失去了自身存在的基础。在城镇，先后经历了公费、劳保医疗制度、城镇医疗保险改革和试点阶段、全国范围内城镇职工基本医疗保险制度以及多层次医疗保障体系的探索等阶段。城镇基本医疗保险制度的建立，对保障城镇职工身体健康和促进社会和谐稳定起到了十分重要的作用。自 2001 年医疗保险制度正式实施以来，制度覆盖面不断扩大，取得了良好的社会效应。

（一）医疗保险前期（医疗保险制度实行前）

在医疗改革大潮中，医院是医改的重要组成部分。调动医疗单位的积极性，使它们积极参与管理，既是医改成功的保障，也是医院生存发展的重要环节。1997～2000 年，是医保前期工作时期，在此期间北京市陆续出台了一些相关规定。按照相关规定，北京中医医院加强大病统筹和公费医疗管理，严格执行规章制度，规范医疗行为。1999 年以积极迎接医改的到来为工作重点，为医改工作做准备。医院先期投入大量资金建立计算机信息系统，改善就医环境。2000 年医院住院病区、药房、医技科室实现计算机联网，为医疗保险运行结算做好准备。同年北京中医医院荣获北京市"公费医疗、大病统筹管理先进单位"称号。

（二）医疗保险制度实行初期（2001～2006 年获"A"类定点医疗机构之前）

北京市基本医疗保险规定于 2000 年 10 月 24 日由北京市人民政府第 29 次常务会议通过。2001 年 2 月 20 日北京市人民政府颁布第 68 号令，北京市基本医疗保险规定于 2001 年 4 月 1 日起执行。同期出台了一系列医疗保险办法及相关规定:《北京市基本医疗保险用药范围管理暂行办法》《北京市基本医疗保险诊疗项目管理暂行办法》《北京市基本医疗保险服务设施范围管理暂行办法》《北京市大额医疗费用互助暂行办法》《北京市基本医疗保险费用结算暂行办法》。

2001 年 4 月 6 日北京市劳动和社会保障局公布了北京市基本医疗保险定点医疗机构名单，北京中医医院成为第一批定点中医医疗机构。（注：北京市医疗保险事务管理中心先后共选定 10 批定点医疗机构）

作为第一批定点医疗机构，责任巨大，任务艰巨，院领导明确指出：中医医院医保工作要适应国家及北京市医疗保险形式的发展和要求，要把规范执行医保各项改革、规范医疗服务行为作为切入点，认真落实市医保中心下达的各项工作。

医保办认真学习有关文件精神，积极宣传医疗保险有关政策，加强组织建设，建立、健全规章制度，规范医务人员医疗行为，将医保各项管理内容纳入科室综合质量考核中。建立各种制度，如单病种费用管理制度、自费药品和特种检查自费协议书签字制度、门诊病历及处方管理制度、住院费用管理制度。同时严格控制医疗费用。印发了《临床医师工作手册》，将医保相关政策、规定告知每位临床工作人员。

几年来，北京中医医院在市医保中心的指导、帮助下，积极开展医保工作，建立健全组织机构，不断完善各项规章制度，积极宣传医保政策，监督检查日常工作，为医院的发展、患者的就医、医疗质量的提高、控制费用的增长做了很多具体工作。

为进一步加强对我市基本医疗保险定点医疗机构的管理，提高医疗保险管理部门的管理水平，2003年4月24日北京医保中心下发了《北京市基本医疗保险定点医疗机构分级分类管理办法》的通知，从2003年6月1日开始执行。北京市医疗保险事务管理中心通过对定点医疗机构执行基本医疗保险政策情况、费用管理情况进行综合评价，将全市定点医疗机构划分为A类、B类。北京中医医院当年被评为B类。在医院各级领导的重视下，在医保办公室周建平主任的领导下，北京中医医院为争取跨入A类定点医疗机构做出了长期不懈的努力。

2006年3月1日，北京市劳动和社会保障局、北京市医保中心通过2005年北京市基本医疗保险定点医疗机构评比结果，北京中医医院第一次获得医保管理一等奖。同年北京中医医院申报A类定点医疗机构。

2006年6月19日，北京市医保中心下发了《关于申报2006年北京市基本医疗保险A类定点医疗机构有关问题的通知》，北京中医医院医疗保险各项工作均达到了标准。2006年8月15日，北京市医保中心公布《2006年度A类医疗机构名单》，北京中医医院最终入选。当年全市A类定点医疗机构一共16家医院。

（三）医疗保险发展时期（2006～2011）

2006年，获A类定点医疗机构后，荣誉感和责任感使北京中医医院医疗保险工作更加深入、广泛地开展，并不断迈上新台阶。作为医保A类医院和中医专科医院，本市参保人员均可以在北京中医医院就医，也有很多异地安置人员选择北京中医医院作为他们在北京就医的定点医院，工作量逐年增加。随着北京市保险机制的不断完善，医疗保险逐步扩大，一老一小、社会无业人员、低保人员等相继纳入基本医疗保险范畴，基本实现了全社会覆盖。随着参保人员的不断增加，医疗保险管理机构对定点医院的要求不断提高，医院医保管理更加专业化、规范化。

为了加强医保费用管理，北京市医保中心于 2007 年 3 月 26 日下发了《关于北京市基本医疗保险门（急）诊费用信息上传有关问题的通知》，作为 2007 年医保工作重点。在院领导支持下，医保办公室协调各职能处室及相关科室，进行了大量细致工作，提前完成了医保患者就医门诊费用上传工作。

北京市人力资源和社会保障局于 2009 年初下发了《北京市社会保障卡就医实时结算实施意见》（京人社发 ［2009］ 17 号。使用社会保障卡参与医疗费用结算是北京市进行医疗费用结算方式的改革，实现了参保人员持卡实时报销医疗费用，医保患者持卡实时结算是北京市政府的一项利民工程，也是北京市医保中心 2009 年的重点工作。北京中医医院的这项工作得到了全院各级领导重视和各职能部门及所有临床科室医务人员的积极配合，并投入了大量人力物力，保证了北京中医医院这项工作的顺利进行。医保办根据持卡结算要求，在全院范围内进行广泛宣传，针对不同岗位加强各级人员培训，协调各职能部门工作，制定相关工作条例、岗位职责、应急方案，克服各种困难和压力，终于按时完成持卡结算的各项准备工作，2009 年 12 月 24 日，顺利通过北京市医保中心持卡结算现场认证验收，于 2010 年 1 月 1 日，正式开始门诊患者持卡实时结算。

门诊在实行持卡就医实时结算以来，持卡就医患者与日俱增。针对出现的相应问题，医保办与门诊部、信息中心、收费处密切配合，召开多次协调会，使得医保门诊持卡结算工作有序进行。为了使医保患者顺利就医，医保办针对医保患者编写了《医保常见问题解答》，同时通过医院网站设立的医保专栏宣传医保政策。此外，有《医保专栏》的《为您服务》和《医保专刊》也定期出版为医保患者答疑解惑。通过多层面、多角度的工作，我们形成了窗口解答、医院网站、报纸刊物等立体宣传体系。为了让临床医师更好地掌握医保政策，在医院 OA 网上建立了医保专栏，使得临床医生可以随时学习掌握、了解医保知识。

（四）医疗保险改革深化改革期（2012~　　）

近年来随着北京市医疗保险的不断深入强化及参保人群的不断加大，医保的覆盖面不断增长，就医人群中医保患者所占比例逐年升高，医保工作在医院各项管理工作中的重要性越来越突显。"合理控费用，和谐医保患"这两句话是北京中医医院医保办主办的院内《医保简报》的标语，也是医保办工作的指导思想。

从2013年起，北京市医保中心开始在全市二、三级以上医院推行医疗费用总额预付制。总额预付制是一种宏观医保基金支出管理模式，是由医疗保险管理部门在对定点医疗机构进行评估后，计算出人均医疗费用，按此费用标准向医院预付定额的医疗费，如果实际发生费用超支，超支部分由医疗保险基金和医院分担。总额预付是医保付费方式的一种改革，其管理的目的是通过建立"超支分担、结余留用"的约束激励机制，提高医疗机构管理的主动性，控制医疗费用过快增长，确保医保基金的收支总体平衡。核心是通过风险共担机制，抑制诱导需求，控制过度医疗。最终的目标是提高医疗服务质量、控制不合理费用、缓解"看病贵、看病难"问题。

对于全市定点医疗机构的医保工作来说，医保总额预付是医保工作的重点，同时也是医保工作的难点。为了在医院持续发展、保持中医专科医院的特色及优势、患者日益增长的中医服务需求与医保总额控制指标限制的矛盾中协调好各方利益，医保办公室以"合理控费用，和谐医保患"为指导思想，强化医务人员费用控制意识，加强不合理用药习惯的纠正及费用控制的管理，努力在不影响医院整体发展的前提下做好总额预付工作。

首先，从转变医务人员理念和深刻认识此项工作入手，对全院职工进行宣传动员，提高医务人员主动控费的意识，出台《2013年基本医疗保险总额预付工作方案（试行）》，明确各部门职责。对于总额预付各项指标进行精细测算，将门诊次均费用及住院次均费用作为考核指标，门诊基金支付额作为监控指标，密切监控，及时反馈。其次，充分发挥各科医保专管员的作用，调动他们参与科室管理的积极性，将科室医保总额数据的分析工作作为专管员的一项职责。将住院次均费用实行月考核，每月实时监控，及时纠正不合理增长，有效控制住院次均费用。为了加强科室的医保管理，医保办从规范医务人员的医疗行为、提升医保服务质量、提高医务人员自身保护意识的角度出台了《临床科室告诫谈话制度》《实名制就医、家属代开药管理规定》等一系列管理规定，使医保政策深入贯彻。

北京中医医院医保办一直重视医保宣传工作，在从 2012 年起，创办了院内《医保简报》，每月 1 期。《医保简报》分为《医保动态》《医保提示》《控费专栏》《质量反馈》《拒付专栏》和《典型拒付案例分析》等几个栏目，其目的是及时传达医保政策与讯息，架起医保与医护之间沟通的桥梁，使之成为全院职工了解医保工作和学习掌握医保政策的一个窗口，也使各科主任及时掌握科室的医保费用及医保质控情况，做到规范医保行为、合理控制费用。《医保简报》既是对内宣传的一个媒介，同时也是医保管理的一个手段。

为进一步做好北京中医医院医疗保险管理工作，帮助临床医护人员，尤其是刚进入临床工作的实习生、住院医师规范化培训学生和来北京中医医院学习的进修医师，了解并掌握医保相关政策及规定，使其在临床工作中遵守医保各项规定，合理检查、合理治疗、合理用药、合理收费，更好地为广大医保患者服务。医保办就临床医护人员所关心的政策、流程等相关问题进行了认真整理，并请临床科室医保专管员针对各科室临床工作特点，重点编写了各科室医保相关内容，先后编印了两版《医保手册》，全院职工及进修、实习人员人手一册。同时，我们及时更新院内医保宣传展板、触摸屏及医院网站"医保专栏"医保宣传的内容，使北京中医医院医师、实习医师、进修医师及住院医师规范化培训医师能够及时掌握医保政策和规定。

<u>三、愿景</u>

北京中医医院医疗保险工作一直得到医院各级领导的重视和大力支

持，也得到了全院职工的积极配合。随着我市医改工作的不断深化，医疗保险工作和任务将愈加艰巨，北京中医医院医保工作也将面临新的挑战和考验。我们将一直把"合理控费用，和谐医保患"作为医保办的工作目标，努力拼搏，扎实工作，不断探索创新，加强内涵建设，不断提高管理水平，使北京中医医院医疗保险水平再上新台阶。

医保获奖情况：2000 年获"公费医疗、大病统筹管理先进单位"称号。2001、2002、2003、2006、2007、2011 年均获医疗保险管理二等奖。2004、2012 年获医疗保险管理三等奖；2005、2008、2009、2010、2013 年均获医疗保险管理一等奖。

（彭　伟）

第十六节　你的疾病，我们比你更关心
——疾病与防控控制处发展历程

一、分散管理阶段

医院感染（简称"院感"）管理工作始于 1999 年，之前由护理部兼职人员管理医院消毒工作。成立办公室后由 1 名医生专职做院感工作，隶属于医务处。制定了医院感染管理和消毒隔离的规章制度，逐步开展相关工作。2003 年出现新发传染病 SARS，为加强院感管理，院感办增至 2 名专职人员。在医务处领导下对在急诊科建立隔离区进行隔离、防护、消毒流程的指导，对全院医护人员进行防护及消毒工作的培训和相关工作指导。全面开展对医院感染防控、消毒隔离流程、消毒灭菌效果监测等院感管理工作。

2006 年成立医院感染管理办公室，为医务处的二级科室，有 2 名专职工作人员。北京中医医院明确了医院感染三级管理体系和各个部门的职责，修订了医院感染管理制度、重点科室感染预防控制要求，完善消毒隔离措施，落实了医院感染的诊断标准，并于 2007 年参加北京市卫生局院感质控中心开展的院感病例的网络直报，和全市统一的院感现患率调查。对供应室进行改造，引进机械清洗设备，明确洁污分区，设物理隔断。

2008 年之前传染病监测报告工作由门诊部专人进行管理。

二、集中管理阶段

2008 年 3 月成立疾控处，下设医院感染办公室，将院感管理与传染病管理整合为一个处室开展工作，主要承担与医院传染病和医院感染有关的法规的管理。

（一）公共卫生宣教活动

2008 年 5 月汶川地震，疾控处制定了地震灾后灾区人员中医就诊的预案流程、"灾后预防，就地取材"等有关疾病控制方面的中医传统健康知识宣传和电台录音宣传工作，制定了医院传染病实验室网络工作方案。

参与制定医院奥运突发公共卫生事件工作方案院感和传染病方面的流程。开展禁毒、防疟疾宣传。

（二）传染病宣传、防控

2008 年 5 月 2 日手足口病正式列入《中华人民共和国传染病防治法》（简称《传染病法》）丙类传染病管理，制定出医院手足口病防控方案。2005 年发现人感染高致病性禽流感以来，特别是 2009 年 H1N1 流感在全球暴发以来，疾控处制定了一系列 H1N1 流感的防控措施以及人感染 H5N1、H7N9 禽流感等呼吸道传染病防控的工作流程、人员防护、院感防控等措施。不仅向患者宣传人感染禽流感、中东呼吸综合征等新型传染病的知识，对常见、多发传染病和重点监控传染病如结核、HIV、性病、手足口、麻疹、猩红热、AFP、肝炎、流感等也每年开展不同形式的宣教。2013 年诺如病毒医院感染聚集发生事件、2014 年医务人员水痘暴发事件和麻疹散发病例发生后，及时查找原因，立即指导科室采取疫苗应急免疫接种以及消毒隔离等有效的措施，共同完成防控，及时控制住传播流行。

（三）传染病、医院感染继续教育

每年对新入职的职工进行传染病和医院感染知识的培训。2010年重点开展传染病和医院感染的宣传月活动，请卫生部医院感染专家组成员钟秀玲老师、疾控中心的赵楠老师等专家进行了《传染病法》、传染病疫情报告要求、医疗器械清洗要求、手卫生知识等的培训和实际操作演练。利用多种形式大规模开展手卫生、咳嗽的礼仪、传染病防控知识的宣传活动，以及展板、游戏、发放宣传资料等，受到工作人员和就医的患者及家属的欢迎。对护工和保洁人员也开展了通俗易懂的有针对性的教育。

2011年联合其他职能部门共同组织了知识竞赛，疾控处负责传染病和医院感染知识的题库准备并担任竞赛的评委。

（四）不断制定、补充完善规章制度

围绕国家2009～2012年发布的卫生行业标准——《中华人民共和国卫生行业标准》，以及《医院消毒供应中心管理规范》《医院消毒供应中心清洗消毒及灭菌技术操作规范》《医院消毒供应中心清洗及灭菌效果监测标准》《医务人员手卫生规范》《医院感染监测规范》《医院隔离技术规范》进行培训。根据《中华人民共和国卫生行业标准》中的《医院空气净化管理规范》《医疗机构消毒技术规范》，制定北京中医医院的制度和要求，出版了《医院感染手册》。

随着医院管理的不断提高、医院感染管理学科的快速发展，要求不断改进和完善北京中医医院目前的医院感染管理措施和传染病管理制度。2012～2013年对导管相关血流感染、导尿管相关尿路感染、呼吸机相关肺炎、外科手术部位感染的工作规范与操作制度等多项规章制度进行了梳理，共修订了39项传染病制度要求和25项院感管理的制度要求。为加强科室医院自身感染管理的意识，方便临床科室填报传染病和院感病例，2013年制定了《科室院感管理手册》，修订简化了传染病和医院感染相关的监测报告流程，并整理归纳流程和各项表格，放在 OA 疾控专栏，以便于执行。

（五）持续改进

2009 完成了医院感染和传染病报告系统上线，2012～2013 年完成了传染病监测系统上线。2009 年医院根据疾控处（院感办）的风险评估，采纳了改造手术室的建议，多次请市院感质控专家来医院帮助进行手术室改造的规划，并实施了改造，增加了感染手术间，且把办公和休息区域与清洁手术区分开，在硬件方面对防止手术感染有了很大的改善。改造期间，疾控处密切配合手术室改造工作，指导手术室作好清洁、消毒，主动积极联系疾控中心的相关部门进行环境监测、评估，及时拿到合格证书，保障了手术室的及时使用。2012 年百级层流手术间投入使用。同年更换了供应室高压灭菌器、呼吸管路清洗消毒机。2013 进行了呼吸科抢救室改建、ICU 改造，尽量做到分区流程消毒接近院感管理要求。2013～2014 年开展手卫生 ATP 监测，提高了手卫生的依从性和手卫生质量。2014 年对导管室的改造提出流程布局的建议。从防控医院感染的角度，制定了医院环境清洁卫生管理办法、考核标准、终末清洁消毒要求，修订了保洁工作流程，提高了院感防控意识，规范了保洁人员的行为，提高了医院环境清洁消毒的质量，为患者和工作人员提供了清洁安全的环境。2014 年院感预警系统纳入规划。

（六）疾控公共卫生、院感监测工作

2011 年起按照市医院感染质控中心要求开展导管相关 ICU 血流感染、尿管相关感染、呼吸机肺炎的病例监测与报告，全院清洁手术切口监测与报告，全院感病例的监测报告，院感现患率的调查等工作。2011 北京中医医院成为北京市流感监测哨点医院，按照要求常年持续进行流感样病例的监测采样报告。同时，协助疾控中心完成了社区肺炎科研项目的协调工作。2013 年配合卫生局完成了口罩监测工作。同年卫生局为了监测饮食对人体健康的影响，在全市开展食源性疾病监测，北京中医医院承担了哨点医院的工作，每月完成采样和监测报告。同时，还按照市疾病预防控制中心（CDC）统一布置，在重点科室开展了人类免疫缺陷病毒（HIV）扩大检测。

（七）传染病、医院感染的演练及其应急处理

每年针对重点防控的传染进行病实地演练，几年来在主管院长指导下，组织相关科室开展了鼠疫、不明原因肺炎、新型冠状病毒、中东呼吸综合征等呼吸道传染病和霍乱等肠道传染病的实地演练。对垃圾遗撒应急处理进行了演练。2013 年冬季诺如病毒感染腹泻病例在病房聚集发生、2014 年春季发生医务人员之间水痘传播，按照属地管理原则和报告程序，报告东城卫生局和北京市院感质控中心，并在科室指导下采取有效的消毒隔离措施，及时采取措施控制后，没有出现新发病例。

（八）职业防护

2009～2014 年，每年开展职业防护培训，组织医院高危人群自愿进行麻风腮疫苗、流感疫苗预防接种。2012 年进行乙肝疫苗高危人群自愿预防接种。定期组织肝病科、检验科、口腔科、血透室、急诊科等高危科室人员接种乙肝疫苗。帮助职业暴露的工作人员完成免疫接种。2013 年急诊科医务人员接触狂犬病患者后，及时接受狂犬疫苗接种。2014 年发现病房收住 1 例麻疹患者后，最短时间内给相关的 40 余人进行紧急麻疹疫苗免疫接种，有效避免了麻疹病毒的进一步传播，没有发生医务人员和住院患者发生麻疹病例。

（九）上级检查及奖励

北京中医医院疾控工作在每年的例行检查中均获得好评，每年均获得东城卫生局先进集体。2011 年段文佩获得北京市先进个人，2012～2013 年宫晶书获得北京市先进个人。同年在医院等级评审中北京中医医院医院感染和传染病控制工作获得满分。

（十）主要人事变动、社会任职

表 3 – 12　疾病与防控控制处主要人事变动及社会任职表

时间	变动	疾控、院感相关社会兼职
2003～2005	朱丽娜院感办负责人	
2006～2007	宫晶书院感办主任	
2008～2009	徐春军疾控处兼院感办主任	东城预防医学会副主任委员（2009～　）
2010～目前	宫晶书疾控处兼院感办主任	北京市中医医院感染管理质控中心专家委员会委员（2013～　） 国家卫计委第七届国家卫生标准委员会医院感染控制标准专业委员会委员（2013～　）

（宫晶书）

第十七节　飞速向前发展，逐步转变职能
——药学部发展历程

一、沿革

药剂科成立于 1993 年，由中药房、西药房、中心制剂室 3 个科室组成，负责全院医、教、研、防用药的采购、供应、调剂、制剂。此外，药剂科逐步开展了本院药品不良反应的监测上报、抗菌药及中药注射剂合理使用的检查、用药咨询、重点疑难病历的会诊及讨论等临床药学工作。

中药房成立于 1956 年建院之初，由当时的门诊成药组、门诊汤剂组、病房煎药室、制剂室和药库 5 个部门组成，现已在原基础上发展成具有肝病科药房（1982 年）、门诊代煎室（1998 年）、特需药房（2000 年）、综合药房（2003 年 3 月）等 8 个部门的大科室。

西药房作为独立科室成立于 1976 年，其前身是 1956 年建立的西药器材科。现分为门诊药房、急诊药房（成立于 2001 年 8 月）、病房药房、药品库 4 个部门。

病房药房作为独立科室成立于 2011 年。

中心制剂室成立于 1985 年，其前身是分属于中、西药房的中药制剂室和西药制剂室。中心制剂室现分为中药提取、中药内服、中药外用、西药制剂、制水、外包装室、药检室、原辅料库、包装材料库、制剂成品库 10 个部门，生产 206 种中药制剂。

药品采购办公室成立于 2001 年，负责中成药、西药的采购审批工作。

历届药剂科主任：王焕民（主任药师，1993 年 1 月～2001 年 10 月）、毛克臣（主任药师，2001 年～2005 年 2 月）、朱蓓（主任药师，2005 年 2 月～2006 年 1 月）、郭桂明（主任药师，2006 年 2 月～2016 年 1 月）、吴剑坤（副主任药师，2016 年 2 月～）。

历届中药房主任：周相臣（主任药师，1956～1971 年）、白云瑞（主任药师，1972～1987 年）、谢善卿（主任药师，1984 年，副主任）、季放（主管药师，1987 年 3 月～1989 年 6 月）、胡曦（主管药师，1989 年 10 月～1992 年 2 月）、张利光（支部书记，1992 年 3 月～1992 年 10 月，代主任）、孟宪元（副主任药师，1992 年 10 月～1999 年 5 月）、毛克臣（主任药师，1999 年 5 月～2004 年 2 月）、郭桂明（副主任药师，2004 年 2 月～2006 年 1 月、2009 年 6 月～2011 年 11 月）、吴剑坤（主管药师，2006 年 2 月～2009 年 6 月）、陈占功（主管药师，2011 年 11 月～）。

历届西药房主任：

高文华（药材科西药组负责人，1956～1968 年）、赵彬（西药器材科主任，1968～1972 年）、张正和（主任药师，1973～1999 年 7 月）、杨习行（主管药师，1999 年 7 月～2000 年 7 月，临时负责人）、朱蓓（主任药师，2000 年 8 月～2006 年 1 月）、王洪（副主任医师，2006 年

2月~2007年）、席梅（主管药师，2007年~2011年9月）、薛颖（主管药师，2011年10月~2015年2月）、李文喆（主管药师，2011年11月~）。

历届中心制剂室主任：王焕民（主任药师，1985年12月~ ）、张正和（主任药师）、杨天文（主任药师）、钟淑琪（主任医师）、何延良（主任药师，1987年~ ）、张庆华（主管药师）毛克臣（主任药师，1994年~1999年6月）、顾枚（副主任药师）、孟宪元（副主任药师，1999年6月~2001年）、李卫敏（副主任药师，2001~2012年）、车晓平（主任药师，2012年1月~2016年1月）。

历届药品采购办公室主任：郎立波（支部书记，2001年3月~2003年1月）、尹珉（副主任药师，2003年1月~2011年1月）、肖薇（副主任药师，2011年1月~2016年1月）。

历届药剂支部书记：王有功（1966~1980年）、王焕民（1980~1987年）、季放（1987~1989年6月）、张庆华（1989年7月~1990年1月）、张利光（1990年2月~1997年7月）、王冀明（1997年7月~1998年7月）、郎立波（1998年8月~2003年1月）、刘美荣（2003年1月~2008年4月）、姚敏云（2008年4月~2009年12月）、尹珉（2010年1月~2012年6月）、杨谦（2012年6月~2014年3月）、杨力（2014年3月~）。

多年来，药学部的历任领导始终坚持以保证药品供应、保证药品质量为本，以满足患者需求为中心，注重提高工作质量和服务态度；教育职工钻研技术、爱岗敬业，面对患者有爱心、耐心、细心和责任心。药学部建立并持续改进了质量管理体系，同时承担了全院药品质量及合理用药的监督管理工作，确保患者用药安全；配合医疗需要，积极开展医院药学及其科研工作。

近10年来，药学部重视发展临床药学工作，在科室主任郭桂明和主任药师朱蓓的带领下，专职临床药师从最初的1名，到现在形成了一支由1名博士、3名硕士、2名学士组成的优秀临床药师团队，其中2

名临床药师已获得卫生部临床药师培训基地的证书。目前开展的临床药学工作涉及抗菌药临床合理应用监测、中药注射剂的合理使用监测与指导、对中西药（含制剂）和中药饮片的不良反应监测、处方点评、门诊用药咨询、各级各项科研课题的申报、撰写并发表科研论文、临床会诊、临床查房、编写《用药指导手册》等，药学人用辛勤的努力，换来了劳动成果。

近5年来，药学部各项发展突飞猛进，2011年8月成为北京市中医管理局药剂质控中心主任单位，是全市第一批成立的6个质控中心之一。2011年底获得北京市中医管理局"示范中药房"称号。2012年2月被国家中医药管理局批准成为临床药学重点专科培育单位；同年9月成为国家中医药管理局临床中药学重点学科培育单位。2013年4月申报国家临床重点专科（中医专业临床药学）。2014年9月获批国家中医药管理局优势特色教育培训基地。2014年7月～12月，药学部申报并成为首都医科大学临床硕士专业学位研究生培养点，合作成立首都医科大学中药学教研室。

北京中医医院药学服务和药事管理等各项工作快速发展，日常药品供应工作量也持续上升，在人员和工作面积增长有限的情况下，药学职工以顽强的毅力顶住巨大的工作压力，尽最大努力完成好药品供应工作。

二、现状

（一）科室文化、制度建设情况

1. 科室文化

药学部积极开展中医药文化建设工作，营造浓厚的中医药文化氛围，以"仁术勤和"的院训，勉励职工勤于医术，以仁爱之心服务患者。通过院报、医院信息、医院OA网《继续教育》栏目等平台，引导职工牢固树立"学中医药、爱中医药、一辈子干好中医药"的理念和"中医药服务民众至上"的价值观。

除了完成繁重的日常药剂工作外，药学部还承担了北京中医药大学、首都医科大学、北京市中医学校等大专院校学生的实习带教工作。中药房还是外宾来院参观的重点科室之一，接待过150多个国家的参观者，近5年共接待外宾100余批次，2000余人。

中药房将中医药文化充分融入科室日常工作和各项规章制度、工作规范中，培养职工的传统中医药文化价值观，在中药服务的环境、流程、方式等各方面体现中药文化特色。例如：在饮片调剂室内陈列真伪饮片标本；在医院内修建中草药植物园，并附有植物介绍；中药房各部门订阅中医药相关的报纸和专业期刊；组织职工参与以中医药文化为主题的知识竞赛、郊区采药、征文活动等。将文化环境建设、诊疗行为、核心价值观等中医文化内涵体现在中药房日常工作的方方面面，提升医院在群众中的口碑，提升患者的满意度和医院的社会认知度，创造医院的品牌文化。

2. 制度建设

为贯彻落实药事管理法律、法规、规章和规范性文件，医院成立了药事管理委员会，建立、完善了相关的药事管理制度；药学部建立了"以病人为中心"的药学管理工作模式，制定、落实了药事质量管理规范、考核办法并持续改进。全院临床用药遵循相关法规、制度与技术规范，做到积极促进、有效监督，每年进行3~4次监督检查。

门诊药房窗口发药实行一配一发与双人核对制度，严格执行"四查十对"操作规范。急诊药房和病房煎药室实行24小时值班，各药房实行电子处方。

积极开展临床药学工作，在认真学习、贯彻落实《抗菌药物临床应用指导原则》《卫生部办公厅关于抗菌药物临床应用管理有关问题的通知》，制定了本院《抗菌药物临床应用指导原则实施细则》及《中成药临床应用手册》，对抗菌药物的围手术期使用及分级管理、超说明书用药、中药注射剂的规范使用等进行有效的干预管理。临床药师负责合理用药及处方点评的监测、评审工作，定期进行病历检查，保障规范用药。药学部开展临床用药的药物安全性监测、药品不良反应监测，并按有关部门要求直报北京市药品不良反应（ADR）监测中心。

为保障用药安全，药学部通过《药品快讯》，及时为北京中医医院医务人员提供有关药品法规、用药安全等方面的信息，为临床及医疗质控管理科室提供出院病历中抗菌药、中药注射剂等用药情况分析及其他相关信息。针对中药注射剂的安全使用情况，药学部自 2006 年起对全院所有品种的中药注射剂临床应用情况进行监测，每季度除对北京中医医院的中药注射剂进行用量监测外，还就中药注射剂在临床应用的规范性、合理性和安全性问题，通过《药品快讯》加以提示，并公布点评结果。10 年的数据资料为今后进一步的技术分析打下了基础。

近年来，药学部制定并完善了《麻醉药品和精神药品管理制度》《抗菌药物临床合理应用监测管理制度》《处方点评管理办法》《药品不良反应监测工作管理规范》《药品不良反应与药害事件管理制度》《药品召回制度》等院发文，并针对突发事件制定了药品紧急调拨应急预案。

3. 药品管理制度

（1）药品采购。2005 年以前，北京中医医院对药品实行电话采购方式。近年来，随着药品采购政策的严格以及 OA 系统的完善，北京中医医院通过政府统一的网上采购平台进行药品采购，药品采购办主管药品采购的监督和管理工作。药品库房主任负责日常药品采购、供应管理工作；药品采购员根据药品采购办下达的医院药事管理委员会制定的《基本药物供应目录》和其批准的药品供应单位采购药品。药品采购人员负责门诊、病房、综合药房、科研用药、社区的药品采购工作。药品采购由库管根据出库量、库存量提出合理的采购计划，经药库主任批准后，采用网上采购，购进记录保存至药品有效期后 1 年，且不少于 3 年。

（2）药品监管。近年来，为了加强药品安全使用质量管理，确保储存药品数量正确，质量稳定，药学部不断加强各环节规章制度建设。药品入库严格执行药品检查验收制度，验收合格的药品，库管凭商业公司提供的"随货同行联"办理入库，并将其移入相应的合格品区。药品入库后，库管负责建立药品账，及时记录药品出、入库情况，保证实物账与药品数量一致，确保账物相符，杜绝错入、漏入、错发、漏发等业务过失。入库药品按其属性分类和储存条件放入不同的区，2008年建立冰箱、阴凉库、低温库使用技术规范，保证药品质量。出库药品做到"先进先出，按批号发货"。在药品使用方面，建立了严格的药品有效期管理制度及流程，规范药品效期管理行为，提高管理水平，降低药品损耗，以便于为患者提供安全有效的药品。药房每月15日检查药品效期，并做记录。将距失效期8个月内（有效期只有一年的距失效期6个月内）的药品登记汇总，签署意见，门诊、病房药房互换汇总表，认领可使用的品种。不能认领的品种填写《近效期药品表》交药库，库房与供药商业公司协商处理。药库每3个月进行一次药品效期筛查并登记，平时对药品有效期在1年之内的品种纳入监管视线。

（3）特殊药品管理。药学部遵守国家有关规定，对特殊药品进行严格管理，保障了特殊药品的安全合理使用。麻醉药品实行专人采购、药监局备案，凭印鉴卡向定点批发企业购买麻醉药品。在第二类精神药品管理方面，依据国务院颁布的《精神药品管理办法》《处方管理办法》和卫生局下发的有关规定，制订相关的管理制度并严格执行。库房、门诊、病房、急诊药房每月对精神药品进行自查（包括：数量、效期、包装完整与否）。对于自查过程中发现的问题，应及时向药房主任汇报，采取必要措施，并做处理报告。对重大问题，由药房主任上报药学部主任、主管院长及上级监管部门。为加强医疗用毒性药品管理，按照《药品管理法》及《医疗用毒性药品管理办法》有关规定，结合本部门具体情况，制订本院《医疗用毒性药品储存保管制度》，规定毒性药品必须专柜加锁，双人保管。毒性药品的包装容器上印有规定的毒药标志，并注明了每日极量。药品码放整齐有序，品名、数量、字迹清晰。毒性药品柜应该放在安全、干燥的地方，做好温、湿度记录，配备监视、报警系统。毒性药品柜的储存和保管应每月自查，定期核查，做好记录。药库组长、药库管理员调离岗位时必须履行交接手续，科主任亲自监督交接。在毒剧药采购方面，使用部门按需要量填写请购单，经部门主管领导签字后，交予库房；再由采购员请示组长后，将计划采购的毒剧药的品种及数量报科主任，经同意后在院办开取介绍信，由库房组长持介绍信及身份证复印件到指定的允许经营毒剧中药的供货单位购买。

（二）取得的主要成绩或成就

1991 年，北京市医院系统中药理论与技术操作竞赛中药理论竞赛第一名；北京市医院系统中药理论与技术竞赛三等奖；全国医院中药理论与技术竞赛鉴别竞赛一等奖、全能竞赛二等奖、北京市代表队团体第四名。1998 年，《药讯》在北京地区药学学术年会期刊评选活动中获参与奖。1999～2003 年获院级"先进集体"称号。2002 年，《中医药讯》获"全新杯"优秀药讯奖二等奖（北京药学会颁发）。2003 年，在抗击非典工作中被授予院级"先进党支部"和"先进集体"。2003、2004年，被授予院级"先进支部"。2004 年，获"开展药品不良反应工作先进集体"称号、"先进个人"称号（北京市不良反应监测中心颁发）；获院级"先进集体"称号。2005 年 2 月，在东城区"药学服务年"活动在被评为"优良药房"（东城区药械协会、东城区医学会颁发）。2008 年，获北京市食品药品监督管理局、北京市卫生局颁发的"北京市药品监测优秀奖"。2010 年，在北京市医疗机构青年中药技术人员专业理论与技术竞赛中荣获"优秀组织奖"，中药房李照福获第一名；获北京市卫生局"抗感染药物合理使用"展板比赛二等奖。2011 年，在北京医药卫生职业技能大赛（中药鉴别）中荣获"优秀组织奖"。2012年，获北京市"药品不良反应监测工作先进单位"称号（北京市药品监督管理局、北京市卫生局颁发）；在北京医药卫生职业技能大赛（中药炮制）荣获"优秀组织奖"，中药房胡欣燕、黄健包揽大赛第一名、第二名。

近 5 年来，北京中医医院药学人员在医药类核心期刊共发表专业文章 30 余篇，参与编写出版专业书籍 5 部。目前主持在研或已完成课题包括：国家级 1 项，局级 2 项，院级 7 项，学会项目 3 项。

（三）队伍建设情况

1. 学科带头人

已故主任药师白云瑞是北京市知名的第一批中药主任药师，他业务技术全面，善于管理，曾担任《北京市中药调剂规程》《北京市制剂规范》等书的编审。

已故主任药师谢善卿是北京市知名的第一批中药主任药师，擅长以传统的眼看、手摸、口尝、鼻闻的方法鉴别各种药材的真伪优劣，尤其是对人参、鹿茸、羚羊角及犀角等贵重药材的鉴别更为精通，有"药材鉴别大师"的称号。

主任药师王焕民为北京中医药大学中药系培养的第一批中药本科毕业生，不仅精通中药的传统知识、中药的现代研究进展及制剂技术，而且对大型药房的管理也有丰富的经验。他参与研制的洁阴洗剂、兴阳丸等制剂曾获得北京市中医管理局二等奖和北京市科技进步三等奖。他曾受国家中医药管理局委托，负责编写各级中医医院药剂科等级评审标准及实施细则并担任评审专家。他还曾担任国家食品药品监督管理总局执业药师评委、北京市卫生局和北京市药品监督管理局中药专业高级职称评委、国家中医药管理局"125"人才工程评审专家。

主任药师张正和为 20 世纪 60 年代初期北京医科大学药学院西药专业毕业生，在北京中医医院中医研究所中药研究室及西药房工作近 40 年，不仅精通西药，而且对中医中药有自己的独到见解。多年来在中药黑膏药的炼制工艺、中药煎剂的加水量以及中西药合用联用、中药煎剂的酸碱度及钾钠离子浓度、西药对临床诊断的影响等很多与临床用药有关的实际问题上都有所研究，发表了 20 余篇论文和大量科普文章及书籍。张正和主任曾先后担任中国药学会北京分会中药、植物药分科学会委员及医院药学分会委员、《中国医药报》特约通讯员、《北京临床药学》杂志编委。现虽已退休多年，但仍为北京药学会药学老年工作组成员，关注医院药学的发展，并发表多篇论文。

主任药师毛克臣 1970 年参加工作，1980 年毕业于北京中医药大学。主要从事医院药学、中药饮片企业的生产经营管理。先后任制剂室、中药房、药剂科主任。在中药的传统制剂及现代剂型改进等方面有比较全面的专业知识和管理经验。主持了本院传统制剂的整理申报工作以及制剂室初建、改建、验收。参与完成了 2 个"健"字号药物的申报工作和多项科研课题的研究以及新制剂的开发。后从事中药饮片的生产加工、经营管理工作。主持完成北京市青年科技基金课题 1 项，获得北京市科学技术进步三等奖，北京市中医管理局科技进步成果二等奖。作为北京市第四批老中医药专家学术经验继承工作指导老师，培养继承人 4 名。曾任国家科学技术奖励评审专家、中华中医药学会中药房管理委员会委员、北京医学奖励基金会医药专业委员会主任委员、北京中医药学会理事、中药调剂专业委员会顾问、炮制专业委员会副主任委员、药事管理委员会委员、北京社区医疗协会临床药学专业委员会副主任委员、《中国中医药报》编委会药品信息编辑指导委员会副主任委员、《首都医药》杂志编委。

现任药学部主任郭桂明为主任药师，曾受过老一代中药专家传统经验的熏陶，又接受了正规中药专业的高等教育，在中药的鉴别、调剂、传统制剂及现代剂型改进等方面有比较全面的专业知识和管理经验。现担任北京市药剂质控中心主任、北京中医药学会第十届理事会理事、中药调剂专业委员会主任委员、中药药理与中成药专业委员会副主任委员、中药临床药学专业委员会委员、北京市医疗机构药事管理专家委员会委员以及《北京中医药》《首都医药》《中国医院用药评价与分析》等杂志编委。自担任药学部主任以来，不断学习，努力提高自身政治修养和专业技术水平。在奥运以及防控甲流期间，有效地保障了药品的安全使用和供应。作为负责人带领团队先后申报国家中医药管理局重点专科、重点学科，并成为培育单位；积极申报各级科研项目，成功申报国家中医药管理局中医药优势特色教育培训基地，成功申报首都医科大学临床硕士专业学位研究生培养点，并合作成立了首都医科大学中药学教研室。在临床药学工作方面实现了多项突破性进展，尤其在临床药学的人才梯队建设、各级科研课题的申报，以及临床药师送出培养等基础工作方面，实现了从无到有的质变，为北京中医医院药学职能转变打下了坚实的基础。

2. 其他人员基本情况

药学部现有一支技术力量雄厚的药学人员队伍，现有正式职工 126 人，其中主任药师 2 人、副主任药师 8 人、中级药师 47 人、初级药师（士）65 人，获得执业药师资格的 30 余人。近年又引进 1 名博士，3 名硕士以加强北京中医医院的临床药学工作。高、中、初药学技术人员比例及中药占西药专业技术人员比例适当，各级人员岗位职责明确。

（四）其他具有科室特色的内容

北京中医医院药学工作历来以中医中药为主，西药房的工作处于一种辅助位置。近年来，随着医院收治患者病种的增多，特别是急危重症患者的增多，使得西药使用的比例在不断上升，西药的年销售收入已从建院之初的十几万元发展到了 2004 年的 8000 余万元，2014 年全年已逾 2 亿元。

近年来，北京中医医院日门诊量大大增加，给中药调剂工作带来巨大压力，在人员配备不足的情况下，所有工作人员很长一段时间内加班加点，团结奋战，为保障患者能及时取药不辞辛劳。随着北京中医医院门诊量逐步攀升，门诊大厅的压力明显增大，在院领导的大力支持以及其他相关科室的协调配合下，药学部对工作环境和设施进行了改造，具体包括以下几个内容。

（1）饮片周转库设施的改造。饮片储存由大木箱改为公斤小包装，充分利用了空间，改变了几十年的传统储存、出库模式，大大提高了工作效率。

（2）对库房进行科学高效的管理。中成药库、西药库的环境和设施经改造后，新增了货架，充分利用库房空间，增加了库存量；新建阴凉库和冷藏库，保障药品质量，在同级别三级医院中相对较规范。

（3）合并门诊中成药和西药调剂室为门诊药房，优化操作流程，减少患者排队次数和候药时间，提升为患者服务的质量。同时将中药计价室转移，腾出空间，安置挂号处，在原有 9 个挂号窗口的基础上增加至 11 个，为今后办卡、挂号、收费通柜服务提供了条件，进一步方便患者就医。

（4）克服了人员、面积有限的困难，将门诊用药咨询台改造为用药咨询窗口。2014 年初，在门诊大厅建立用药咨询中心，更好地为患者答疑解惑，保证患者合理用药。北京中医医院用药咨询工作起步较早，2006 年就设立了用药咨询台，开展门诊用药咨询。2013 年 12 月，为了贯彻党的群众路线，促进药师职能转型，市医院管理局印发了《用药咨询中心建设工作方案》，计划年内完成 21 家市属医院用药咨询中心的建立，并将此作为 2014 年北京市医院管理局的一项重要工作。北京中医医院自 2014 年 2 月开始着手在门诊大厅建立有独立空间的用药咨询中心。在院领导的充分重视和大力支持下，经过药学部与总务处、采购中心、门诊部、信息中心等科室多方协调和努力，最终在限期内完成了所有软、硬件建设，成为首批建立用药咨询中心的 13 家市属医院之一。建立用药咨询中心是满足百姓用药需求的一项实际工作，且还能够促使药学专业人员回归本职。通过药师与患者面对面的沟通，加强在就医过程中的人文关怀，对合理用药和缓解医患关系都有积极的意义。

（5）建立用药咨询记录数据库、含毒性药材数据库、北京中医医院 10 年药品不良反应数据库、院内制剂含毒性药材数据库等。完成 2003 年至 2012 年北京中医医院药品不良反应报表的整理工作，将报表的基本信息进行完善、错误信息经查阅原件后进行修改，将报表中不良反应名称按照"WHO 不良反应术语"逐一进行规范，保证不良反应数据的完整性及准确性。不良反应数据库，共计收录北京中医医院 10 年间上报的药品不良反应 1484 例，方便检索。2014 年建立用药咨询记录数据库，数据库的建立方便用药咨询记录的查询及数据整理。定期对用药咨询中心问题进行汇总分类及总结。2015年启动北京中医医院中成药、西药联用禁忌数据库建设，填补中、西药联用禁忌监测的空白，完善医院合理用药监测系统，为防止患者因中、西药联用出现不良反应或不良事件奠定基础，进一步提高医院中、西药物的合理使用水平。

（6）改造门诊中药汤剂的代煎室，扩大面积，增加煎药锅，以适应患者的需要。2009年4月1日中药代煎费纳入医保报销范围以来，中药代煎量迅速增加，代煎室每天都在超负荷运行。为满足广大患者的需求，医院决定对中药代煎室进行改建。2009年7月20日，改扩建后的新中药代煎室正式投入使用。新代煎室按照《医疗机构中药煎药管理规范》建设，与老代煎室相比，新代煎室面积增大了，是老代煎室的一倍多；煎药设备增多了，现有煎药锅74个，包装机20台，其中新增煎药机50台，且都是十功能二煎煎药机，能够通过二次煎煮更好地煎出有效成分，提高药液质量；增设冷库，更好地保存药液，保证药液质量；增加降温设施，新增了8台吊扇，并且做了南北通风的设计，缓解了煎药室高温闷热的状况。2014年7月，又在大调剂原1组位置新建代煎室，增加28台煎药机和7台包装机，大大缓解了门诊代煎室的压力，缩短了患者取代煎中药的候药时间。

（7）2009年"甲流"防控工作中，药学部科学安排，精心组织，克服困难，加班加点，努力满足患者需求，保证门诊流感合剂的供应。同时增加防治流感相关饮片储备量，并设立防治流感用药知识宣传专台，由主管药师解答患者用药的疑问，讲解防流感用药常识。

（8）增加膏方的制备，提供个性化传统中药。2010年包括北京中医医院在内的5家中医医院被授予"首届开展膏方门诊及加工服务的医疗机构"。北京中医医院膏方门诊经过半年的准备和试运行，按照北京市中医管理局的要求，于2010年11月8日开始提供膏方养生保健服务。膏方门诊设在体检中心，以预约、挂号、就诊、交费、取药一站式的形式为广大患者提供服务。入冬后，每天慕名而来的患者络绎不绝，膏方门诊需求量很大。在人员紧张、供不应求的情况下，药学部科学统筹，调配人手，加班加点，努力做到满足患者需求。

（9）在特色制剂方面，充分发挥药学人员的专业知识和技能，保质保量，安全生产，保障了北京中医医院临床使用的制剂品种供应。2001年，按照医疗机构制剂室验收标准，建成有洁净区的新制剂楼。2013年，由于门诊量不断攀升和医疗用房需求的增长，考虑到医院整体发展，制剂室整体搬迁至北京市卫生局临床药学研究所中试基地（顺义北石槽）。

多年来，药学部始终坚持把维护人民健康、保障人民用药安全有效放在药剂工作的首位，严格执行《药品管理法》及相关政策法规，不断完善药剂管理工作制度、岗位职责及量化考核工作，狠抓药品质量和医院药学的管理工作，为北京中医医院安全用药护航。

三、愿景

药学部发展目标：在"十二五"规划中，短期医院药学发展的方向与定位为发展临床药学专业，进一步优化操作流程，利用北京中医医院医院信息管理系统（HIS）中的用药安全监测系统，进一步为临床和患者提供更优质的药学服务，为今后专科和学科的发展奠定坚实的基础。长期发展目标为深入开展中药饮片炮制研究、中药制剂的研发及探索中药临床药学的内涵等科研工作，进一步提高药学服务质量和水平。

（一）制度建设

定期修订完善各项工作制度，加强量化考核工作，成立量化考核小组，加强对制度执行情况的考核，并不断完善量化考核内容，依据管理年检查标准，修改科室量化考核内容。相关工作人员熟悉并严格执行量化考核，并对执行情况实行有效的质量管理评价。

（二）科室发展

以重点专科和学科建设为契机，继续发展临床药学工作，在新医改的浪潮下，加快药学专业人员的转型，提高药学服务水平，从过去单纯的提供药品变为向患者和临床提供优质药学服务。同时，进一步提高药学科研和教学能力。

（三）队伍建设

引进或培养高学历专业人才。无论是同临床科室相比，还是同其他三甲医院药学人员相比，北京中医医院药学人员学历和职称普遍偏低。这也是未来若干年制约北京中医医院药学发展的因素之一，故应加快药学专业人才队伍的建设。一方面，计划继续引进和培养高学历专业人才，鼓励更多药学人员获得高级职称和更高学历。在引进人才方面，着力于临床药学专业毕业的人员，为医院医嘱审核和 PIVAs 建设奠定人员基础。另一方面，为年轻的学者搭建发展平台，积极创造条件，送出培养；建立奖励机制，鼓励年轻学者，不断提升药学工作能力和科研、教学水平。

（李璐玚）

第十八节　管理与服务的融合
——财务处发展历程

财务处是医院重要的经济核算管理部门，同时也是医院对患者及职工的服务窗口。具体负责医院预算和决算的编制及上报、会计核算、经济核算和奖金分配、物价管理以及医院财务活动分析、门诊及住院收费核算等工作，并为医疗、教学、科研的正常开展提供持续有效的经费保证。

一、沿革

建院初期，医院财务科未单独设立，而是作为总务科下属的一个部门，负责进行财务核算与收费工作，同时兼管病案统计工作。财务科于1963 年成为独立科室，第一任财务科长由张庆华同志担任。20 世纪 70

年代初病案统计工作从财务科分离出去，成为独立部门。

1986 年根据卫生局规范职能处室编制的规定改为财务处，并由张松岐同志担任改制后的财务处处长。

随着医院的发展和改革开放的不断深入，医院的财务管理不断加强和完善。1988 年设立专职物价员 1 人，1993 年增加 1 人，1988 年设立专职审计员 1 人。1990 年物价员被评为市级"先进工作者"。1992 年财务处顺利通过卫生局组织的会计达标工作。1994 年被东城区政府评为"物价计量信得过单位"。1995 年会计室使用卫生局统一的财务核算软件——金算盘软件记账，实现了会计电算化，并逐步完善了财务处内控制度。2000 年医院改革办公室设立在财务处，由财务处负责计劳工资核算。2001 年住院处实现了局域网出入院核算。门诊收费于 2003 年实现划价收费一条龙，方便了患者交费。2011 年财务处牵头上线了经费预算管理系统，强化了医院科研项目及课题经费的预算管理，保证了经费的规范使用。2012 年新会计制度改革，对全部会计室人员进行了新会计制度、财务制度的培训，以及新财务软件使用方法的讲解，完成了 100 余个会计科目的逐一结转；同时，新财务软件中将科研课题全部纳入项目核算，实现了从手工辅助账到财务软件核算的跨越。2012 年 9 月北京市卫生局开展会计基础考核评价工作，财务处认真学习考评标准，在研究过程中完善了部分业务流程。2012 年 11 月国家税务总局开展针对药品、医疗器械生产经营单位和医疗机构发票使用的专项整治行动。为配合此项行动，财务处全体人员采集录入采购发票明细信息 5.2 万余条。同志们加班加点毫无怨言，充分体现了北京中医医院财务人的团结精神。2013 年 6 月财政局进行票据改革，取消纸质挂号收费条，统一收费票据，通过财务处全体人员努力，顺利完成了票据业务对接。2013 年 10 月底配合北京市医院管理局上线了"京医通"业务，优化了非医保和外地患者的就诊缴费等流程。

先后担任财务处负责人的有：张庆华、赵洪儒、刘克清、张松岐、傅作英、彭志华、杨莉、刘宇（现任）；主管财务的副院长为王国玮院长。在主管院领导的带领下，几任财务处长在管理上各有特点，但他们的共同之处在于能够以身作则，坚持原则，作风严谨，严格执行财务制度，认真做好每一件事，当好领导的参谋。

二、现状

医院财务处现设会计室、物价办、经济核算办公室、收费处、住院处等部门，有在职财务人员共73人，其中高级职称1人，中级职称4人，初级及以下职称68人。

在医院党委的领导下，2014年财务处将工作重点放在内控制度规范化建设、全面预算管理、加强资产管理力度几个方面。在内控制度规范化建设中，财务处牵头成立内控小组，将医院各项业务流程所涉及的风险点进行梳理，制定相应的风险控制措施，优化业务流程，将内部控制流程贯穿于医院财务管理的各个方面，并实现内部控制流程的信息化。加强预算管理，落实全面预算，基本做到先预算再支出，无预算不支出。配合资产部门做好资产的核算管理，保证国有资产保值、增值，防止国有资产流失；确保资产的领用符合财务管理制度、资产管理制度及廉政管理制度的规定。

扎实做好财务工作，人才是关键。最近几年，财务处招聘引进会计和财务管理专业的硕士研究生3人、本科生6人，为财务处的发展注入了新鲜血液。财务处除每年参加卫生会计人员的继续教育外，更利用有限的空闲时间举办财务知识技能竞赛，让每一位财务人通过这些学习制定职业规划，并不断巩固专业知识、提高自身水平。

财务处除核算医院基本运行收支外，还担任着大量专项经费及科研课题经费的核算工作。财务处会计室目前核算财政拨款项目20个，名老中医室站经费和人才专项经费32个，重点专科、学科及诊疗中心项目27个，专项及在研课题100余项；承担着对医院管理局、卫生局、财政局、税务局及统计局等行政单位的报表和与银行业务往来及对账等工作。在财务处全体人员的共同努力下，我单位连续多年获得北京市卫生局日常及决算报表工作先进单位等奖项，在每年的主管局审计和税务局检查中均受到了好评及认可。

北京中医医院门诊收费处承担每日大量的门诊办卡、挂号、收费等工作，住院处承担患者出入院结算、住院饭卡管理等工作。这两个部门作为医院对外的两个窗口，是医院服务患者的第一窗口，代表着医院的整体形象，窗口服务工作的重要性可想而知。2014年4月财务处开展了服务之星评选活动，每月根据窗口服务人员的综合表现评出当月"服务之星"。这项活动带动了窗口服务人员的积极性，强化了窗口服务理念，提高了窗口服务人员的工作质量和服务水平。同时，使财务处的会计人员在日常工作中也能够积极与各部门沟通合作，相互协调，相互配合，保证医院各项财经工作的顺利开展。

三、愿景

回顾过去，北京中医医院以每年两位数增幅的速度在前进；展望未来，随着《中医药事业发展"十二五"规划》的进一步深入，北京中医医院将获得前所未有的发展与腾飞，而我们财务人将乘着中医院这只雄鹰的翅膀，见证医院发展的辉煌未来。

作为财务人，我们将不断努力学习、探索适合北京中医医院特点的现代财务管理模式。①引进医院财务管理信息系统，贯彻以预算为主线、以财务为核心，同时将其贯穿于整个医院人财物管理的综合系统（包括全面预算管理、财务管理、物资耗材管理、设备管理、人力资源管理、成本核算等6个系统）中；②加强财务人才梯队建设，培养后备人才，为医院财务管理与服务的可持续发展提供源源不断的支持；③我们将以提高综合管理水平和增强服务功能为宗旨，积极为北京中医医院医疗、科研、教学等各项事业的改革与发展提供保障，为把北京中医医院建设成为高水平的中医医院做出积极贡献。

（刘林琳　白煜瑾）

第十九节 审计工作的健全与发展

——审计处发展历程

在院党委统一领导下，在书记、院长带领下，依照国家法律、法规和政策以及医院规章制度，在《北京市人民政府办公厅关于进一步加强内部审计工作的意见》的指引下，对医院及所属单位、部门的经济活动进行内部审计监督。

审计处主要负责对本部门及所属单位的财务计划或预算的执行和决算、财务收支及有关的经济活动、国家财经法规和部门及单位财经规章制度的执行、内部控制制度的建立健全及内部控制制度执行评价、国有资产购置及使用和管理、投融资项目的质量和安全与效益、经济效益评价和所属单位主要负责人的经济责任、建设项目及修缮工程的预（概）算和决算、经济合同签订和执行等进行审计；还负责对招投标活动进行管理和监督。

一、历史沿革

在 1985 年国务院发布《内部审计暂行规定》之后，北京市卫生系统的内部审计也逐渐建立起来。1987 年卫生局审计处成立，局直属单位相继成立审计室或设兼职审计员。由此，揭开了北京市卫生系统内部审计工作的序幕。北京中医医院财务处下设审计室，由 1 名专职审计员负责开展内部审计工作。

随着医院的发展，1997 年北京中医医院按照卫生局京卫人字〔1997〕93 号文件的要求和规定，成立了审计机构，配备了审计人员，做到了机构落实、组织落实、人员落实。任命罗笑东为审计处副处长（主持工作）。在当年，医院的审计工作大部分是对医院开展的新项目进行论证，如大型仪器设备购置的经济效益和投资回收期的测算等；还包括对食堂等独立核算部门财务收支审计及专项审计、卫生局审计处组织的卫生系统内各单位的财务收支审计等各种专项审计事项。随着审计工作的逐步加大，北京中医医院利用外部审计事务所开展了基建维修工程的结算审计工作。

审评处的领导更替状况如下。

1997 年，任命罗笑东为审计处副处长（主持工作），1998 年调出。

1998 年，由财务处处长傅作英兼管审计工作，2008 年退休。

2008 年，由财务支部书记吴建文兼管审计工作，2012 年退休。

2012 年，由财务处长杨莉兼任审计处长。

2012 年 10 月，调入于建丽任审计处副处长主持审计处工作。

二、学科发展

2008 年，为了适应新形势对审计工作的要求，建立了《医院内部审计制度》，在制度的保证之下，开展审计工作，使内部审计工作向着制度化、程序化方向发展。

2013 年 1 月为了规范合同、协议的审批手续，制定了医院《经济合同管理制度》，制度中对合同的订立、审查批准、履行、变更及解除、合同的追踪管理、保存管理等内容做了明确的约定；并根据内部审计制度的规定，制定了《合同、协议会签单》和《合同、协议送审审计意见表》，明确责任，完善签批手续，按程序进行审计工作。

2013 年 6 月我处按照医院要求在原有审计制度的基础上进行补充完善，修订了审计管理制度，包括审计工作制度、审计处工作职责、财务收支审计制度、预算执行审计制度、国有资产购置论证审计制度、任期经济责任审计实施办法、零星维修、修缮工程结（决）算审计实施办法、建设工程和房屋修缮工程项目审计制度、建设工程项目全过程审计制度、科研经费审计制度、接受社会捐赠资助管理暂行办法、审计档案管理制度等。

为适应审计工作多类型的需求，审计处逐步引入中介机构，开展了财务收支审计、报表审计、工程结算审计、工程决算审计、工程招标审计。另外，新增加了基建维修工程结算审计报告模板，完善了审计流程。

为进一步维护医院法律权益，保障医院的经济利益；为依法维护合同当事人的合法权益，帮助完善经济合同条款，避免潜在的经济纠纷；为强化医院内部控制机制，加强相关业务部门责任，合理利用资金，促进医院建设，审计处开展了经济合同审计。在此基础上，为进一步结合法律，使合同审计上升到法律层面，2013 年起，按照规定增加了律师事务所，在经济合同审计这一环节，由律师把关制定了涵盖医院各类常用业务的 14 份范本合同，共同完成北京中医医院的各类经济合同的事前审计工作，保证经济合同的签署不出纰漏，从而使合同审计工作更加严谨。

三、队伍建设

2012 年前审计处只有 1 名专职审计人员，2013 年 10 月为了更好地加强审计工作，专职内审人员增至 3 名。

为了满足医院现代审计工作的要求，审计处坚持继续教育制度化，每年派出内审人员参加中国内部审计协会举办的岗位资格及继续教育培训班和其他专业培训班，培训内容涉及会计、财务管理、审计、法律、建筑工程造价、审计职业道德。通过业务培训，增强了审计监督的主动性、预见性和创造性，使内部审计人员的素质不断提升，提高了北京中医医院的现代科学管理水平，维护了医院利益，更好为医院经济建设和制度服务，推进了内部审计工作法制化、制度化和规范化的进程。

表 3 - 13　医院内审人员情况表

姓名	学历	职称	审计资格证	会计资格证	CIA 资格证
于建丽	本科	会计师	√	√	√
李健华	本科	高级会计师	√	√	√
孙 维	研究生在读	助理会计师	√	√	

四、科室文化

审计是一支团结和谐的团队，它坚持以人为本，发挥审计人员的主动性和创造性，营造了一种相互关心、相互理解、团结互助、共同进步的和谐氛围。审计处秉承严谨的工作作风，优良的审计行业风尚，高尚的审计职业道德，思想解放、观念更新，是一支高素质的审计队伍。他们依法、严格、公开、公正、务实、创新、诚信、团结、廉洁、奉献、文明的审计职业精神，为医院发展创造了良好的经济运行环境。

五、未来发展

新形势下，以现代的审计理念拓新审计思路，实施审计工作转变，由过去的侧重微观经济活动监督向宏观经济活动管理监督转变；由传统的事后审计向事中、事后审计相结合转变，对重点项目、重大资金实行提前介入、全程跟踪；由过去的侧重一般财务收支审计向注重管理和绩效审计转变，更多的关注单位的经济决策情况以及医院财产的安全和增值。以上的转变使审计工作在更高的层面上发挥了审计监督保障职能。

（于建丽）

第二十节　甘于奉献续忠诚，化作春泥更护花
——医学工程部发展历程

一、沿革

首都医科大学附属北京中医医院始建于 1956 年，是北京市唯一的一所市属综合性、现代化三级甲等中医医院。1961 年北京中医医院器械科创建，负责人为丁志津，主要工作人员共 3 名。当时医院仅有 X 光机、心电图机等少量国产医疗检查仪器及一些小型医用设备供临床诊疗使用。当时器械科的工作内容主要是一些简易医疗仪器的保养和维修。1976 年为了响应北京市卫生局贯彻卫生部关于《加强医疗仪器设备管理》的文件精神，医院正式设立了"医疗器械科"，对工作内容进行了

扩展，人员编制得到了加强。医疗器械科除了负责医疗仪器的保养、维修之外，同时还负责全院医疗仪器的统一购置和管理，并逐步开始为全院大型医疗设备建档。1976 年至 1991 年赵斌任医疗器械科首任科长。1992 年李国平任医疗器械科第二任科长。1996 年医疗器械科改称为医疗器械部，李国平继任医疗器械部主任。2002 年至 2010 年刘燕婷接任医疗器械部主任。2011 年为了适应医院现代化建设以及现代医学的发展，使工作内容进一步拓展，医疗器械部更名为医学工程部。同年，盛巡任医学工程部副主任（主持工作）。2013 年 3 月至今，刘莉担任医学工程部主任，全面主持医学工程部各项管理工作。

近 10 年大事记。

2003 年 4 月医疗器械部为医院放射科招标采购了医院第一台磁共振成像系统。

2006 年 2 月医疗器械部为医院开展介入手术招标采购了医院第一台数字减影血管造影系统。

2009 年 12 月医疗器械部为提高医院放射诊疗水平招标采购了院内第一台多排螺旋 CT 机。

2012 年 1 月医学工程部为医院核医学科招标采购了医院第一台 SPECT/CT 机。

2012 年 6 月为了配合北京市中医管理局对北京中医医院进行的三级医院评审工作，医学工程部对近 3 年医院在用的、200 万元以上的大型医疗设备（其中包括：CT 机、超声诊断仪、磁共振系统及 X 光机等）进行了成本核算与效益评估，并制作成详细的报表。该成本核算与效益评估报表得到了评审组专家的一致认可。

2013 年初医学工程部对医院设备采购、管理、维修、报废等各项规章制度进行了梳理和修订，并编写了《首都医科大学附属北京中医医院医学工程部关于医院设备管理整改落实情况的报告》；另外，还制作了简明易懂的设备采购及报废流程图，从而进一步建立健全了医学工程部的管理机制。

2013 年 3 月医学工程部组织院医学装备管理委员会的专家对放射科拟新购 3.0T 磁共振成像系统、CT 机及血管造影（DSA）设备召开"大型设备选型论证会"，并将专家论证意见汇总后制作成图表上报，从而为上述设备的招标采购提供了可靠的参考依据，共涉及设备采购金额达人民币 6700 万元。

2013 年 3 月至 6 月按照北京市环境保护局的要求，医学工程部委派专人为北京中医医院放射科、核医学科、介入室、口腔科、手术室及体检中心在用的全部 15 台放射设备以及 3 个放射性工作场所办理了《辐射安全许可证》上证、换证事宜，同时医院辐射安全与防护管理制度以及在用放射设备的操作规程进行了修订和补充。

2013 年 4 月至 8 月医学工程部对全院设备资产进行了清查，共清查中医院账号设备资产 10507 件，总价值人民币 259169986.39 元；研究所账号设备资产 193 件，总价值人民币 11235853.45 元。

2013 年 10 月医学工程部组织北京中医医院 13 个临床科室参加北京市医院管理局 2014 年申请财政专项设备配置专家评审会，协助相关科室准备和递交申报材料，并带领相关科室负责人参加评审会答辩，共涉及申购设备 56 台（套），预算金额达人民币 7002 万元。

2013 年底，医学工程部严格按照医院招标采购流程及制度协助相关科室顺利完成了 3.0T 磁共振系统、256 层极速 CT 机及通用型高清大平板 DSA 设备的招标采购工作，涉及设备采购金额达人民币 6700 万元，极大地推动了医院影像医学诊疗技术的飞速发展。

2014 年 5 月医学工程部组织院医学装备管理委员会的专家召开 2014～2015 年北京中医医院财政拨款医用设备申购论证会，共涉及设备采购金额人民币 4936 万元。

2014 年 7 月依照北京市医院管理局"统一领导、归口管理"的原则，原隶属于医院采购中心的医用耗材采购及管理部门并入医学工程部。

二、现状

随着现代医学科技的不断发展，医学科研成果的开发和医疗服务质量、医院经济效益、社会效益的提高在很大程度上都依赖于医疗设备的现代化水平。医学工程正在和医疗、护理一起成为医学发展的三大组成部分。北京中医医院医学工程部作为全院医疗设备和医用耗材的管理部门，在医院发展建设过程中的作用日益突显。

医学工程部自建立以来，一直都按照国家和北京市的有关规定，结合医院实际情况，制定和完善医疗设备器材的筹划与采购、需求与供应、计量与质量控制、维修与保障、科研与教学等工作规范。医学工程部以临床为中心，以医、护、患为导向，推行"一切为了临床、一切为了病人"的服务理念和保障模式。坚持勤俭办好事的原则，及时准确地做好医疗设备器材的采购、供应、管理与保障，确保医疗工作的顺利进行。在医疗设备器材采购管理中，严把质量关、价格关，强化质量控制，保证其安全性、有效性，避免设备闲置和资金浪费。在科室内部实行人员管理制度化、质量管理标准化、服务保障规范化，努力追求临床满意、患者受益的工作目标。

目前，医学工程部的工作职责是对全院医疗设备和医用耗材进行全方位的动态管理，为医疗、科研、教学等工作提供及时、优良的技术物资装备，使医疗、科研、教学活动建立在最佳的医疗设备和医用耗材的物质基础上。医学工程部对医疗设备和医用耗材管理的宗旨是利用现代化的管理理论、管理技术和管理方法，以安全有效为起点，以质量管理为核心，与临床紧密配合，在医疗设备和医用耗材的整个使用过程中强化技术管理和应用管理，从而实现高效、低耗，并发挥最佳效益。

医学工程部设立有医疗设备管理组、医疗设备采购组、医疗器械维修组及医用耗材采购供应组4个部门，分别承担着全院医疗设备和医用耗材的管理、采购、供应、维修保养、报废、质量控制以及生命支持设备的调配、放射设备的安全防护管理、计量仪器的校验等工作。医学工程部现有工作人员19人，其中具有硕士以上学历人员3人（其中1人

为在职研究生），大专以上学历人员 12 人，具有副高以上职称人员 1
人，具有中级职称人员 7 人，具有初级职称人员 5 人，具有医疗器械专
业工程师资格人员 2 人，并且有 3 名设备维修人员取得 MRI 工程技术
人员上岗合格证，2 名维修人员取得 CT 工程技术人员上岗合格证，2
名维修人员取得 DSA 工程技术人员上岗合格证。2013 年，医学工程部
一位工程师所撰写的论文被中华医学会医学工程学分会第十四次学术年
会评选为大会优秀论文二等奖。

现今，医学工程部全体员工在院领导的英明领导下，正沐浴着医院
改革的春风，在自己的岗位上为医院的建设努力工作，团结奋进，创造
着一个又一个佳绩。

科室目标：造就一支整体素质好、业务熟练、技术精湛、保障有
力、具有团结拼搏精神和甘于奉献精神的医学工程技术队伍。

科室宗旨：以管理为中心，以技术为保障，兢兢业业为临床一线
服务。

科室方针：精心管理，用心维护，持续改进，临床满意。

科室管理原则：工作原则，今天工作不努力，明天努力找工作；合
作原则，团结每一个人，合作每一件事；服务原则，一切为了临床，一
切服务于临床；利益原则，个人利益要在服从和服务于科室利益，科室
利益要在服从和服务于医院利益中得到实现；激励原则，员工的努力和
成绩从科室绩效中得以体现；行为原则，团结协作，勤奋进取，真抓实
干，高效服务。

三、愿景

未来随着科学技术的飞速发展，医疗技术水平将不断提高，国内外
各类先进医疗设备将在医院中广泛应用，医疗设备的功能将得到充分的
扩展，因此对医疗设备系统化、规范化管理的要求会越来越高，可以说
医学工程部的管理是将来医院现代化建设不可或缺的重要组成部分，对
提高医院诊断、治疗水平起着举足轻重的作用。对于医学工程部来讲，
为了能够更加科学、合理的全触角发展，从而为飞速发展的临床医疗提

供最大的帮助，对提高医院的经济效益和社会效益起到积极的推动作用，就必须要有一支懂科学、标准化、规范化的设备管理和技术维护队伍。登高远眺，针对医学工程部的科学规范化管理，我们可以从以下几方面入手。

（一）提升全方位管理意识，注重科学创新工作

医学工程学科是在基础医学（一级）、生物医学工程（二级）下的三级学科。在许多医院中，医学工程部（或称医学工程处、器械科、设备科等）只是作为一般技术服务科室或后勤保障科室，同时医学工程部的人员也把自己的工作看成是简单的医疗设备维修及器械管理工作。停留在简单的设备维修和管理是很难把科室建设好的，同时也将与医疗行业的快速发展脱节。多学科新技术广泛应用于医疗设备当中是现代化医院发展的显著特点，近代物理技术、电子技术、计算机技术、新材料工艺、新型传感技术和生物化学技术等不断应用于医疗领域，使医疗设备不断地向智能化、数字化的方向发展，医疗设备在临床诊治中发挥了越来越大的作用。那么，怎样更好地建设医学工程部，让其在行政、业务、技术、科研、教学等多项工作中全面发展，更好地为临床学科建设与发展"添砖加瓦"，是医学工程部向前发展亟待努力解决的问题。

1. 结构合理，质量保障

在各级医院中，医疗设备总值所占医院固定资产的比重不断加大，精密程度越来越高，医学工程部在医院中参与了医院的整体发展规划，为医院的综合发展发挥了不可替代的作用。多年来，我们根据医院自身发展的要求，建立了比较完整的组织管理系统，人员配置为：正、副主任，辅助管理人员，采购人员，财务人员，以及高、中、初级的专业维修工程师。同时，还在设备维护、设备及耗材采购、设备账目管理、计量检测、供应保障以及科研及教学等方面进行了积极探索，合理有序的发挥了其最大效能。

2. 创新思维，探索规律

设备维护是医学工程部的首要任务，单纯遇事做事，是很难有所提高和发展的；我们应采取主动研究的方式去做事，总结经验，探索规律。例如：换一个电路板，不是直接换完了事，而是分析损坏的原因，确定是否因不正确使用等情况造成损坏后，从耐用、稳定、经济、易找备用或者替代原件等角度出发进行更换，并随即做好教育指导工作。这样就能更好地发挥设备的正常使用功能。

3. 注重科研，锻炼能力

科技强医是医院的建设方针。作为医院的一员，我们应该以手中掌握的一技之长，有所作为。科学研究是提高医学工程管理和技术人员水平的最有力的手段，我们应注重用科学的态度和方法做具体工作，并积极努力参与和自主创新新课题，探索维修新领域。

（二）完善管理制度，真正做到各尽其能

管理制度化是做好各项工作的重要保证。我们应通过制定完善的管理制度，使医学工程部岗位分工清楚，任务明确，大幅度提高工作效率。我们须逐步建立并完善一整套的医疗器械各级管理人员的岗位职责和规章制度，并将之纳入医院的整体质量管理体系，在质量管理下落实具体工作。

1. 充分发挥医学装备管理委员会的作用

医院成立了由院长和相关科室负责人及机关职能处室负责人共同参与的医学装备管理委员会，制定了医学装备管理委员会相关工作制度，从制度上明确规定了医学装备管理委员会的作用。但制度不能仅停留于纸面，应加强落实并不断完善，从而充分发挥医学装备管理委员会的作用。例如：可每年定期召开管理委员会例会，会议讨论医学工程部上一年度工作报告，总结上一年度的工作经验；每年年初可由医学工程部提出新一年的采购计划，由管理委员会论证审议；医学工程部应向管理委员会定期汇报医疗设备的使用情况，并由管理委员会对医疗器械设备使用、管理、保养、维修等情况进行监督。

2. 实现计算机管理

应用计算机进行医疗器械的计划管理、设备管理、仓库管理、维修管理和资料管理，即从科室申请开始，到设备的论证→考查→招标采购→安装验收→使用记录→维修保养→报废整个过程建立两套档案，即一套原始纸质档案和一套计算机电子档案。这样可提高相关科室日后查阅时的工作效率，做到方便准确；也可为院领导和上级机关及时无误地提供设备信息。

（三）科学地进行成本核算

开展医疗设备的使用效益分析，是成本核算必不可少的重要内容，是加强设备使用管理的有效方法。例如，可通过制订《医疗设备使用登记表》来要求使用科室每天都对万元以上的在用设备进行使用和维修保养情况的登记，每月上报，与医学工程部的维修计费汇总，进行统计分析，年终时进行总结，通过效益分析，了解设备的使用收益，为医院领导决策提供可靠的依据。对使用率高、效益好的仪器设备给予优先更新、优先购置；对使用率低、故障频发的仪器设备提出改进、调配意见。由此，督促使用科室提高设备的使用率，使以后的购置设备申请更加合理，进而有效地加强仪器设备的使用管理。

（四）建立以养为先、以修为重的制度，以"一切为了临床"为服务宗旨

在日常工作中，首先应切实做好医疗设备的保养工作，之后才是维修工作。在延长医疗设备的使用寿命的工作中，设备的保养有着至关重要的作用，正所谓"七分保养，三分维修"。

通常情况下，医院的大多数管理人员及维修人员一直错误地认为：维修人员只负责保修期以外仪器设备的维修，而保修期内的大型仪器设备应由厂家维修或医院购买第三方保修。这样的观念使工程师丧失了提高维修水平的机会。为此，应从两个方面改革维修制度。首先，应始终坚持设备定期保养制度，明确以养为先、以修为重的制度观念，针对医院现有设备，尤其是大型设备，制订万元以上仪器设备的定期保养计

划，做好预防性维修。其次，应根据现有的技术力量，将分科室负责维修改为按类别将仪器设备分工到人，可每2人一组，高、低职称技术人员搭配，以老带新。仪器可分类为：监护、B超类；核磁、CT、X光类；检验、血透类；呼吸、麻醉、手术器械类；消毒、净化、层流类；普通仪器类。

同时，为了更好地开展维修工作，应及时获取维修技术及配件等信息，可通过制定以下一些方案来实现。

（1）与多家大型医院设备维修部门建立学习关系，帮助我们提高技术人员的维修技术和理论水平。

（2）与各大医疗设备供应商的维修部建立密切联系，在设备需要保养或出现故障时，请教厂家工程师获取技术支持。

（3）积极开展针对性教学，广开思路，集中讨论，对症下药。

（4）寻找更多的动手实践机会，用科学的态度合理地在报废设备上多练手，不断提高工程师的维修技能。

只有牢固树立"一切为了临床"的服务思想，转变工作方式和服务观念，从坐等设备出现故障后去维修，到主动和临床、医技科室建立合作关系，共同养护设备，降低设备故障率，并将维修人员名单及联系方式分发到各个科室，以便科室及时与相关负责人员联系，最快地解决问题，才能真正做到保障有力。

综上所述，医疗设备管理已经不再是一项简单的物品管理和财产管理，而是医院管理的重要分支，是一项复杂的系统工程。医疗设备管理的好坏将直接影响到一个医院医疗技术水平和医疗质量的高低。未来只有通过规范化管理、提高技术水平、扭转传统的维修观念等一系列途径，才能使医学工程部有底气解决更多的实际问题，从而真正为临床保驾护航，为医院的发展发挥更大的作用，同时也为自身的良性发展奠定坚实的基础。

（刘　莉　刘骐鸣）

第二十一节 医院发展的支柱与提升手段：信息化建设
——信息中心发展历程

一、沿革

1978 年本院的计算机室正式建立，主任为谢敏，科室主要负责专家系统的开发工作。1980 年计算机室开发的"关幼波肝病专家诊疗系统"获得北京市科委颁发的北京市科技进步一等奖。随着医院信息化的发展，2000 年计算机室更名为网络中心，其职能也由科研系统的开发转变为医院信息化建设。当时网络中心隶属于宣传信息中心，宣传信息中心主任先后由陈勇（2000～2005）、李学艳（2005～2007）担任，网络中心科室负责人为刘明建。随着医院信息系统改造工作的进行，2007 年网络中心更名为计算机中心，科室成为医院的一级科室，牛晓暐担任主任。2009 年 1 月统计室划归计算机中心。2009 年 8 月 3 日计算机中心更名为信息中心，牛晓暐担任主任。

（一）信息化建设历史沿革

本院的医院信息化建设工作是从 2000 年开始正式启动的。从 1999 年起，医院就开始进行信息系统建设的调研，在 2000 年 3 月经过招标，最终选择了先达公司作为北京中医医院第一个医院管理系统（HIS）开发商。在 2000 年 11 月，先达系统的医生工作站、护士工作站开始在内一病房试运行，内一科也就成为北京中医医院第一个使用 HIS 的科室。病房系统运行基本平稳后，在 2001 年 8 月，门诊开始进行信息化建设。首先上线的是收费处、中成药房和西药房。当时采用的上线方式是医生仍使用手工处方，患者持处方到收费处，由收费员将医嘱录入系统，并结算，然后患者再到药房取药。2003 年 6 月，上线了挂号管理系统，号源控制由系统完成，但未采用实名制就诊。2004 年 10 月，医院的检验管理系统（LIS）上线，检验标本采用了条码管理，医生通过工作站可直接看到检验结果，极大方便了临床工作。

作为国内医院信息化建设的早期产品，先达医院管理系统在 21 世纪初还是比较先进的。它基本解决了医院经济收入管理问题，提升了医院的管理水平，但在医疗业务应用上的局限性也很明显。该系统是以计费管理为主线的医院管理系统，不具备完善的医嘱管理功能，医生仍需要手写医嘱单，再在系统中录入收费项目，护士仍要手工处理医嘱，对治疗、药品等有费用发生的医嘱才在系统中处理。该系统可自动生成病区的摆药单，但无法自动生成治疗单，仍需护士手写。该系统也没有电子病历处理功能。但先达系统在本院较好地解决了草药录入的问题，使医生通过计算机录入的草药处方与手写处方的格式基本一致，并在系统中增加了超量提示、配伍禁忌等功能。

在硬件建设方面，2006 年以前中心机房只有 $10m^2$，无机房专用空调。HIS 仅有 1 台门诊服务器和 1 台病房服务器。机房还有 1 台医保服务器和用 PC 机当服务器用的杀毒服务器，无冗灾系统。全院的信息点有 210 个。

随着医院业务水平的不断发展，先达系统的局限性也越来越明显，无法满足医院的业务需求和管理需要。从 2005 年开始，医院开始着手进行新 HIS 的考察工作。经过多方考察和多次论证，最终选择了澳大利亚 TrakCare 系统。2007 年 1 月 18 日本院和 TrakCare 系统在国内的代理商东华合创数码股份公司（2010 年更名东华软件股份公司）签署了医院信息化改造工程合同。医院的信息化建设也随之提速。

2007 年 7 月 10 日肝病门诊的信息系统上线。本次上线的系统包括办卡系统、实名制挂号系统、门诊医生工作站、门诊护士工作站、药房管理系统、药库管理系统，患者的就诊全流程均通过信息系统实现，医院的财务管理、药品物流管理也实现了信息化。经过短暂的试运行，从 7 月 25 日开始，门诊各科分批上线；到 2007 年 11 月 19 日，包括特需门诊在内的全部门诊科室和门诊化验室均上线了 TrakCare 医院管理系统。2008 年 4 月 17 日病房的试点科室——皮科病房上线，到 6 月 17 日

ICU 上线，全部病房系统改造完成。但医院信息化的脚步并没有停止。2009 年 2 月 1 日病案首页系统上线后，住院电子病历系统逐步上线，住院病历全部用电子病历系统完成。2010 年 4 月 20 日合理用药系统上线。2013 年 10 月"京医通"系统上线。

在辅助科室的信息化建设方面，全部系统都是在医院整体信息系统架构下的子系统，与医生工作站互联互通，信息共享，达到了统一数据平台、无信息孤岛存在的要求。2008 年 7 月 17 日检验管理系统（LIS）切换成 TrakCare 系统。2008 年 11 月 26 日检查登记系统（RIS）上线。2009 年 8 月 27 日病理系统、输血管理系统、体检系统同时上线。2009 年 12 月 14 日放射科影像信息系统（PACS）上线。2009 年 12 月 17 日放射科报告系统上线。2010 年 6 月 24 日全院 PACS 上线。2010 年 8 月 30 日手术排班系统上线。2010 年 12 月 30 日超声放射学信息系统（RIS）上线。2013 年 7 月手术麻醉系统上线。2013 年 12 月消毒示踪系统上线。

在业务系统上线的同时，医院还加紧了管理系统的建设。医疗管理方面：2008 年 11 月 26 日医院感染与传染病监测系统上线；2009 年 5 月数据仓库系统上线；2009 年 6 月 29 日医保防火墙系统上线；2010 年 9 月 13 日重点患者管理系统上线；2010 年 9 月 16 日教育考试系统上线；2010 年 10 月 8 日专家继承系统上线；2012 年 7 月外二病房帅先上线了临床科研一体化系统；2012 年 10 月护理管理系统上线；2013 年 8 月临床科研项目管理系统上线；2014 年 5 月医疗管理门户系统、集成可视化系统上线。行政管理方面：2008 年 8 月 11 日本院的办公自动化系统（OA）上线；2010 年 8 月 1 日医院公章管理系统上线；2010 年 11 月 1 日消防巡查记录系统上线；2010 年 12 月 7 日中层干部民主测评系统上线；2011 年 4 月医院短信平台正式开始启用；2011 年 12 月职称聘任管理系统上线；2012 年 2 月奖金管理系统上线；2012 年 3 月计划任务管理系统上线；2012 年 8 月视频点播系统上线；2013 年 9 月考勤管理系统上线；2013 年 12 月绩效考核指标查询系统上线；2014 年 5 月总务库房管理系统上线。

在区域医疗建设方面，2010 年 2 月冠城园社区通过专线接入医院系统；同年 3 月人教、外企及信保社区接入；10 月建行社区接入。2011 年 6 月医院响应中医进机关的号召，信息系统通过专线接入市政府；2012 年 5 月北京市疾控中心、北京市纪律检查委员会、中国共产党中央委员会宣传部接入；同年 7 月市政法委、市交通管理局接入；同年 9 月中粮集团接入；2013 年 5 月农业发展银行接入；2013 年 7 月中化集团接入。2014 年 5 月医院远程信息交互中心建设完成，实现了远程会诊和远程继续教育的功能。

信息中心还在 2010 年 11 月开始了服务器虚拟化的应用，将人力资源系统、专家经验继承系统、门诊随访系统、服务器监控系统等 20 个系统全部安装在了 2 台服务器上，这两台服务器通过虚拟技术虚拟成 20 台虚拟服务器，每个虚拟服务器上运行一个系统，在保证应用系统正常运行的情况下，达到了减少服务器硬件投资、节约机房空间、节约电力的作用。

在硬件建设方面，信息中心于 2006 年 9 月进行改造，扩建后的机房约 70m²，配备了气体灭火装置、机房专用空调和 40 千伏安的不间断电源（UPS）。先后购入了小型机 3 台、服务器 40 台、磁盘阵列 6 台、磁带库 2 台、光纤交换机 4 台、核心交换机 3 台、接入交换机 40 台。

（二）统计工作历史沿革

从 1991 年到 2014 年，北京中医医院统计工作在这 20 余年中伴随着医院的成长而成长。从 DOS 系统和一张纸画"正字"并存发展到现在数据采集信息化和网络上报数据，统计工作经历了几个不同阶段的成长。

20 世纪 90 年代初期，统计室刚刚拥有了自己的第一台计算机"286"和第一套统计软件。数据库就在 DOS 操作系统和 DEBASE 系统这样简单的操作平台上萌芽了，首先录入的是门、急诊数据和病房数据，1993 年开始录入简单的病案首页信息和疾病、手术第一诊断信息。

由于当时程序是由西医院负责开发的，因此只体现西医院特色而没有中医相关内容。为体现中医特色，统计室人员将中医特色内容列成一张表，每回收一份病历，就在相应科室和相应中医内容部分划"正"字，然后再按月进行汇总，形成完整的中医数据报表。由于环境设备有限，当时所能提供的统计数据较少，提供给卫生局统计室的也只是季度纸质报表。

进入21世纪，统计室计算机也从"286""386"进入"486""586"时代。数据库由DEBASE、FOXBASE到SQL Server。2004年开始通过网络上报医疗卫生机构报表和出院患者调查表。2006年开始病案内容增加了中医诊断名和中医诊断证候、中医转归等相关中医内容，出院患者调查表同时也增加了中医内容。2007年医疗卫生机构年报表正式上报。2007年西医诊断和手术由录入第一诊断增加为录入全部诊断和手术、操作。ICD编码由ICD－9，再到ICD－10到ICD－10临床版1.0，一步步发展到现在的ICD－10临床版4.1。2009年院内日报、月报等由报送纸质报表改为在OA系统上发布电子版报表。2009年中，开始上报预约挂号信息和保健月报表。2010年北京市医疗机构统计工作月报表由季报表改为月报表并通过网络上报。2010年出院患者调查表升级为XML格式。2012年开始了门诊病案首页的上报。

现在的统计室与20年前的相比可谓是有了翻天覆地的变化。20年的辛勤努力，我们告别了手工画"正"字、速度很慢的电脑和大量的纸质报表等，取而代之的是先进的计算机设备、电子版的各种报表以及通过网络上报各种信息，能够更好地为医院、临床科室和医生提供服务，且在重点专科检查、管理年检查等工作中起到了积极作用。统计室现有工作人员2人，负责门急诊和病房报表、病案信息录入、预约挂号，并每日上报。上报卫生局信息中心的内容有：北京市医疗机构统计工作月报表、保健人员月报表、医疗卫生机构年报表、物价总控报表、卫统四出院患者调查表等。此外，统计室还负责人力资源库和设备库的维护工作。

2009 年统计室划归信息中心管理后，统计工作的信息化也有了快速的发展。首先消灭了统计系统的"信息孤岛"，将同仁的病案统计系统与医院 TrakCare 系统连接，数据共享，在统一的数据平台上进行数据查询；其次还将电子病历系统与同仁病案系统作接口，自动导入电子病历数据，使统计人员不用再手工录入病案首页内容，大大降低了劳动强度。信息中心还从 2009 年开始印发半年和年度的医院统计工作报告，内容包括医院的收入构成、医疗服务量、服务人群构成、绩效指标情况等，几乎涵盖了全部医院运营所产生的数据。统计工作报告的发行，也标志着医院统计室工作从以卫统报表为核心的报表式管理模式向以数据挖掘为基础的"大统计"管理模式转变。

二、现状

本院信息中心现为医院的一级科室，共有工作人员 13 人，设主任 1 人、负责管理医院信息系统的 11 人、统计室工作人员 2 人。现有人员中研究生学历 1 人、大学本科学历 11 人、大专学历 1 人。专业背景方面，医疗专业 1 人、计算机专业 9 人、统计专业 2 人、护理专业 1 人。

在软件建设方面，截止到 2014 年 7 月，本院的信息系统形成了以 HIS、PACS、RIS、LIS、OA、物流管理等系统为主线、由 85 个子系统组成的医院信息化业务平台。患者全部就诊业务以及医院部分管理业务均通过该信息系统平台完成。

在硬件方面，截止到 2014 年 7 月，信息中心拥有小型机 3 台、服务器 40 台、磁盘阵列 6 台、磁带库 2 台、光纤交换机 4 台、核心交换机 3 台、接入交换机 40 台、终端机 850 台、打印机 700 台，设备总资产达到 2400 万元。

信息中心相关获奖情况如下。

（1）牛晓暐主任在 2009 年《CIO INSIGHT/信息方略》杂志社主办的 2009 中美 CIO 峰会中获得"年度 CIO"称号；

（2）2010 年获得国家中医药管理局颁发的"全国中医医院信息化

示范单位"称号。

（3）在 2010 年中美 CIO 峰会上，本院数据仓库系统荣获"2010 年度最佳项目实施奖"。

（4）2011 年 3 月信息中心荣获北京市卫生局评选的"2010 年度卫生统计工作先进单位"称号。

（5）2011 年 6 月牛晓暐主任被中共北京市卫生局党组评为"北京市卫生局优秀共产党员"。

（6）2011 年 10 月在中美 CIO 峰会上，本院信息中心荣获"2011 年信息化建设优秀团队奖"。

（7）2012 年 3 月本院获得北京市卫生局、北京市公安局颁发的"2011 年度北京市卫生行业信息安全工作先进单位"称号。

（8）2012 年 8 月 23 日本院荣获由北京市中医管理局、北京中医协会颁发的"2011 年度北京地区中医医院医疗质量监测工作一等奖"。

（9）2012 年 4 月 12 日在北京会议中心举办的"第三届中国中医药信息研究会医院信息系统专业委员会中医医院信息化建设学术交流会暨换届工作会议"上，陈誩书记、牛晓暐主任撰写的"北京中医医院取药等候时间分析报告"和王笑民副院长、牛晓暐主任撰写的"中医医院针灸治疗项目成本核算"荣获大会优秀论文奖。

（10）2012 年 9 月 28 日本院荣获由中国医药信息学会、中国电子学会医药信息学分会颁发的"2012 年中国医院信息化先进单位"称号。

（11）2013 年 1 月牛晓暐主任在《IT 经理世界》杂志社主办的中国优秀 CIO 评选中，获得"2012 年度中国优秀 CIO"奖。

（12）2013 年 11 月王笑民副院长荣获由中国医药信息学会、中国电子学会医药信息学分会颁发的"2013 年中国医药卫生信息技术杰出贡献人物金鼎奖"；牛晓暐主任同时荣获"2013 年中国医药卫生信息技术优秀信息主管金鼎奖"。

三、愿景

（一）保持医院信息化建设在中医系统中的先进地位

继续坚持统一数据平台建设，所有业务系统互联互通，杜绝信息孤岛与信息烟囱的存在。在此基础上，择期对现有数据库及业务系统进行升级，保持系统的先进性，使之成为集团化医院管理的重要支撑。同时加强科研、教学系统等相对薄弱系统的建设，以支持高素质技能人才的培养。整合信息资源，提高医院管理现代化水平。建设信息化公共支撑环境，提升为患者服务的能力和水平。创新体制机制，实现医院信息化的可持续发展。

（二）建设中医药信息学科

以中医医院信息化建设研究、中医电子病历数据挖掘（中医专家经验继承）研究、中医预防保健信息系统研究为研究方向，建设中医药信息学科。

（三）信息化基础设施建设

加强信息化基础设施建设，完成异地冗灾机房建设，形成统一的数据中心和灾备中心，形成本地磁盘阵列级冗灾和异地灾备系统结合的冗灾体系。加强信息安全建设，在保证信息安全的前提下进行医院业务局域网与互联网的联通。加强虚拟化建设，非核心业务系统全部采用虚拟机运行。

（四）信息化人才建设

引进和培养相关专业人才，形成涵盖医院信息化建设、网络技术、信息安全、数据挖掘等方面的多支人才队伍。

（五）医院大统计构想

以医院统计室为基础，通过继续教育或人才引进的方式，拓展统计业务。充分利用医院信息化建设所产生的数据，进行统计分析，对医院的医疗和运营管理进行数据支撑。在条件成熟的情况下，开展对从互联网中医预防保健信息系统中所采集的数据进行统计分析，实现"健康－病人"的全生命周期的数据分析和挖掘。

（牛晓晖）

第二十二节　为医院安全发展保驾护航
——保卫处发展历程

保卫处是在医院党政领导下，负责维护医院安全稳定，为医疗工作和广大员工提供安全服务的职能部门；主要负责医院治安、消防等各项安全工作制度建设，同时对医院各部门治安、防火等安全工作进行监督和检查指导。开展医院巡逻，排查安全隐患，受理和协查医院内的各类案件，处置突发事件；对医院消防设施进行维修、改造，协助消防机关对火灾事故进行调查与处理；面向员工开展法制、防火、治安等安全方面的宣传教育，指导各部门做好安全防范工作。

一、沿革

保卫处（组）成立于1961年，成立初始为人保科，即人事与保卫共为一个科室，赵怀恩任科长。1970年保卫部门独立，当时为保卫组，杜云清任组长。1980年1月成立保卫科。1987年改名为保卫处至今。

历任保卫科（处）长：赵怀恩（1961～1970）、杜云清（1970～1997）、张智武（1997～2004）、马宪（副处长，2004～2008）、杨谦（2008～2010）、韩文儒（2010至今）。

二、现状

保卫处现有职工17人，其中正式职工9人，合同工7人，实习1人；按职能分类，有保卫处3人（保卫处长1人，办事员2人）、中控室14人。

保卫工作坚持在医院党政的领导下，坚持"党委领导下的专门工作与群众路线相结合"的基本原则，坚持"因地制宜、自主管理、积极防范、确保安全"的工作方针，在教育宣传中，树立"医院安全我有责，我的安全我负责"的思想；在制定落实制度中，实施对员工的有效约束；在强化队伍建设中，发挥人的主体作用；在配备设施中，提供物质保障；在完善监控中，实现科技创安。

（一）制度规定逐步健全，有效机制基本形成

历年来，保卫处在规章制度建设上都下了很大的功夫，逐步制定完善了保卫工作制度、逐级安全责任制、消防管理奖惩规定、安全检查规定、施工工地安全检查规定、进修实习人员及临时工管理规定和外来施工队、门诊、病房、现金、票证、易燃易爆、放射性物品、剧毒、麻醉、贵重精密仪器安全管理规定，以及手术室、放射科、实验室、食堂操作间、药房、制剂室、配电室、氧气站防火制度等 40 余部规章制度，下发各相关科室，并按制度规定督导检查。遵守制度规定、确保安全稳定已成为全体员工的共识。

（二）队伍建设不断加强，主体作用发挥良好

为适应医院安全形势的变化，安保队伍几经变迁，也在不断壮大之中。1980 年，保卫处下设保卫班，最初只有 3 个人。1985 年正式成立保卫班，人数增加到 5 人，负责医院的治安巡逻与门卫。1991 年，随着门诊大楼的竣工与启用，为进一步加强医院的安全保卫工作，北京中医医院与北京保安服务总公司东城分公司签约，4 月 25 日保安队正式进驻医院，协助保卫处承担医院安全保卫工作，而且队伍已经由最初的 14 人，扩展到现在的 21 人。2010 年建成中控室，由原来的保卫班人员担负值班任务。2014 年因任务需要，对身体有病、年龄偏大的人员进行调整，新招聘 4 名年轻人员充实到中控岗位。目前已经形成由保卫处 3 人、保卫班 14 人、驻院警务人员 4 人、保安员 21 人、科室安全员 100 人、义务消防队员 70 人、注册民兵 30 人组成的庞大的安全人员网络。队伍的扩展和训练有素，有效打击了医托、倒号等不法行为，有效震慑了不法分子，有效制止和处置医患纠纷上百起，有效堵塞了安全漏洞，维护了医院正常的医疗秩序，确保了医护人员的合法权益不受侵犯，为医院的安全发展发挥了至关重要的作用。

（三）安全设施配备齐全，硬件建设首屈一指

自建院起，经过历代保卫人的不断努力，医院安全设施不断完善。

据统计，医院安防设施已建有墙壁消火栓 97 个、室外消火栓 10 个、ABC 干粉灭火器 759 个、二氧化碳灭火器 32 个、应急灯 239 个、烟感 1295 个、温感 36 个、可燃气探头 3 个、消防广播系统 1 个、自救呼吸器 132 个、防火门 124 个、防火卷帘门 3 个、手动报警控制按钮 88 个、水泵接合器 2 台、市政给水管 2 条、室内消火栓 117 个、消防水泵 2 台、消防水池 1 个、喷淋头（急诊一层、门诊 4 层 A 段、门诊 2 层 B 段北）240 个和信息中心、图书馆气体灭火系统 1 个，可谓应有尽有。

（四）技术手段与时俱进，科技创安走在前列

2003 年医院开始安装电子监控系统，从最初的模拟信号到目前的数字信号，从最初几十台到目前的 400 多台，医院的电子监控系统也在不断发展改进。2010 年医院又投入 300 多万元对监控系统进行大规模改造，监控设备已经全方位覆盖。特别是随着中控室的建立，监控画面 24 小时不停转，值班室 10 人轮流值守，实现全时监控，全时值守，随时调看，监控质量大幅度提升。多年来，有效监控到火情、偷盗、医患纠纷数十起，为抢险救灾、安全防范、解决纠纷提供了依据，为安全防范工作的有效开展发挥了重要作用。

三、愿景

在当前社会治安环境总体恶化、医患矛盾突显的大背景下，安全工作的地位将越来越突出，必须以更高的标准、更严的要求、更严密的部署做好安全工作，确保万无一失。必须利用好培训、墙报、展板、电子屏等载体，把思想统一到人人想安全、人人抓安全上来；必须抓好安全培训，搞好安全演练，加强安全巡逻，严守值班制度，防患于未然；必须落实一岗双责，订立安全责任书；必须始终坚持抓好动火证、院内不允许吸烟、快递不允许进入核心区域、安全演练、安全巡查检修等制度的落实，实现有效约束；必须抓好保卫班和保安队、信息员 3 支队伍的建设，继续推进保卫班队伍的年轻化；继续加强保安队伍的管理和训练，坚持经常化的训练和演练，确保能拉得出、用得上；坚持在科技创安上下功夫，维护和使用好现行监控、巡更、报警、门禁系统，同时关

注科技前沿，利用最新科技成果，进一步完善安全防范措施，实现人防、物防、技防的有效结合。

（韩文儒　钱凯荣）

第二十三节　让建筑庇佑生命
——基建处发展历程

一、沿革

在医院的发展中，基建处陪伴北京中医医院一起走过了风风雨雨。基建处的成立、撤销再组建，从侧面反映了医院的革新与时代的变换。基建处的前身为总务处的基建办公室，随着工作量逐年增大，为适应工作需求，北京中医医院在 1986 年成立了基建科，由周相臣任科长。同年更名为基建处，次年郭世藻接任处长。到 1989 年，基建处完成了门诊楼、病房楼等主要建筑的建设。1995 年郭世藻退休，基建处由石宝柱接任处长。到 1999 年，由于基建工程逐年减少，为了精简机构，撤销基建处编制，并回总务处管理。到了新的世纪，北京中医医院的基础设施建设已经落后于时代的需求，不仅在建筑规模方面不能满足现代综合医院的需要，而且各种老旧建筑的功能结构并不适用于现代医学的使用。于是北京中医医院积极求变，于 2012 年 9 月基建处重新成为独立职能处室，由范建雷担任处长，负责垡头分院的建设与老院区的改造任务。多年以来，基建处在保持中医传统的同时，把北京中医医院建设得更加现代化，人文化，使患者的就诊体验明显改善。

二、现状

（一）科室文化制度

（1）要求工作人员严格遵守国家法律、政策和相关部门的各项规章制度，按时参加处务例会和政治学习，不断提高思想素质和业务水平。

（2）全系统的基建、维修工作均实行计划管理的操作程序，未经领导签批，不得变更项目和规模。

（3）严格管理施工现场，参与施工过程的所有技术交底，每天多次到施工现场检查工程质量和进度，参加关键施工部位的值班，认真填写施工记录，及时发现施工中出现的问题，协调施工中出现的矛盾。

（4）把工作人员与施工人员的安全放在工作的第一位，每周进行施工安全教育，及时发现并处理任何安全隐患。

（5）加强医院基建工程的廉政管理，每周进行廉政学习教育，培养基建人员清廉勤俭的工作作风，防止商业贿赂、违纪违法和失职渎职等问题发生。规定基建处领导和基建工作人员受院纪检部门的监督检查。每个工程都要成立项目部，项目负责人受后勤党支部的领导。

（二）取得的主要成绩成就

1. 老基建处完成工程

1989 年完成了南门传达室、冷冻机房、门诊代煎室、门诊楼、灰楼病房楼、营养部、给水站、病房楼、锅炉房、多功能厅、杏林苑、综合维修楼、中门传达室、红楼病房楼、病理楼的建设或改造。1990 年完成了中心制剂室的改造工程。

2. 重组基建处完成工程

2012 年完成固定资产投资 1123.7 万元。

2013 年完成固定资产投资 1290 万元，其中包括师承楼改造等重大项目。

2014 年完成固定资产投资 1130 万元，制剂楼工程开始施工，于 2015 年投入使用。

（三）队伍建设情况

1986 年周相臣任基建科科长。1987 年郭世藻任基建处处长。1995 年石宝柱任基建处处长。2012 年范建雷任基建处处长。

（四）其他具有科室特色的内容

历史并不总是只向人们呈现一副面孔，建筑文化是在先进与保守两方面因素的此消彼长中推进的，是在诸多错综复杂的历史变量的交织重叠中前行的。作为中医医院的基建处，工作中许多地方需要有别于传统的西医医院。在建造或改建中，我们不仅要与世界主流接轨，让医院现代化、国际化，同时更要体现北京中医医院作为中医医院的传统特色。所谓的中、西结合不仅仅要体现在建筑的外形上，在建筑内部也要为中医的看病就医进行合理的建造与规划。可以说在中、西方之间，我们一直在尝试取两者之精华，并将其有机结合。在经济全球化和文化多元化席天卷地的当今时代，我们应该以包容的胸襟、开阔的视野和豁达的心态对待和接纳包括西方医院建设在内的一切先进技术，正确处理好中、西方医院建设的关系，既要弘扬中国传统建筑文化的优秀素质，又要摒弃西方建筑文化中的不良因子，最大限度地将二者统一。

三、愿景

一家医院就像一棵大树，医护人员像树的枝叶，而基础设施建设则像树的根茎。医院的蓬勃发展需要扎实、适用、完善的基建工作。基建工作做得好，才能给医护工作人员得心应手的工作环境，给患者舒心的就诊环境。对于基建处室未来的建设，我们一定会在以后的工作中不断完善规章制度，抓好教育学习工作。基建工作人员一定会在相关专业上不断学习，提高自己，站在更高的角度，利用更加先进的技术，把基建工作做得更好。即将开展的堡头新院区的建设，不仅使医院在规模、基础设施完善上有了长足进步，而且使得北京中医医院更加现代化、国际化。这对北京中医医院来说一定会是里程碑式的发展，标志着北京中医医院进入了一个新纪元。

（范建雷　孙文俊）

第四章

医院发展大事记

（1956 ~ 2014）

1956 年

北京市中医医院成立，5 月 3 日正式对外开诊。

首届主要院领导：总负责人为刘琳，副院长为魏正明、张菊人。

1957 年

葛英武任第一副院长；首任 5 位科主任如下。外科：赵炳南。内科：宗维新。儿科：祁振华。针灸科：王乐亭。骨科：萨仁山。

肝病组成立，由关幼波、王鸿士等应诊。

1958 年

院长兼党总支书记葛英武。

创办《中医争鸣》杂志。

设肝炎病房；名老中医赵炳南献方 100 余种。

老中医张菊人、刘奉五、杨艺农、马瑞臣被聘为北京市中药委员会委员。

房芝萱、丁化民、贺普仁、王玉章、房世洪、成业田、李鼎铭等到院。

1959 年

张岫岚任医院副院长。

首届西学中班开学。

北京市中医进修学校并入医院改称北京市中医学校。

周慕新、许公岩、王大经、王为兰、夏寿人、哈玉民、白啸山等进入医院工作。

建院后第一次党员发展会，名老中医祁振华入党。

首次老中医收徒，张菊人等 8 位老师收佟知箴、滕宣光等 12 人为徒弟。

中医研究所成立，首任代所长为魏正明。

1960 年

王洗任中医研究所副所长，张敬发任第一副院长。

《菊人医话》出版。

1961 年

党委会建立，首届党委成员：书记葛英武、委员张敬发等。

潘开沛任中医研究所所长。

北京市卫生局批准成立护理部。

首届中医大专班 140 人毕业。

《辨证施治纲要》《痔瘘治疗经验》出版。

第一届西医学习中医班结业，共 82 人，分到北京中医医院 27 人。

1962 年

宗维新任中医研究所副所长，张敬发任院长，确立北京中医医院为北京中医学院教学基地。

北京市第二中医门诊部并入医院，共 70 余人。

第一批中医学专业大学生进入医院工作，共 22 人。

1963 年

制订院五年发展规划，郜需龄任中医科科长兼中医研究所副所长。

北京中医医院首次定编，有工作人员 414 人、病床 150 张，门诊量 2500 人次。

医院扩大，院面积增至 26640m²，建筑面积 11100m²（市妇幼卫生学校划入）。

医院首届学委会成立；卫校首届中药毕业生入院 14 人。

北京中医医院正式承担"国家十年及北京市七年医学科研规划"的任务。

1964 年

赵怀恩任党委副书记，潘开沛、危北海任副院长。

中医急诊及肠道门诊建立。

首届中药学专业大学生 4 人进入医院工作。

1965 年

王敬任副院长，刘增任党委副书记。

《中医临床验案选录》出版。

1966 年

"文化大革命"开始。

1967 年

人民解放军、工人宣传队进院。

1968~1969 年

地段保健科成立。

1970 年

北京市中医医院更名为北京中医医院。

1971 年

第二届院党委组成，共 15 人，陈培迟任书记，葛英武任副书记。

1972 年

领导班子调整，任命赵怀恩、李绍海、危北海、王敬、张岫岚、赵炳南为院革命委会副主任。

兴建红楼病房。

1973 年

领导班子调整，增补李绍海为党委副书记，张岫岚、危北海、刘增、赵荣莱为党委委员，葛英武为党委书记。

添置医用设备：核子医用扫描仪。

1974 年

领导班子调整，任命宗维新、郗霈龄、王洗为中医研究所顾问，田世雅、张敬发为党委副书记。

中医学校建立党总支。

门诊改用医疗手册。

红楼病房竣工，建筑面积 $3877m^2$，病床 160 张。

增设新科室：物理诊断室、同位素室、照相室。

1975 年

领导班子调整，任命潘开沛为院顾问，姜超为副校长，赵炳南兼中医研究所主任，危北海、赵克、赵荣莱、魏正明任副主任。

第三届院党委由葛英武、张敬发等 17 人组成，张敬发、李少海、田世雅、姜超任副书记。

新病房大楼开工，暂撤皮科、骨科、五官科、痔瘘科、肝病组以及内科、儿科病房。

《中西医结合临床外科手册》《实用中医学》《赵炳南临床经验集》出版。

1976 年

抗震救灾胜利完成任务。

1977 年

张敬发任党委书记。

《刘奉五妇科经验》出版。

1978 年

赵炳南任中医研究所所长，危北海、魏正明、赵荣莱任副所长。

《中医原著选读》《实用中医临床手册》出版。

落实政策领导小组成立；领导班子调整（改称），原革命委会主任改为院长、副院长。

中医处方用药计量单位改革，旧制"两""钱""分"改为"克""毫克"。

筹组电子计算机中医诊疗系统。

1979 年

苏林任院顾问，冯军任副院长。

计算机肝病诊疗程序正式投入门诊使用。

《关幼波临床经验选》出版。

新病房大楼 5 月竣工，7 月投入使用；建筑面积 13500 ㎡，附属用房 3813 ㎡，设 14 个病区，457 张病床。

1980 年

《北京市老中医经验选编》出版。

关幼波任副院长，房芝萱任副院长，王鸿士、赵克任研究所副所长。

《房芝萱外科经验》《中西医结合临床外科手册》出版发行。

成立内、外、妇、儿、肿瘤、皮肤病、针灸 7 个临床研究室和院档案室。

首次招收硕士研究生。

1981 年

首次院领导出访，张敬发、王敬、魏正明、赵荣莱分别或随团或率团访日。

《实用中医耳鼻喉科学》出版。

第四届院党委组成，共 9 人，书记张敬发，副书记李少海、姜超、冯军，姜超兼纪委书记。

1982 年

《中医外科学》《实用中成药手册》出版。

贯彻衡阳会议精神，任命关幼波、房世洪、李鼎铭、宋祚民、何汝翰、成业田为中医各科主任。

1983 年

王玉章当选为全国人大代表，李乾构当选为市人大代表、常委；关幼波任市政协常委；郁仁存、王碧云、韦懿馨当选为市政协委员；

《中医肿瘤学》《小儿常用中成药》《简明中医皮肤病学》出版；《学术论文汇编》编辑完成，内部发行。

1984 年

魏天选任党委书记，苏仲琴任副书记；曹希平任院长，危北海、刘增、钱英任副院长。

北京市继承和整理老中医经验委员会成立，张敬发任主任。

《金针王乐亭》《中医儿科常见病证概述》《小儿支气管炎》出版。

为 10 位名老中医编制 37 个病种的计算机诊疗程序。

首座宿舍楼竣工，并交付使用，建筑面积 6700m²。

1985 年

设专职纪检委员，实行正、副主任医师挂牌门诊。

《小儿病毒性肺炎》《小儿消化不良》《祁振华临床经验集》出版。

医院被确定为北京中医药学院教学医院。

中心制剂室竣工。

1986 年

孙汛任党委书记，谢阳谷任副院长。

北京中医医院、北京市中医研究所被确定为硕士学位授权单位。

新门诊大楼动工。

成立药事管理委员会。

1987 年

公费医疗改革。

干部调整，秦汉昆、王莒生任副院长，危北海任研究所所长，张志礼任赵炳南皮肤病医疗研究中心主任。

调整职能处室设置，院办、党办、医务处、门诊办、教育处、人事处、保卫处、财务处、总务处、护理部均升至副处级。

成立院改革办、精神文明建设协调办和保密工作委员会。

成立硕士学位评定委员会，主任委员为危北海，副主任委员为关幼波、赵荣莱。

经技术职称评定，北京中医医院有正高级 51 人、副高级 97 人、中级 218 人、初级 397 人。

批准成立北京市赵炳南皮肤病医疗研究中心。

1988 年

李乾构任院长。

召开北京市赵炳南皮肤病医疗研究中心成立大会。

修建供氧中心，成立活血化瘀实验室、中医护理研究组、内镜室，建立肾透析室。

新建幼儿园投入使用，面积 1224m²；

成为卫生系统首家试用计算机进行人事管理的机构。

1989 年

成立医疗质量管理专家组、教学质量评审委员会，恢复科技处和教育处。

第一届院培研究生毕业，并被授予硕士学位。

职工宿舍楼（北沙滩）动工。

1990 年

张志真任副院长，班树金任副书记，丁瑞任副所长。

第五届院党委产生，有委员 7 人、纪委 5 人，书记为孙汎，副书记为班树金（兼纪检书记）。

建立学术、药事管理、医院质量管理、医疗事故鉴定、感染管理委员会。

建立中心实验室、男性病科等。

1991 年

举行新门诊楼（面积 20500m²）落成典礼。

举行建院 35 年庆典。

国家中医药管理局批准北京中医医院为"全国示范中医医院建设单位"。

建立药剂科。

1992 年

在人民大会堂举行"纪念关幼波、王为兰、许公岩行医 50 周年大会"。

参加北京电视台《中华之最》栏目，完成《最大的中医医院——北京中医医院》节目，并向国内外播出。

北京市中医研究所成立北京市中医科技开发公司。

北京中医医院与北方交大医院横向联合建立分院。

针灸科搬出宣仁庙，迁回本院。

1993 年

改善环境，扩建门诊候药区。

医院被授予"物价、计量、质量信得过单位"称号。

1994 年

召开第一届职工代表大会。

按许老遗愿设立"许公岩教授科研奖励基金"。

实行每周 44 小时工时制。

通过北京市中医管理局"三甲"医院验收；通过国家中医药管理局"省级示范中医医院"验收。

1995 年

谢阳谷任党委书记。

院级干部任免调整，叶培明任副院长，赵恒耀任工会主席。

"纪念著名中医专家关幼波教授从医 60 年展"在中国革命博物馆开幕。

实行每周 5 日 40 小时工作制。

蔡念宁援藏，并任拉萨市卫生局副局长。

成立"许公岩、夏寿人青年医疗科研奖励基金会"，成立教育委员会。

北京中医医院被北京市中医管理局批准为中医住院医师培训基地。

接管小汤山医院。

1996 年

闫玮任党委副书记。

建立职能处室月例会制度。

固定资产管理计算机化。

综合病房开设小餐厅。

病房装修改造工程完成。

开设方便门诊。

开展纪念建院 40 年义诊活动。

杏林碑揭幕。

医院全国中医皮肤病医疗中心通过验收。

院肺癌治疗研究中心成立。

北京市质量技术监督局为医院颁发"第 001 号计量合格单位"证书和牌匾。

1997 年

医院医疗美容门诊开诊。

"国家级老中医药专家学术经验继承拜师大会"隆重举行。

新建职工大浴室开放；全国皮肤病研究中心挂牌。

1998 年

陈誩任北京市中医研究所副所长；蔡念宁任全国皮肤病研究中心主任。

6 月 23 日，医院首例肝部肿瘤介入治疗成功。

开通电脑预约挂号。

安装煎药机，开设门诊中药代煎处。

《实用中西医结合外科学》出版。

针灸科、肿瘤科通过市级重点专科评估。

1999 年

王莒生任院长。

医院当选"全国百佳医院"。

开发特需病房，满足不同需求；针灸科首创嗅入疗法。

开设特色门诊，弘扬中医优势。

骨科首家开展中西医结合介入疗法治疗股骨头缺血性坏死。

服务社会化，院幼儿园关闭。

院专家咨询委员会成立。

2000 年

陈誩任副院长兼研究所副所长，周裕斌任党委书记，张冬梅任纪委书记；老专家诊区开诊。

中医院网站开通。

针灸科被批准为市中医针灸医疗重点专科。

《中医肿瘤学》《中医胃肠病学》等 4 项获国家科技进步三等奖。

2001 年

王莒生兼任北京市中医研究所所长。

特需病房开业。

肿瘤科通过市级重点学科评审验收。

4 月，针灸科被评为重点学科，肿瘤科、外科被定为重点扶植学科。

2002 年

聘用合同制开始实施。

院第三届职工代表大会，第五届工会会员代表大会开幕。

医院被命名为"首都医科大学中医药临床医学院"。

举行首届老中医药专家学术经验继承拜师会。

北京中医医院冠城园健康会所开诊，三眼井医疗站开诊。

2003 年

李萍任北京市中医研究所副所长。

第三批全国老中医药专家学术经验继承工作开始。

举行"首都医科大学附属北京中医医院暨首都医科大学中医药临床医学院"揭牌仪式。

投资 1000 万余元再次全面装修改造病房。

第一首院歌诞生。

一院两制，京城杏林苑中医诊疗中心开业。

举办"全国针灸三通法理论和临床应用高级研讨班"和"全国中医、中西医结合皮肤性病诊疗高级研讨班"。

深入干部人事制度改革，首开科主任竞争上岗。

2004 年

规范提高医疗管理，圆满完成医院评审工作。

进行配电增容改造，适应发展需要。

玫瑰园健康会所开业。

2005 年

中医儿科硕士学位培养点评估初审通过。

出台应对高致病性禽流感的实施方案。

制剂室通过药检部门换证验收。

设立网上投诉信箱。

7 月 10 日，北京中医医院正式成为 2008 北京奥运会定点医院。

中医外科皮肤学科、中医内科消化学科通过国家中医药管理局重点学科检查。

北京中医医院延庆分院在原延庆中医医院正式挂牌。

2006 年

1 月 23 日，召开第三（五）届第五次职工（会员）代表大会，院工会主席赵恒耀主持会议。

6 月 1 日，北京中医医院在通州区中医院设立的知名中医专家门诊正式启动。

7 月，通过北京市卫生局验收，被批准为北京市三级医院临床实验室检验结果互认单位。

8 月，医院经北京市医保中心对医疗保险管理情况、医疗费用控制及日常综合考证情况进行全面审核评定，被认定为医保 A 类定点医院。

12 月 15 日，第六届工会会员暨第四届职工代表大会举行，党委副书记闫玮主持大会并致开幕词。

2007 年

4 月 1 日，与东城区宽街、东直门、花园路社区卫生服务站的对口支援工作正式启动。

4 月 17 日，在通州区巨富苑开发区举办了"北京杏林药业有限公司新厂建设工程"奠基仪式。

5 月 22 日，"延庆中医医院卫生支农启动暨义诊赠书仪式"在延庆中医医院举行。

5月31日，荣获北京"北京市无烟医院"称号，并接受"无烟医院"的标志牌。

6月26日，在感染科正式启动办卡环节，门诊HIS正式启用。

7月25日，医院开始办理实名制就诊卡。

7月，心身医学科作为针灸科二级科室正式运行，并在原抑郁症专台基础上，增加了心理门诊。医院成为卫生部第二批抗菌药物临床应用监测网的成员单位。

8月，消化中心开展胶囊内镜检查项目。

10月24日，北京中医医院肿瘤医疗中心成立。北京市中医管理局副局长赵静、医政处处长赵建宏，北京市中医师协会秘书长朱桂荣，北京中医医院陈誩书记、王莒生院长及部分科处室领导参加成立仪式。

医院被北京市医保中心批准为医保定点A类医院中的免审医院。

2008年

1月，王国玮被任命为北京中医医院副院长。

1月28日，成立北京中医医院思想政治工作研究会。

3月3日，举行"庆'三·八'暨杏林女杰——柴松岩、许心如、温振英、陈彤云、刘琨行医50周年纪念"表彰大会。

贺普仁教授被确定为我国传统医药国家级非物质文化遗产代表性传承人。

5月18日，医院派出雷仲民、罗涛、彭亚、刘莉、雍莹5名医务人员赴抗震救灾前线。5月26日，医院第二支医疗队的杨焕杰、彭勃携带朱红膏纱条等中医传统制剂，奔赴一线。

6月6日，医院第三批医疗队（娄卫海）赴四川灾区。

10月，江宏才被任命为北京中医医院党委副书记兼纪委书记。脾胃病科、肾病科、心血管科被批准为国家中医药管理局"十一五"重点专科建设单位。皮科、针灸科、肿瘤科成为国家中医药管理局"十一五"强化建设单位。医院16名专家经过考试被国家中医药管理局确认为第四批全国老中医药专家学术经验继承工作指导老师；32 名医师被确认为继承人。

2009 年

3 月 9 日，中医病房正式投入使用，设有病床 6 张。

3 月，荣获专科医院"十佳人民满意医院"称号。举办"纪念赵炳南诞辰 110 周年"祭奠活动。

4 月 29 日，北京中医医院新名中医培养战略工程——延庆中医团队培养工作启动会在延庆县中医医院举行。

5 月 30 日，杏林药业通过北京市食品药品监督管理局 GMP 标准认证，并领取了生产经营许可证。

7 月 3 日，北京首都医疗科技开发公司、北京市中医科技开发公司共同出资组建的北京杏林药业有限责任公司开业。

7 月 20 日，扩建后的新中药代煎室正式投入使用。

7 月 31 日，检验科通过国家实验室认可复审。

10 月 21 日，由北京市中医管理局主办、北京中医医院承办的"赵炳南诞辰 110 周年纪念会"在人民大会堂重庆厅举行。

12 月 28 日，首都医科大学附属北京中医医院针灸中心成立。

2010 年

1 月 4 日，医院医保门诊持卡结算正式运行。

1 月 20 日，中医特色病房正式运行，对外统称"综二病房"，由中医病房和特需病房组成，共有床位 23 张。

2 月 1 日，北京市科学技术奖励大会在北京会议中心隆重举行，医院"贺氏针灸三通法"理论及其治疗中风病的应用研究、凉血活血方治疗银屑病（白疕）血热证的临床与基础研究获得 2008 年度北京市科学技术奖三等奖。

3 月 31 日，按照煎煮－浓缩－收膏－分装－成品的工艺流程，第一批膏滋制备成功。

4 月，徐春军被任命为北京中医医院副院长。

4月15日，医院组建支援青海玉树地震灾区首都中医医疗队。骨科主任雷仲民及主治医师张翔作为第一批救灾人员，于4月17日奔赴玉树灾区开展医疗救援工作。

4月16日，与内蒙古中蒙医院、锡林郭勒盟东乌珠穆沁旗蒙医医院建立直接支援对子；与通辽市奈曼旗蒙医医院、呼伦贝尔市新巴尔虎右旗蒙医医院、锡林郭勒盟阿巴嘎旗蒙医医院建立携手支援对子。确定医院肛肠科、心血管科、急诊科、肾病科为重点帮扶专科。

4月19日，医院成为国家中医药发展综合中医药改革试验区示范基地。

4月30日，王莒生院长代表医院在北京市政府9个部门联合举行的"'十病十药'名医、名院、名企献方发布会"上，贡献了名方"养阴益气合剂"。

成立北京市中医儿科诊疗中心；儿科病房在关闭15年之后，再次接收患者。

6月11日，举行64排128层四螺旋CT开机典礼。

8月6日，小取灯5号院在外借11年后，由外借单位正式交付医院。

8月14日，由国家级名老中医、院长王莒生和针灸科李华岳及皮肤科娄卫海组成的救灾医疗专家指导小组乘机赴舟曲灾区。

8月15至21日，金玫副院长带领专家及医务处工作人员一行7人，分别到内蒙古自治区中蒙医院、东乌珠穆沁旗蒙医医院、阿巴嘎旗蒙医医院参加对口支援启动仪式，并签订了对口支援协议书。

10月26日，传统疗法门诊揭牌。

10月31日，被授予"首届开展膏方服务定点单位"称号。

11月12日，完成"医疗机构制剂许可证"换证验收工作。

12月，《北京中医医院电子报》正式与职工见面，由宣传中心负责，采取"轮值主编"制度，各支部、各科室均可承办。

2011 年

在 2010 年度三九健康网"全国最受欢迎三甲医院"评选中，入选"北京十佳三甲医院"，并连续三届获此殊荣。

1 月，国家中医药管理局和北京市中医管理局领导来院指导皮肤科重点专科工作，副院长徐春军主持会议，皮肤科副主任周冬梅汇报了近 3 年来皮肤科重点专科建设和"十二五"规划情况。国家中医药管理局医政司司长许志仁、主任崔咏梅，北京市中医管理局局长赵静及相关领导到会。医院金花清感颗粒Ⅱ期临床试验在急诊科全面展开。

3 月 7 日，医院在多功能厅召开第四届职工代表大会第九次全体会议暨第六届工会会员代表大会第五次全体会议。

3 月 14 日，全国妇联在人民大会堂隆重召开"创先争优巾帼建功全国三八红旗手"表彰大会。北京中医医院荣获"创先争优巾帼建功全国三八红旗手（集体）"称号。

3 月 14 日，医院在多功能厅隆重召开"'第二批名中医培养战略工程'拜师暨启动大会"，院领导、全体中层干部、入选导师及学员与会。

3 月 27 日，北京市市委书记刘淇来医院就"创新社会管理服务，推进首都社会建设"主题进行调查研究。市委副书记、市政协主席王安顺及市领导李士祥、梁伟、丁向阳一同参加调研。北京市卫生局局长方来英、中医管理局局长赵静介绍了本市卫生事业和中医药事业发展情况，医院党委书记陈誩和院长王莒生汇报了医院历史、发展及特色优势等。

4 月 22 日，建院 55 周年前夕，医院院史馆正式开馆。全体院领导盛装出席开馆仪式，院长王莒生、党委书记陈誩亲自为院史馆揭幕剪彩。

4 月 28 日，医院"回阳生肌外治法对慢性皮肤溃疡愈合及局部微环境作用的研究"荣获北京市科学技术进步三等奖。

6 月 1 日，根据北京市卫生局 98 号文件精神，医院取消点名挂号。

6 月 10 日，院脾胃病科组织召开"脾胃病重点专科建设研讨会"。国家中医药管理局医政司司长许志仁、医疗管理处处长杨荣臣、重点专科建设办公室主任崔咏梅和北京市中医管理局副局长边宝生及院党委书记陈誩等领导参会，辽宁、江苏、广东省中医院脾胃病重点专科负责人和北医三院医学统计专家及本院脾胃病科学科骨干 30 余人与会。

6 月 16 日，首都医科大学附属北京中医医院市政府门诊正式挂牌开诊。市政府秘书长孙康林和办公厅副主任王芳、王琛，北京市中医管理局局长赵静、副局长边宝生，东城区卫生局领导，医院党委书记陈誩和部分院领导，国家级名老中医，传统中医专家等在北京市政府机关 10 号楼会议室参加了挂牌仪式及义诊活动。

6 月 21 至 22 日，医院顺利通过国家中医药管理局 2010 年管理年检查以及"十一五"重点专科验收。国家中医药管理局医政司司长许志仁、北京市中医管理局副局长边宝生、辽宁省中医药管理局副局长曹建波等 9 名专家组成员参加了医院 2010 年管理年活动检查评估，另 14 名专家对医院 6 个国家级"十一五"重点专科和国家局中医急诊基地同时进行验收，国家中医药管理局赵文华处长检查督导。院长王莒生等院领导及相关处室负责人参加了检查、验收工作会议。

6 月 23 日，医院通过北京市中医管理局绩效考核评估。北京市中医管理局副局长边宝生和院党委书记陈誩、院长王莒生等领导及相关科室领导参与。王国玮副院长到会并对 2010～2011 年绩效工作做了汇报。

7 月 7 日，由市人力资源和社会保障局宋丰景副局长带队、市委组织部及人力资源和社会保障局工作人员组成的专家组对医院 2010 年 6 月 1 日至 2011 年 4 月 30 日期间的公开招聘工作情况进行督导检查。党委书记陈誩介绍了情况，人事处处长关京浩汇报了工作。

7 月 12 日，医院正式加入 114 全市统一预约挂号平台。

7 月 22 日至 24 日，检验中心顺利完成质量认可复评审工作，副院长徐春军、医务处处长王洪出席认可复评审首次会议。

7 月 21 日，医院荣获 2010 年北京市医保考核评比一等奖。

7月22日，医院参与北京市—内蒙古自治区蒙中医药对口支援工作，工作会议在内蒙古自治区锡林浩特市召开，副院长金玫带队参会。

8月30日，"北京市第四批老中医药专家学术经验继承拜师大会"在北京国际饭店会议中心隆重举行。吕培文、夏军、王禹堂、饶燮卿、董子亮、毛克臣、王麟鹏7位专家入选师承指导老师。

8月26日，"北京地区2010年中医医院管理年活动总结表彰会暨创建全国基层中医药工作先进省（市）动员会"隆重召开。医院被评为"2010年管理年检查优秀单位"；医院妇科和治未病中心分别入选北京市妇科诊疗中心和中医治未病中心；将北京市药剂质控中心设在北京中医医院药学部。北京市中医管理局局长赵静和医院副院长金玫及相关部门负责人到会。

8月，国家中医药管理局确定温振英、许心如、危北海、张炳厚、李乾构、周德安6位专家入选2011年全国名老中医传承工作室建设项目专家。

9月27日，国家中医药管理局重点学科实验室揭牌仪式在北京市中医研究所隆重举行，国家中医药管理局人事教育司洪净司长、周杰处长和北京市中医管理局科教处厉将斌处长莅临。揭牌仪式由党委书记陈誩主持，院长王莒生致贺词。

10月，按照医院领导对小取灯5号院的整体部署和工作要求，教育处、宣传中心、声像室、档案室等部门顺利完成搬迁工作。

10月28日，医院正式签署协议书购置美术馆61号（原房地亨大酒楼，面积为1716.96m^2）。

11月，市人力资源和社会保障局公布了2011年度19家北京市基本医疗保险A类定点医疗机构名单，医院连续5年被北京市医保中心评为A类医院。

11月7日，应中华人民共和国卫生部邀请，马来西亚卫生部部长廖中莱率代表团一行10人，在国家中医药管理局领导的陪同下，来医院参观考察。副院长徐春军及部分职能处室、临床科室负责人陪同。

12 月 1 日，医院糖尿病科正式成立，为心血管科二级科室，易京红担任科主任。

12 月 7 日至 10 日，肿瘤科举办国际学术交流活动，邀请法国巴黎十二大学 3 位教授分别做了学术报告，并共同拟定了合作草案。王莒生院长代表院方聘请 Dulce Papy – Garcia 教授、Jinping Li 教授为中心实验室学术顾问并颁发聘书；研究所李萍副所长、肿瘤科郁仁存教授等参加了学术活动。

2012 年

2 月，医院中医疮疡外科、妇科、骨科、身心医学科（神志病科）获批为国家中医药管理局"十二五"重点专科建设项目，护理学、临床药学获批为"十二五"重点专科培育项目。

3 月 7 日，北京市医院管理局党委决定：刘清泉同志任北京中医医院党委副书记、院长，试用期 1 年；免去王莒生同志北京中医医院党委副书记、院长及北京市中医研究所所长职务。

7 月，医院体检中心通过审核验收，成为北京市首家通过体检审核验收的三甲中医医疗机构。

7 月 5 日，北京市医院管理局党委决定：信彬同志任北京中医医院党委书记、副院长；免去陈誩同志党委书记、副院长职务；蔡念宁同志到达退休年龄，免去其北京市赵炳南皮肤病医疗研究中心主任职务，建议其不再担任工会主席职务。

8 月 8 日，"弘扬北京精神 学雷锋 我行动——北京中医医院社会志愿者招募活动"正式启动，首次导入社会志愿者导医服务模式。

8 月 10 日，"第五批国家级老中医药专家学术经验继承工作拜师大会"在北京国际饭店举办，北京中医医院入选指导老师 12 名、继承人 21 名。

8 月 23 日，北京市医院管理局党委决定：刘清泉同志任北京市卫生局临床药学研究所（原北京市中药研究所）所长；王大仟同志任北京中医医院副院长、北京市卫生局临床药学研究所副所长（正处级）；

建议江宏才同志为北京中医医院工会主席人选。

8月，医院中医疮疡病学、中医急诊学、临床中药学3个学科成为国家中医药管理局"十二五"中医药重点学科建设点。中医脾胃病学、中医皮肤病学、针灸学、中医肿瘤病学、中医心病学顺利通过"十一五"国家中医药管理局重点学科中期评估。

9月，医院成为北京市中医住院医师（全科医生）规范化培训基地，首次接受来自全北京市的78名住院医师来院培训。

12月16日，国医大师贺普仁教授主持编写的《中华针灸宝库·贺普仁临床点评本（明清卷）》新书首发式在人民大会堂北京厅隆重举行。

2013年

5月18日，由北京中医医院主办的缅怀中医泰斗关幼波教授的"关幼波教授诞辰100周年纪念大会"在北京举行，随后，王为兰、危北海、温振英、陈彤云、赵炳南、黄丽娟、魏执真、许心如等国家级名老中医的学术思想研讨会陆续举行。

5月30日，北京市医院管理局任命刘东国同志为北京中医医院副院长。

6月4日至8日，在多功能厅举行"第一届北京中医医院科技活动周"，国家中医药管理局、北京市中医管理局、首都医科大学相关领导出席，约1500余人参加此次活动。

6月，国家中医药管理局确定北京中医医院肿瘤科、急诊科、护理学为国家临床重点专科建设单位。

7月15日，"河北省内丘县乡村医生中医药服务能力提升培训班"开班仪式在北京中医医院举行，23名内丘县卫生局推选出的乡村医生成为培训班的首批学员。

8月6日，在多功能厅隆重召开"党的群众路线教育实践活动动员大会"，全面部署教育实践活动。

8月8日，与内蒙古奈曼旗政府共同举办国内外首届"2013京蒙蒙中医药高峰论坛"，使中医学和蒙古族医学充分交流。

伦理委员会通过国家中医药管理局中医药临床研究伦理审查平台专家组评估。

10月，根据北京市中医管理局文件要求，提名王嘉麟、温振英、柴松岩、陈彤云、危北海、魏执真、许心如、郁仁存、柯微君、赵荣莱、孙伯扬、肖淑琴、宋祚民13位国家级名老中医药专家申报第二届"首都国医名师"。经评审，北京中医医院王嘉麟、危北海、许心如、陈彤云、郁仁存、柴松岩、温振英7位老中医当选第二届"首都国医名师"。同时，危北海、柴松岩、陈彤云3位名老中医被北京市推荐入围第二届"国医大师"评选。

11月11日，北京中医医院顺义医院揭牌仪式在顺义宾馆隆重举行。国家中医药管理局和北京市政府、市医改办、市财政局、市卫生局、市医院管理局、市中医管理局及顺义区政府等单位的领导出席揭牌仪式。北京中医医院顺义医院揭牌标志着两院合作进入实质阶段，标志着北京中医医院"医疗联盟"战略迈向更高层次。

2014 年

1月8日，北京中医医院老中医药专家王嘉麟、危北海、许心如、陈彤云、郁仁存、柴松岩、温振英7人当选第二届"首都国医名师"。4月2日，北京中医医院明医馆揭牌运行。共计80余名老中医在明医馆出诊。明医馆是目前北京市出诊名老中医最多、学术流派最多、名医徒弟最多的医馆。

2月17日，院党委在多功能厅召开"党的群众路线教育实践活动总结大会"，整理出4大类、8个方面、33项问题。这些问题将在年底前全部被整改完毕。

2月26日，北京中医医院微信平台"挂号预约登记"功能试运行，开通挂号预约登记的科室有眼科、耳鼻喉科、口腔科、外一科、男科、内分泌科、儿科等。

3月，眼科病房恢复；血液科恢复，并作为肿瘤中心的二级科室，设有门诊和病房。4月，成立内分泌科病房；29日，成立用药咨询中心。

5月14日，召开"全院党员动员大会"，组织党支部换届选举工作，首次公推直选在教育支部进行，并在医院管理局系统进行了经验介绍。

5月29日，北京中医医院针灸中心荣获"全国工人先锋号"称号，这是北京中医医院首次获得此项荣誉。北京中医医院急诊科护理组被授予"北京市三八红旗集体"荣誉称号。6月，北京中医医院工会被评为"职工之家示范单位"。

7月，成立乳腺科。

8月，中药房在门诊四楼设立儿科草药药房。

9月12日，北京中医医院在北京康铭大厦举办"赵炳南诞辰115周年纪念活动"，共同缅怀赵老的高尚医德、高贵人品。

9月27日，北京中医医院参与国家卫生和计划生育委员会中医、中西医结合住院医师规范化培训16本规划教材的编写工作，6人担任主编、4人担任副主编、15人任编委。这是北京中医医院首次参与国家级规划教材编写工作。

11月，成立住院服务中心。

11月6日，北京中医医院顺义医联体揭牌，成为北京市首家中医医联体。北京中医医院顺义医联体依托北京中医医院，实行一体化的紧密型合作模式。

11月17日，北京市中医管理局批复同意依托北京中医医院成立北京中医科学院筹备办公室，负责北京中医科学院的筹备工作。